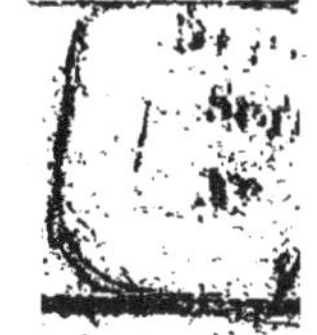

PUBLICATIONS DU *PROGRÈS MÉDICAL*

ÉTUDES CLINIQUES

SUR LES

LÉSIONS CORTICALES

DES

HÉMISPHÈRES CÉRÉBRAUX

PAR

LE Dr HENRY C. DE BOYER

Ancien interne des hôpitaux de Paris et de l'hôpital des Enfants-Malades
Lauréat des hôpitaux (1875, 1876, 1878), Lauréat de la Faculté (1878)
Ancien élève de l'Ecole des Hautes-Études (sciences physico-chimiques)
Prosecteur à l'Ecole des Beaux-Arts
Membre de la Société anatomique
Médaillé de bronze de l'Assistance publique

PARIS

Aux bureaux du PROGRÈS MÉDICAL | V. A. DELAHAYE et Cie, Libraires-Éditeurs

ÉTUDES TOPOGRAPHIQUES

SUR LES

LÉSIONS CORTICALES

DES

HÉMISPHÈRES CÉRÉBRAUX

PUBLICATIONS DU *PROGRÈS MÉDICAL*

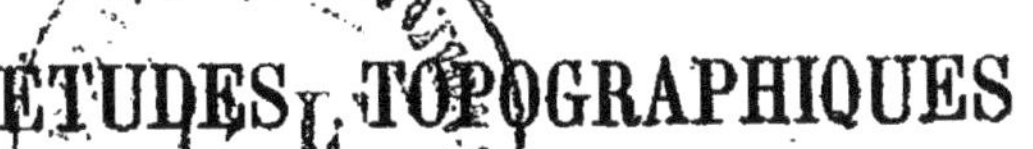

ÉTUDES TOPOGRAPHIQUES

SUR LES

LÉSIONS CORTICALES

DES

HÉMISPHÈRES CÉRÉBRAUX

PAR

LE Dr HENRY C. DE BOYER

Ancien interne des hôpitaux de Paris et de l'hôpital des Enfants-Malades
Lauréat des hôpitaux (1875, 1876, 1878), Lauréat de la Faculté (1873)
Ancien élève de l'Ecole des Hautes-Etudes (sciences physico-chimiques)
Prosecteur à l'Ecole des Beaux-Arts
Membre de la Société anatomique
Médaille de bronze de l'Assistance publique

PARIS

Aux bureaux du PROGRÈS MÉDICAL | V.A. DELAHAYE et Cie, Libraires-Éditeurs
6, rue des Écoles. | 23, Place de l'Ecole-de-Médecine.

1879

A mes Maitres MM. BROCA et CHARCOT

et a M. DAVID FERRIER (de Londres)

En plaçant cet essai sous votre protection, Messieurs, je crois répondre au sentiment de reconnaissance que m'ont inspiré votre bienveillance et vos leçons.

ÉTUDES TOPOGRAPHIQUES

SUR LES

LÉSIONS CORTICALES

DES

HÉMISPHÈRES CÉRÉBRAUX

AVANT-PROPOS

La doctrine des localisations cérébrales semble aujourd'hui établie sur un grand nombre de faits cliniques ; plusieurs travaux importants en ont démontré l'utilité pratique et ont fourni une base physiologique suffisante pour interpréter certains des symptômes courants de la pathologie cérébrale ; mais, en pareille matière, une étude d'ensemble peut quelquefois être profitable, et l'on ne saurait trop multiplier les observations à l'appui d'une théorie si récente, d'autant que l'accord est loin d'être établi entre ceux même qui jouissent d'une compétence reconnue dans l'appréciation des phénomènes d'origine cérébrale.

Nous croyons qu'il ne s'agit que d'une question d'interprétation et que ces désaccords ne sont qu'apparents, mais en tous cas, nous jugeons les faits observés comme bien supérieurs aux hypothèses qu'ils peuvent faire naître, nous les croyons incontestables lorsqu'ils sont réduits à leurs éléments les plus simples et recueillis sans précipitation, avec méthode et sans idée préconçue. Aussi dans ce travail, avons-nous eu soin de choisir celles des observations qui s'accompagnaient d'un croquis représentant exactement le siége des lésions trouvées à l'autopsie, faisant ainsi table rase de la plupart des documents anciens, dans lesquels l'absence d'une nomenclature anatomique précise empêche de trouver autre chose que des arguments probables, mais souvent susceptibles d'être retournés contre l'hypothèse même à l'appui de laquelle on les invoquerait.

Ayant eu l'occasion, dans le cours de notre internat à Bicêtre, d'étudier dans le service de M. Bouchard, en 1877, un assez grand nombre de cerveaux pathologiques, il nous a paru opportun de venir joindre ces cas à ceux, déjà nombreux, recueillis par M. Charcot, par l'Ecole de la Salpêtrière et par tant d'observateurs compétents en France et à l'étranger ; nous ne nous dissimulons du reste pas la difficulté de la tâche que nous nous sommes imposée, ni les omissions involontaires que pourra présenter ce travail ; nous prierons le lecteur de se souvenir de l'abondance des matériaux publiés depuis bientôt dix ans sur ce sujet, et de ne pas nous tenir rigueur si quelque lacune existe dans les documents que nous lui présentons.

Qu'il nous soit permis de remercier nos maîtres et nos collègues des faits qu'ils ont bien voulu nous fournir ou des renseignements que nous avons puisés dans leurs travaux.

DIVISION DU SUJET

Notre but est de démontrer l'existence, *au point de vue clinique seulement*, d'une zone de l'écorce cérébrale, jouissant de propriétés qui la séparent nettement des régions voisines; ces propriétés motrices devant être distinguées de celles qui appartiennent aux centres gris du cerveau ou aux noyaux bulbaires, et étant sous la dépendance de points moteurs correspondant à chacune des parties principales du corps.

Quant à savoir si ces centres moteurs sont doués de ces propriétés spéciales par suite de telle ou telle connexion anatomique ou physiologique, ou si leurs fonctions sont subordonnées à celles de telle autre région de l'encéphale, c'est ce que nous ne rechercherons même pas; ce serait entrer dans une série d'hypothèses ou dans la discussion de faits physiologiques, et sortir par conséquent des limites de ce travail.

Au point de vue clinique, le seul qui nous occupe, nous avons plusieurs moyens de démontrer la probabilité de l'aire des centres dits moteurs.

1° Nous pouvons montrer que certaines lésions ne s'accompagnent pas de troubles du mouvement et qu'elles siégent toujours alors en dehors des limites de la zone motrice que nous arriverons ainsi à circonscrire *indirectement*.

2° Nous étudierons alors les faits qui se sont présentés avec le cortége ordinaire des lésions cérébrales, avec des convulsions, ou des paralysies; nous noterons le siége des lésions dans ces cas et arriverons ainsi à établir certains groupes de lésions correspondant à certains groupes de symptômes : la réunion de ces points lésés constituera le champ de la zone motrice, circonscrite ainsi *directement* : si la théorie est vraie, il faudra que le siége des lésions dans ces cas soit toujours en dehors de la zone circonscrite par le premier groupe de faits.

Ainsi donc nous ajouterons ensemble tous les cas latents pour avoir le maximun de surface qu'ils puissent occuper sur l'écorce cérébrale sans s'accompagner de symptômes moteurs, et nous agirons ensuite de même pour les cas de paralysie, afin de voir si les lésions intéressent bien la zone laissée libre par celles du premier groupe.

Pour avoir les centres minimum il faudra prendre, dans le même groupe de faits, ceux qui s'accompagneront des symptômes les plus nets avec la lésion cérébrale la plus circonscrite, car, à égalité de symptômes, la destruction cérébrale la moins étendue devra à plus forte raison exposer à une erreur moindre dans la détermination exacte du centre d'un mouvement.

A côté de ces chapitres, qui constituent la base de ce travail, nous avons inséré quelques cas relatifs à l'anatomie pathologique de l'aphasie ; nous devions, dans une étude topographique du cerveau, ne pas passer sous silence le centre si important du langage articulé ; nous avons aussi présenté quelques faits sur les centres sensitifs que défendent actuellement avec tant de talent plusieurs auteurs étrangers, mais sans pour cela prendre partie dans une question née d'hier et pour juger de laquelle il faudrait plus de documents que nous n'avons pu en rassembler.

Enfin, comme il faut dans ces questions délicates de pathologie cérébrale, bien s'entendre sur les termes du problème, et se comprendre dans les désignations employées, nous avons exposé, dans deux chapitres préliminaires, les moyens d'études auxquels nous avons eu recours et indiqué rapidement l'opinion des auteurs sur l'anatomie et la physiologie des circonvolutions cérébrales.

CHAPITRE I.

Des moyens à employer pour l'étude des localisations cérébrales.

On ne peut recueillir d'observations certaines qu'à la condition d'user de précautions destinées pour la plupart à mettre à l'abri des erreurs involontaires que l'on peut faire dans la détermination du siége exact d'une lésion cérébrale : aussi est-il préférable de toujours noter sur un croquis les points lésés et de le joindre à la description de la pièce ou même à la pièce elle-même, si l'on use d'un procédé de conservation ; mais on aurait pu déchirer la surface du cerveau par quelque esquille en ouvrant le crâne ou donner quelque coup d'ongle sur les circonvolutions en le dépouillant de ses enveloppes, c'est pourquoi nous recommandons de procéder de la façon suivante.

a. Ouverture du crâne : après avoir découvert la voûte du crâne par les incisions ordinaires on peut avoir recours à la scie pour ouvrir le crâne, mais ce procédé est long et souvent on s'expose à faire de profondes entailles dans le tissu cérébral, aussi vaut-il mieux se servir du rachitome pour ouvrir le crâne : on place la lame du rachitome sur l'apophyse orbitaire externe, parallèlement à la coupe que l'on veut obtenir, et par un coup sec du marteau donné sur le dos de ce ciseau on obtient une fêlure régulièrement horizontale ; on recommence sur l'apophyse orbitaire externe de l'autre côté, et le plus ordinairement la fêlure est suffisante pour être suivie peu à peu jusqu'à l'occipital : ce procédé offre un avantage, c'est celui de ne pas donner d'esquilles qui peuvent blesser l'opérateur par les autres procédés, mais il empêche surtout de déchirer le cerveau, même en frappant dans la fosse temporale avec force, car la pénétration du rachitôme est limitée par l'épaulement qu'il présente après quelques millimètres de tranchant ; c'est une sorte de coin qui agit d'autant mieux que les os sont plus résistants : chez l'enfant son emploi est impossible, il faut alors ouvrir le crâne comme on peut, avec de forts ciseaux.

b. Incision des méninges : la dure-mère doit être incisée sur chacun des lobes frontaux, en soulevant avec la pince un de ses plis, aussi loin que possible du sillon de Rolando, puis à l'aide du doigt on conduit peu à peu un scalpel ou des ciseaux parallèlement à la faux du cerveau et parallèlement à l'ouverture osseuse du crâne, on détermine ainsi un large lambeau dont on notera de suite les adhérences avec la substance corticale, ou l'épaisseur dans les cas de pachyméningite: il faut, dès ce moment, chercher les thromboses des sinus et les foyers d'hémorrhagie méningée qui peuvent exister ; si la dure-mère adhère fortement aux circonvolutions, comme dans les cas de tumeur cérébrale, il faut respecter ces adhérences et limiter par les ciseaux un segment de dure-mère que l'on enlèvera avec les hémisphères cérébraux : souvent la dure-mère adhère à la suture sagittale et l'on sent, en enlevant la calotte crânienne que le cerveau se déchirerait en agissant avec force ; il faut alors chercher à dégager la calotte en exerçant les tractions non plus au niveau du frontal, mais par l'occipital ou les fosses temporales ; il est bien rare que cela ne réussisse pas à séparer le crâne de la face externe de la dure-mère.

c. Extraction du cerveau. — On cherche ordinairement à enlever le cerveau, le cervelet et le bulbe ensemble ;

c'est quelquefois difficile sur un cerveau très-ramolli, aussi conseillons-nous, pour épargner les circonvolutions, de couper franchement les pédoncules ou la protubérance; puis, les hémisphères cérébraux une fois enlevés, d'aller chercher le cervelet et le bulbe après incision de la tente du cervelet, sans cela on s'expose ou à couper les circonvolutions sur le bord tranchant du crâne, ou à couper le bulbe trop haut si on ménage les circonvolutions; dans tous les cas du reste on tiraillerait sur la mésocéphale au point quelquefois de rompre les pédoncules, il vaut donc mieux les couper nettement.

d. Examen des hémisphères cérébraux : on doit ensuite, après avoir vérifié l'état des artères de la base, séparer les deux hémisphères par une coupe bien verticale faite au milieu du corps calleux, d'avant en arrière, et peser chacun des deux hémisphères, il reste alors à les dépouiller de leurs méninges; pour cela, l'hémisphère est mis sur sa face convexe, et l'on saisit avec des pinces la pie-mère au niveau du corps calleux, à la terminaison de la scissure de Sylvius, on détache ainsi facilement quelques centimètres de pie-mère: on répète la même opération au niveau de la terminaison de la circonvolution crétée, en arrière, puis, en saisissant ces deux lambeaux de pie-mère, on soulève peu à peu cette enveloppe cérébrale, sans toucher le cerveau, on arrive ainsi aux environs de la scissure interhémisphérique, il suffit alors de faire reposer l'hémisphère sur sa face interne et de continuer à soulever les méninges pour arriver à dépouiller les principales circonvolutions et, en tous cas, pour noter très-facilement le siége des adhérences, celui des foyers et l'état des méninges que l'on voit par transparence et sur une grande étendue : si les circonvolutions ne se dégagent pas bien on peut les séparer avec un corps mousse, mais il faut toujours éviter d'y porter les doigts dont les ongles font des éraillures qu'on reconnaît cependant sans peine; par ce moyen on a un grand lambeau de pie-mère et les principales artérioles dont il est facile de vérifier les altérations; nous devons ajouter que certaines régions comme le coin, l'avant-coin et le lobe occipital se dépouillent mal, même par ce procédé, on sera forcé de se servir des pinces pour débarrasser complétement ces lobes des lambeaux de pie-mère.

C'est alors que le cerveau pourra être conservé dans un mélange approprié ou examiné de suite.

Les pièces cérébrales peuvent se conserver par plusieurs procédés, mais tous ont leurs inconvénients : l'acide azotique durcit le cerveau, le colore en jaune, le rétrécit ; le bichlorure de mercure agit de même, et le chlorure de zinc le noircit dès qu'on l'expose à l'air ; tous ces procédés sont peu applicables aux coupes cérébrales qui sont souvent alors rétrécies inégalement : il vaudrait mieux se servir de bichromate de potasse et ensuite d'acide chromique faible, comme pour les moelles,mais les pièces volumineuses sont souvent durcies à l'extérieur et altérées en dedans : le bichromate d'ammoniaque donne de bons résultats mais il durcit avec une lenteur excessive ; le liquide qui réussit encore le mieux, c'est l'alcool suffisamment renouvelé et concentré, mais c'est un moyen coûteux et qui nécessite un matériel qu'on ne possède malheureusement pas dans nos hôpitaux.

Plusieurs observateurs ont donné récemment des procédés de conservation des coupes cérébrales que nous devons indiquer sommairement. M. Bitôt, professeur à Bordeaux, a consacré un mémoire intéressant à la description de son procédé ; voici sur quels principes repose sa méthode : le cerveau, durci ou non, est mis dans une auge métallique percée de fentes parallèles équidistantes et situées dans le plan vertical ou dans le plan horizontal ; ces fentes servent à diriger un long couteau à cerveau et dépassent nécessairement le niveau d'affleurement de cet organe quand il est mis dans l'auge : les sections ainsi obtenues sont complètes, parallèles entre elles, régulières et également espacées, à la condition que le cerveau soit bien maintenu dans une position donnée. La coupe, une fois faite, est conservée entre deux disques de verre qui interceptent, grâce à une obturation ingénieuse, une certaine quantité d'un liquide conservateur composé de sirop de sucre et d'alcool à 70°, par parties égales : ce procédé donne lieu à tout un appareil instrumental, mais il est très-précieux pour conserver des tranches successives d'un même cerveau et permet de les faire examiner sous leurs deux faces, sans les altérer, tout comme des préparations histologiques.

D'autres ont moulé le cerveau, c'est encore un des moyens utiles pour l'étude des plis cérébraux, ces moulages faits par des mains habiles remplaceront dans bien des cas les pièces naturelles, comme le démontrent la riche collection de l'École d'anthropologie et le musée naissant de la Salpêtrière : la question si controversée des atrophies cérébrales limitées à un groupe de circonvolutions ne sera sans doute résolue que par l'examen comparatif d'un grand nombre de ces pièces.

A côté de ces moulages, nous devons ranger le procédé de M. Oré, professeur à l'École de Bordeaux; M. Oré commence par durcir le cerveau à l'alcool, en observant certaines précautions spéciales; on le dessèche ensuite à l'étuve, on le recouvre d'un vernis à la plombagine et quand il est sec on peut y faire alors adhérer une couche de plombagine; c'est ce cerveau ainsi préparé que l'on plonge dans un bain de sel métallique et que l'on galvanoplastie comme n'importe quel autre objet : c'est encore là un procédé que l'on ne peut appliquer d'une façon courante.

On peut aussi conserver les cerveaux en les laissant dessécher après immersion prolongée dans l'acide azotique, ils deviennent petits, régulièrement rétrécis, durs et homogènes ; on peut alors reporter sur eux, à l'aide de teintes variées, des lésions pathologiques observées sur d'autres cerveaux, ou bien on les desséchera par l'alcool et la térébenthine avant de les plonger dans la paraffine comme le recommande M. Frédéricq, de Gand ; M. Mathias Duval procède ainsi depuis longtemps pour des cerveaux d'animaux et a pu de la sorte conserver d'intéressantes séries de pièces : tous ces procédés sont peu applicables à la conservation des cas pathologiques qu'il faut toujours pouvoir noter au moment même ou on les observe.

C'est donc au dessin qu'il faut avoir recours, car c'est encore ce qu'il y a de plus rapidement fait, surtout en se servant des nombreux schémas publiés dans ces temps derniers (1). Pour notre part nous employons depuis trois ans un procédé de reproduction auquel nous trouvons de grands avantages, car il peut s'appliquer à tous les besoins de la clinique et permet d'employer simultanément plusieurs couleurs ; c'est l'application à ces besoins particuliers d'une méthode de reproduction souvent usitée pour les dessins et les plans.

Sur une planche métallique, on a étendu une composition grasse dans laquelle entre une couleur d'aniline, on se sert de cette plaque pour supporter un papier mince et résistant ; on dessine alors sur ce papier l'organe à reproduire et la pression légère du crayon suffit à faire adhérer au verso de la feuille quelques traces d'aniline qui répètent exactement le dessin que porte le recto.

Il suffit ensuite d'appliquer ce cliché sur une feuille de papier, mouillée avec de l'eau légèrement gommée, pour y déterminer une empreinte exacte du dessin en question ; cette opération peut se répéter au moins une centaine de fois avant d'épuiser le cliché qui donne des épreuves toujours identiques à elles-mêmes : ce qui est nécessaire pour comparer utilement et rapidement un certain nombre de lésions d'un même organe. Nous avons donné la préférence à ce procédé à une époque où les schémas cérébraux n'étaient pas publiés, il nous a permis d'épargner beaucoup de temps dans l'examen de nos observations et mis à même, en emportant seulement quelques clichés, de pouvoir noter bien d'autres observations un peu partout, dans les amphithéâtres ou dans les sociétés, alors que le temps matériel manquait pour dessiner régulièrement des pièces que nous ne faisions qu'apercevoir un instant : nous tenions donc à

---

(1) En France nous avons les schémas publiés par le *Progrès médical*, et ceux que notre collègue et ami P. Richer a dessinés avec le soin qu'il consacre à tout ce qu'il exécute.

le signaler à cause des services qu'il peut rendre et de la modicité de son prix.

Durant notre internat à Bicêtre dès 1875, et surtout plus tard en 1877, nous avons constamment noté de suite les lésions cérébrales sur de pareils schémas calqués sur les figures de Ecker, aussi pouvons-nous répondre de l'exactitude topographique de nos observations : on trouvera toutes ces figures au cours de ce travail ainsi que d'autres qui proviennent de l'album de la société anatomique (1). Les coupes doivent être faites sur des régions déterminées, et par conséquent toujours comparables ; leur siége est bien indiqué dans la thèse de Pitres, *sur les lésions du centre ovale* (2), et dans les schémas de Richer.

---

(1) Plusieurs de ces croquis sont superposés pour éviter la multiplicité des figures.

(2) Paris, 1877.

CHAPITRE II.

Anatomie et Physiologie des circonvolutions.

A. Description sommaire des Scissures et des Plis des Hémisphères cérébraux.

On ne se rendra facilement compte des scissures et des plis ou circonvolutions que forment les hémisphères cérébraux,qu'en se souvenant du développement du cerveau de l'embryon, et en comparant ces accidents du terrain cérébral à ceux que l'on observe sur le cerveau du singe ; nous renverrons le lecteur pour cette étude aux deux thèses de Gromier (1) et Richet (2), dans lesquelles il trouvera résumées les données actuelles à ce sujet : il faut en effet suivre une méthode simple pour l'étude de ces scissures dont la complexité apparente avait longtemps dérouté les anatomistes. Dans une intéressante monographie, de date récente, Pansch (3) ramène tout le développement du cerveau aux deux grandes lois suivantes :

1° Les seules scissures véritablement importantes sont

---

(1) Gromier. *Etude sur les circonvolutions cérébrales de l'homme et du singe*, thèse de Paris, 1874.

(2) Ch. Richet. *Structure des circonvolutions cérébrales*, agrég. d'anatomie, 1878.

(3) Pansch. *Die Furchen und Wülste am Grosshirn des Menschen*. Berlin, 1879.

celles qui se développent les premières ; elles sont constantes et typiques. Celles qui se développent plus tard sont d'autant plus atypiques que la date de leur apparition s'éloigne davantage de l'époque embryonnaire : ces scissures secondaires sont moins importantes et moins constantes chez l'homme que celles du premier groupe.

2° Au début du développement du cerveau la profondeur des scissures est en général égale dans tous ces sillons ; la profondeur sera donc un indice de l'ancienneté d'une scissure, car celles de développement tardif ont toujours une profondeur moins considérable que celle des scissures primordiales.

C'est qu'en effet, pour Pansch, les *plis totaux* ou *fissures* sont le résultat d'un plissement en dedans de la paroi encore mince des vésicules cérébrales, elles ont donc une forme et une direction invariables, tandis que les *plis corticaux*, ou *scissures*, sont variables comme nombre, comme forme, comme profondeur, et se produisent peu à peu par un mécanisme que nous ne connaissons pas encore.

Pour Pansch, il n'y aurait que quatre fissures primitives : la F. de Sylvius, la F. Occipitale, la F. Calcarine, et enfin la F. de l'Hippocampe.

Voyons donc, ces préliminaires posés, quelle est en gros la topographie des hémisphères cérébraux.

Au nombre de deux, les hémisphères cérébraux sont séparés du cervelet par la grande fente cérébrale de Bichat, et entre eux par la scissure interhémisphérique ; de forme prismatique et triangulaire, chaque hémisphère offre une extrémité antérieure arrondie : *Extrémité frontale*, et une extrémité postérieure plus obtuse : *Extrémité occipitale*. Les trois faces du prisme sont :

1° Une *Interne*, verticale, vers la partie inférieure et un peu postérieure de laquelle se fait la jonction du pédoncule et de l'hémisphère correspondant.

2° Une *Inférieure*, formée de deux étages, dont l'antérieur et supérieur, le *Frontal*, a le 1/3 de la longueur totale de cette face ; les 2/3 postérieurs, subdivisés pour les besoins de l'étude, constituent la partie *sphénoïdale* du lobe sphéno-temporal et le lobe *occipital*.

3° Une face *Externe*, convexe et regardant en haut, subdivisée en quatre régions principales : 1° *Frontale*;

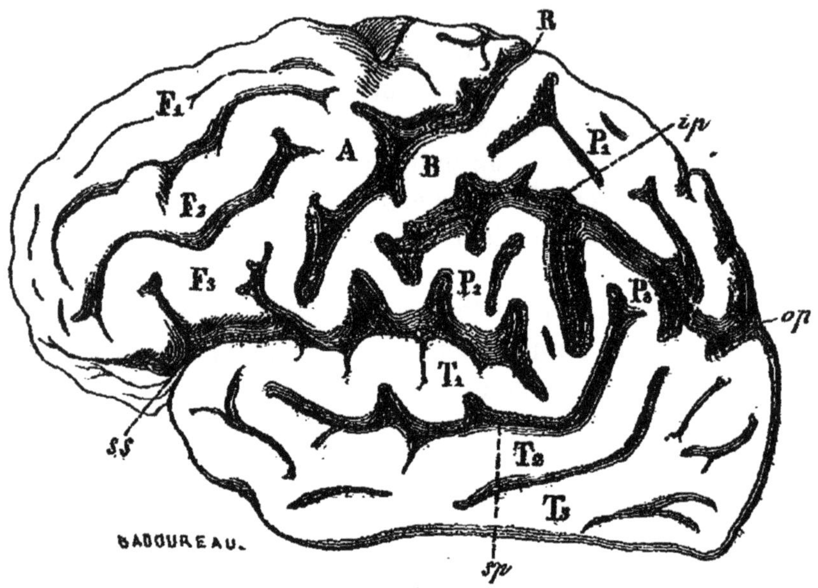

Fig. 1. — *Face convexe d'un hémisphère du cerveau de l'homme.* (Vue du lobe pariétal, dessin demi-schématique.)
Scissures : R, scissure de Rolando ; — *ss*, scissure de Sylvius ; — *sp*, scissure parallèle ; — *op*, scissure pariéto-occipitale externe ; — *ip*, scissure inter-pariétale.
Circonvolutions et lobules : A, circ. frontale ascendante (circ. pariétale antérieure ou circ. centrale antérieure) ; — F_1, F_2, F_3, première, deuxième et troisième circonvolutions frontales ; — B, circ. pariétale ascendante (circ. pariétale postérieure ou circ. centrale postérieure) ; — P_1, lobule du pli pariétal ; — P_2, lobule du pli courbe ; — T_1, T_2, T_3, première, deuxième et troisième circonvolutions temporales. (Empruntée aux *Leçons sur les localisations* de M. Charcot.)

2° *Pariétale* ; 3° *Sphéno-temporale ;* 4° *Temporo-occipitale.*

Commençons par la description de cette face externe. (*Fig.* 1.)

La forme générale de cette face est assez semblable à celle d'un bonnet grec : c'est qu'elle est profondément entamée, vers son bord inférieur, par une scissure horizontale, la *scissure de Sylvius* (1) qui résulte du développement

(1) *Fissura Sylvii* (Ecker, Pansch); — *Fissura lateralis* (Henle); — *Scissure de Sylvius* (Broca, Charcot); — *Fissure of Sylvius* (Turner, Ferrier).

primitif de la fosse de Sylvius et qui continue sur la face externe de l'hémisphère la vallée de Sylvius que nous retrouverons sur sa face inférieure.

Dans une direction parallèle à celle de la scissure de Sylvius, et au-dessous d'elle se dirige la *scissure parallèle* (1), qui surmonte à son tour le deuxième *sillon temporal* (2); de la présence de ces scissures résulte la subdivision en trois circonvolutions de l'espace de la face externe qui s'étend sous la scissure sylvienne.

Ce sont : *la première Temporale*, T_1
la deuxième Temporale, T_2
la troisième Temporale, T_3

Au-dessus de la scissure de Sylvius, mais séparée d'elle par un pont de matière cérébrale, on voit une scissure assez profonde, oblique de bas en haut et d'avant en arrière, c'est le *sillon de Rolando* (3) que Pansch ne compte pas au nombre des sillons primitifs, des plis totaux, mais qui paraît déjà cependant au 6e mois de la vie utérine. En avant de ce sillon se trouve la *Circonvolution frontale ascendante* (4), dont la direction est presque perpendiculaire à celle des autres circonvolutions du lobe frontal : cette marginale antérieure, ou encore quatrième frontale, est ordinairement indiquée par un A.

Immédiatement derrière le sillon de Rolando, se trouve

---

(1) *Sulcus temporalis superior* (Ecker, Bischoff, Pansch); — *Antéro-temporal sulcus* (Huxley); — *Premier sillon temporal* (Broca); — *Scissure parallèle*(Gratiolet, Turner, Charcot).

(2) *Sulcus temporalis medius* (Ecker); — *Postero temporal sulcus* (Huxley); — *Deuxième sillon temporal* (Broca).

(3) *Sulcus centralis* (Ecker, Bischoff); — *Die Centralfurche* (Huschke); — *Postero-parietal sulcus* (Huxley); — *Scissura di Rolando* (Giacomini).

(4) *Gyrus centralis anterior* (Ecker, Henle); — *Gyrus Rolandicus anterior* (Pansch); — *Circonvolution prérolandique* (Broca); — *Ascending frontal gyrus* (Turner); — *Antero-parietal gyrus* (Huxley, Foville); — *Premier pli ascendant* (Gratiolet); — *Circonvolution verticale antérieure* de quelques auteurs.

une deuxième circonvolution marginale, parallèle à la précédente et au sillon, c'est la *pariétale ascendante* (1) désignée ordinairement par la lettre B ; il faut remarquer que les deux marginales se confondent en bas, car le sillon de Rolando n'atteint pas la scissure sylvienne, ces circonvolutions marginales obéissent donc à la loi de configuration à laquelle Pansch fait allusion quand il rappelle qu'aucune circonvolution n'est absolument isolée des autres par un sillon complet : les deux marginales sont aussi unies en haut, sur la face interne de l'hémisphère pour constituer *le lobule Paracentral* (2).

Naissant de cette frontale ascendante par un pédicule variable, coupé d'incisures irrégulières, dont la réunion porte quelquefois le nom de *scissure frontale parallèle* (3), sont les trois *circonvolutions frontales externes* (4), séparées par deux scissures frontales, l'une *supérieure* (5), l'autre *inférieure* (6), plus descendante que la précédente : ces frontales numérotées par Meynert de bas en haut, sont désignées en France de haut en bas sous le nom de :

---

(1) *Hintere Centralwindung* (circonvol. centrale postérieure (Ecker); — *Circonvolution transverse médio-pariétale* (Foville); — *Deuxième pli ascendant* (Gratiolet); — *Ascending parietal convolution* (Turner); — *Postero-parietal gyrus* (Huxley); — *Gyrus Rolandicus posterior* (Pansch).

(2) Le lobule para-central n'est pas décrit à part par Pansch et Ecker qui le logent dans le *gyrus medialis fronto parietalis* ; il n'est, du reste, pas circonscrit bien nettement en avant ; cependant, dans la description, nous conserverons ce terme.

(3) *Sulcus præcentralis* (Ecker); — *Antero-parietal sulcus* (Huxley); — *Rameau du sulcus frontalis* (Pansch); — *Sillon inféro-frontal* (Turner); — *Sillon prérolandique* (Broca).

Du reste, selon les auteurs, ce sillon est plus ou moins confondu avec les autres sillons de la région frontale externe.

(4) Pour Pansch la première et la deuxième frontale sont du *lobulus frontalis superior* et la circonvolution de Broca serait dans le *lobulus frontalis inferior*; on peut du reste aussi bien la mettre, comme aspect, sur l'une ou l'autre face de l'hémisphère.

(5) *Sulcus frontalis superior* (Ecker, Pansch); — *Supero-frontal sulcus* (Huxley); — *Premier sillon frontal* (Broca).

(6) *Sulcus frontalis inferior* (Ecker); — *Infero-frontal sulcus* (Huxley); — *Sulcus frontalis medius* (Pansch); — *Deuxième sillon frontal* (Broca).

1° *Frontale externe* (1), F_1
2° *Frontale externe* (2), F_2
3° *Frontale externe* (3), F_3

ou *Circonvolution de Broca*, juste hommage rendu aux recherches de ce savant.

L'étude du lobe Pariétal et celle du lobe Occipital sont plus difficiles, à cause des nombreuses anomalies de la région et des *plis de passage* (4).

Une grande scissure (5) en arc de cercle, à concavité dirigée en bas et en avant, naît derrière la pariétale ascendante, remonte au voisinage de la convexité du cerveau, et là se recourbe pour redescendre, après avoir compris dans sa concavité tout un lobule qui la sépare de l'extrémité postérieure des scissures sylvienne et temporale parallèle. Tout cet espace reçoit le nom de *lobule pariétal inférieur* (6), marqué sur les schémas P_2.

Tout ce qui est situé au-dessus de cette *scissure interpariétale* comprend le *lobule pariétal supérieur* marqué ordinairement P_1 (7).

---

(1) *Gyrus frontalis superior* (Ecker, Pansch); — *Première du groupe des circonvolutions frontales* (Bischoff); — *Première frontale* (Broca); — *Gyrus frontalis tout à fait supérieur* (Henle); — *Superior frontal gyrus* (Turner); — *Etage frontal supérieur* (3°) (Gratiolet); — *Supero-frontal gyrus* (Huxley).

(2) *Gyrus frontalis medius* (Ecker, Pansch); — *Deuxième du groupe des circonvolutions frontales* (Bischoff); — *Circonvolution frontale du milieu* (Henle); — *Deuxième frontale* (Broca); — *Middle frontal gyrus* (Turner); — *Medio-frontal gyrus* (Huxley); — *Etage frontal moyen* (Gratiolet).

(3) *Gyrus frontalis tertius*, ou *inferior* (Ecker); — *Gyrus frontal du dessous* (Henle); — *Troisième frontale* (Broca, Bischoff); — *Gyrus frontal inférieur* (Turner); — *Infero-frontal gyrus* (Huxley); — *Gyrus transitivus* (Huschke); — *Broca's convolution* (Ferrier, Charcot); — *Etage frontal inférieur*, ou *premier*, ou *pli sourcilier* (Gratiolet).

(4) Consulter, à ce propos Ecker, Pansch et l'article de M. Pozzi, *Circonvolutions*. (*Dictionnaire encyclopédique*.)

(5) *Sulcus interparietalis* (Ecker); — *Sulcus parietalis* (Pansch); — *Intra parietal fissure* (Turner); — *Sillon pariétal* (Broca).

(6) *Lobulus parietalis inferior* (Ecker); — *Gyrus parietalis inferior* (Pansch); — *Lobus Tuberis* (Henle); — *Deuxième circonvolution pariétale* (Broca).

(7) *Lobulus parietalis superior* (Ecker); — *Vorswickel et sa circonvolution*

Les deux *plis de passage* sont situés de chaque côté de la terminaison occipitale de cette scissure.

Les *circonvolutions occipitales* forment comme les branches d'une étoile qui divergent de l'extrémité occipitale de l'hémisphère : on en distingue trois qui sont notées :

1re *Circonv. occipitale*, O_1
2e *Circonv. occipitale*, O_2
3e *Circonv. occipitale*, O_3

Le lobule pariétal inférieur est aussi quelquefois nommé *lobule du pli courbe*, et le *pli courbe* ou *Gyrus angularis* (1) P'_2 est situé juste au-dessus de la scissure temporale parallèle.

Aux deux extrémités du lobule pariétal supérieur, on voit deux encoches qui sont la trace de scissures creusées sur la face interne de l'hémisphère : la plus rapprochée du sillon de Rolando, c'est la *scissure calloso-marginale* (2), *cm*, la plus éloignée c'est la *scissure pariéto-occipitale* (3) *po*.

La face interne de l'hémisphère cérébral est beaucoup plus simple ; on y trouve au centre la coupe du pédoncule cérébral, le profil de la couche optique et du noyau caudé du corps strié, puis la coupe du corps calleux.

Peu de scissures principales sillonnent cette face (*Fig. 2*).

Une grande Scissure ayant la forme d'un crochet, dont la concavité regarde en arrière, nait du niveau de la tête du

---

pariétale supérieure (Bischoff) ; — *Præcuneus* (Henle) ; — *Gyrus parietalis superior* (Pansch) ; — *Première circonvolution pariétale* (Broca) ; — *Postéro-pariétal lobule* (Turner).

(1) *Angular Gyrus* (Huxley, Ferrier) ; — *Gyrus parietalis secundus* ou *medius* (Wagner).

(2) *Scissure du corps calleux* (Huxley, Bischoff, Turner, Marshall) ; — *Sulcus fronto-parietalis internus* (Pansch) ; — *Grand sillon du lobe fronto-pariétal* (Gratiolet) ; — *Scissure sous-frontale* (Broca).

(3) *Fissura parieto-occipitalis* (Ecker, Huxley) ; — *Fissura occipitalis interna* (Pansch) ; — *Fissura posterior* (Burdach, Arnold, Wagner) ; — *Scissure perpendiculaire interne* (Gratiolet, Marshall) ; — *Scissure occipitale perpendiculaire interne* (Bischoff).

noyau caudé, contourne toute cette face interne dans ses deux tiers antérieurs, puis vient se terminer après un changement de direction par une ligne perpendiculaire qui vient

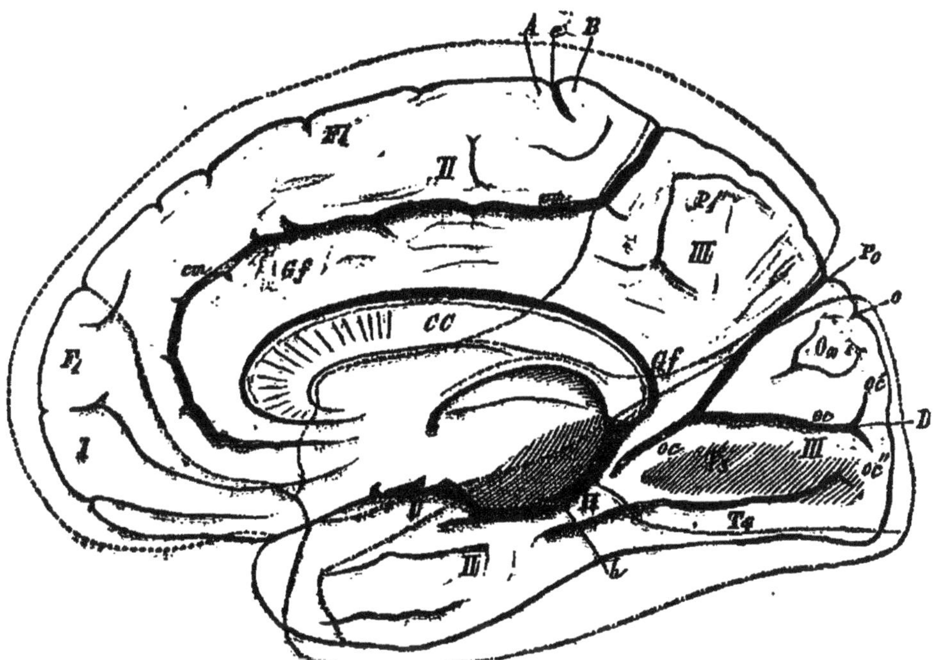

Fig. 2. — Territoires vasculaires de la face interne du cerveau. C C, corps calleux coupé suivant le plan médian. — G *f*, gyrus fornicatus. — H, gyrus hippocampi. — h, sulcus hippocampi. — U, Gyrus uncinnatus. — c m, sulcus calloso-marginalis. — F_1, première circonvolution frontale, vue du côté du plan médian. — C, fin du sillon central. — A, circonvolution centrale antérieure. — B, circonvolution centrale postérieure. — P_1, Avant-coin (Vorzwickel). — O *z*, coin (Zwickel). — P *o*, scissure pariéto-occipitale. — O, sillon occipital transverse. — O *c*, fissure calcarine; o c', sa branche supérieure ; o c", sa branche inférieure. — D, gyrus descendens. — T_4, gyrus occipito-temporalis-lateralis (lobulus fusiformis). — T_5, gyrus occipito-temporalis-medialis (lobulus lingualis). — *Artères.* — 1° Les régions circonscrites par la ligne (...) représentent le champ de distribution de l'artère cérébrale antérieure. — I. Artères frontales interne et antérieure. — II. Artères frontales interne et moyenne. — III. Artères frontales, interne et postérieure. — 2° Les régions circonscrites par la ligne (.—.—) représentent le champ de distribution de la cérébrale postérieure. — II, Artère temporale postérieure. — III (inférieur), artère occipitale. (Empruntée aux *Leçons sur les localisations* de M. Charcot.)

affleurer la face externe en arrière du sillon de Rolando c'est la scissure Calloso-marginale : elle limite sous elle la *circonvolution crêtée* (1). Gf. Au dessous se trouve la *pre-*

---

(1) Partie du *gyrus cinguli* (Pansch et Burdach); — *Processo enteroïde.*

mière frontale interne séparée par un sillon vertical du Lobule Paracentral.

Le *Lobule paracentral* (1) ou ovalaire n'est que la terminaison des deux marginales A et B de la face externe, aussi est-il caractérisé par une encoche, affleurement du

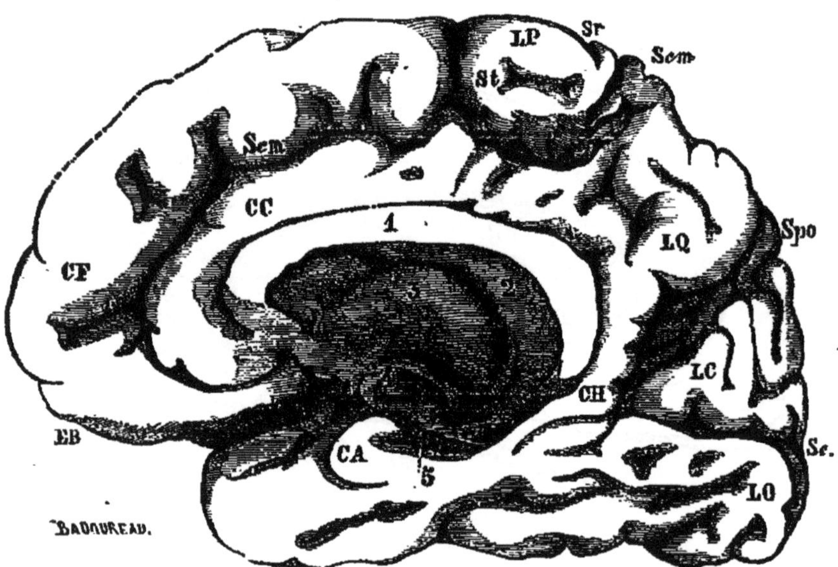

Fig. 3. — *Face interne de l'hémisphère cérébral* dessinée d'après nature. — *Scm*, Scissure calloso-marginale; — *Spo*, Scissure pariéto-occipitale; — *Sc*, Scissure calcarine; — *St*, Sillon transversal du lobule paracentral; *Sr*, Extrémité supérieure de la scissure de Rolando. — LP, Lobule paracentral; LQ, Lobe carré ou avant-coin; LC, Lobule cunéiforme ou coin; LO, Lobe occipital; CH, Circonvolution de l'Hippocampe; CA, Circonvolution de la corne d'Ammon; CC, Circonvolution du corps calleux; CF, Face interne de la 1re circonvolution frontale. — 1, Corps calleux; — 2, Cavité du ventricule latéral; — 3, Couche optique; — 4, Partie antérieure et externe du pédoncule cérébral; — 5, Corps godronné. (Empruntée aux *Leçons* de M. Charcot.)

sillon de Rolando; deux sillons horizontaux, à direction parallèle, séparent en avant la 2e *et la 3e frontales internes*.

---

cristato (Rolando); — *Circonvolution de l'ourlet* (Foville); — *Gyrus fornicatus* (Ecker, Arnold); — *Callosal gyrus* (Huxley); — *Convolution of corpus callosum* (Turner); — *Grande circonvolution du corps calleux* (Broca).

(1) Nous avons déjà dit que l'existence anatomique de ce lobule était assez artificielle et ne justifiait son importance en pathologie que par la terminaison des deux marginales antérieure et postérieure.

En arrière du corps calleux, en haut de lui, en bas et en arrière du lobule ovalaire, et se continuant avec la circonvolution du corps calleux, se trouve le *lobe carré P.*, ou *avant-coin* (1), séparé du *coin* (2) OZ, par une des fissures totales de Pansch, par la scissure *Pariéto-occipitale*, dont une des branches, la *Scissure Calcarine* (3), circonscrit l'angle et le côté inférieur du coin : on retrouve alors la série de plis de passage, signalés sur la face externe et que nous désignerons en bloc, avec Ecker, sous le nom commun de *Gyrus descendens* (4). Ces détails et les suivants sont très-nets sur les *Fig.* 2 et *Fig.* 3.

Tout le bas de cette face interne est occupé par trois circonvolutions parallèles en avant, et seulement par deux en arrière ; il suffira d'indiquer leurs noms ; ce sont :

Le Gyrus Uncinnatus, U (5).
L'Hippocampe, H (6).
Le lobe fusiforme, T_4 (7)
Le lobe lingual, T_5 (8)

Nous possédons déjà une partie des éléments nécessaires

---

(1) *Præcuneus* (Burdach); — *Vorzwickel* (Ecker); — *Quadrate lobule* (Huxley); — *Lobe quadrilatère* (Foville); — *Lobe carré* (Gratiolet).

(2) *Zwickel* (Bischoff, Burdach); — *Cuneus* (Henle); — *Gyrus Cunei* (Ecker); — *Lobe triangulaire* (Broca); — *Occipital lobule* (Turner, Gratiolet); — *Gyrus occipitalis primus* (Wagner).

(3) *Scissure des hippocampes* (Gratiolet, Bischoff); — *Fissura horizontalis* (Pansch); — *Fissura posterior* (Wagner); — *Fissura calcarina* (Huxley, Ecker).

(4) Voir Ecker, *loc. cit.*, p. 33 de l'édition allemande.

(5-6) Les auteurs réunissent souvent ces deux circonvolutions sous un des noms suivants :

Gyrus hippocampi (Burdach); — *Subiculum cornuammonis* (id.) ; — *Circonvolution à crochet* (Vicq d'Azyr); — *Pli unciforme* (Gratiolet) ; — *Uncinate gyrus* (Huxley).

(7) *Gyrus occipito-temporalis lateralis* (Pansch, Ecker); — *Lobulus fusiformis* (Huschke).

(8) *Gyrus occipito-temporalis medialis* (Pansch, Ecker); — *Lobulus lingualis* (Huschke).

pour constituer la face inférieure de l'hémisphère, car cette face est arrondie et empiète par conséquent sur une partie

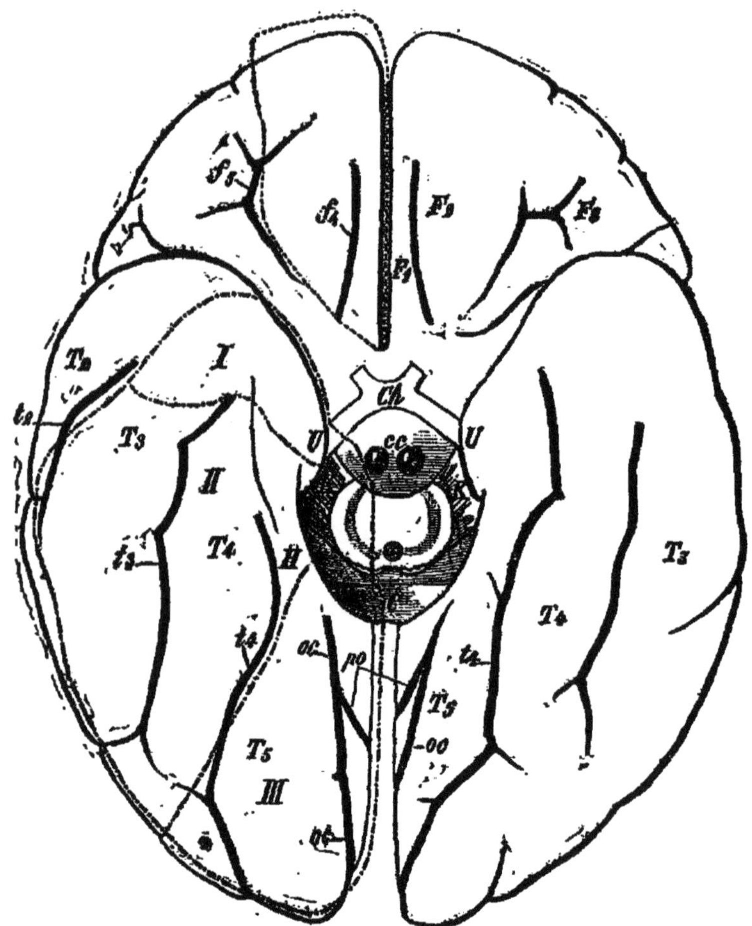

Fig. 4. — *Territoires vasculaires de la face inférieure du cerveau.* — F_2, gyrus rectus. — F_2, circonvolution frontale moyenne. — F_3, circonvolution frontale inférieutre. — F_4, sulcus olfactotius. — F_5, sulcus orbitalis. — T_2, deuxième circonvolution temporale ou circonvolution temporale moyenne. — T_3, troisième circonvolution temporale ou circonvolution temporale inférieure. — T_4, gyrus occipito-temporalis-medialis (lobulus lingualis). — t_4, sulcus occipito-temporalis inférieur. — t_3, sillon temporal inférieur. — t_2, sillon temporal moyen. — *po*, fissure pariéto-occipitalis. — *oc*, fissura calcarina. — H, gyrus hippocampi. — *U*, gyrus uncinnatus. — *Cy* chiasma. — *cc*, corpora caudicantia. — KK, pediculi cerebri. — G, genou du corps calleux.
Artères. — La ligne (.....) circonscrit la distribution de la cérébrale antérieure (*Artères internes frontales et inférieures*). La ligne (.—.—.—.) circonscrit la distribution de la cérébrale postérieure. — I, artère temporale antérieure. — II, artère temporale postérieure. — III, artère occipitale. (Charcot, *Localisations.*)

des éléments étudiés avec la face externe et avec la face interne à leur bord inférieur.

La face inférieure de l'hémisphère cérébral (*Fig. 4*) présente en avant, et sur un plan supérieur à celui de ses 2/3 postérieurs, un *lobule frontal*, circonscrit en arrière par la *vallée de Sylvius* (origine de la scissure de Sylvius de la face externe); cette partie présente deux sillons : Un *droit* (1) dans lequel est logé le nerf olfactif, ou, pour être plus précis, l'expansion qui relie le cerveau au bulbe olfactif. La *circonvolution olfactive* (2) est en dedans de ce sillon ; en dehors de lui, on trouve *la deuxième frontale inférieure* (3) séparée de la *troisième frontale* par le *sillon orbitaire* (4).

Les deux tiers qui restent à étudier sur cette face inférieure sont coupés par quatre sillons obliques en arrière et en dehors : nous connaissons déjà la scissure temporale moyenne de la face externe, et la scissure calcarine de la face interne. il n'y a donc de particulier à la face inférieure de l'hémisphère que le *sillon temporal inférieur* (5) et la *scissure occipito-temporale inférieure* (6) ; ces scissures limitent :

La circonvolution temporale moyenne.
La circonvolution temporale inférieure.
Le lobule lingual, entier.
Le lobule fusiforme, entier.
Et *le carré*, en partie.

---

(1) *Sulcus olfactorius* (Ecker, Pansch, Bischoff, Henle); — *Olfactory sulcus* (Turner); — *Premier sillon orbitaire* (Broca); — *Riechnerven furche* (*des cliniciens allemands*).

(2) *Gyrus rectus* (Ecker); — *Anterior part of the great marginal gyrus* (Turner); — *Gyrus orbitalis medialis* (Pansch); — *Première circonvolution orbitaire* (Broca).

(3) *Gyrus frontalis medius* (Ecker); — *Gyrus orbitalis medius* du *lobulus orbitalis lateralis* (Pansch); — *Deuxième circonvolution orbitaire* (Broca); — *Internal and external gyri of the orbital lobule* (Turner).

(4) *Sulcus orbitalis* (Ecker); — *Triradiate sulcus* (Turner); — *Solco crociforme* (Rolando).

(5) *Sulcus temporalis inferior* (Ecker). Pour bien comprendre les nomenclatures de cette région, se reporter aux textes originaux.

(6) *Sulcus occipito-temporalis inferior* (Ecker, Pansch); — *Quatrième sillon temporal* (Broca); — *Collateral fissure* (Turner); — *Fissura temporalis inferior* (Bischoff).

Enfin, si l'on vient à écarter les lèvres de la scissure de

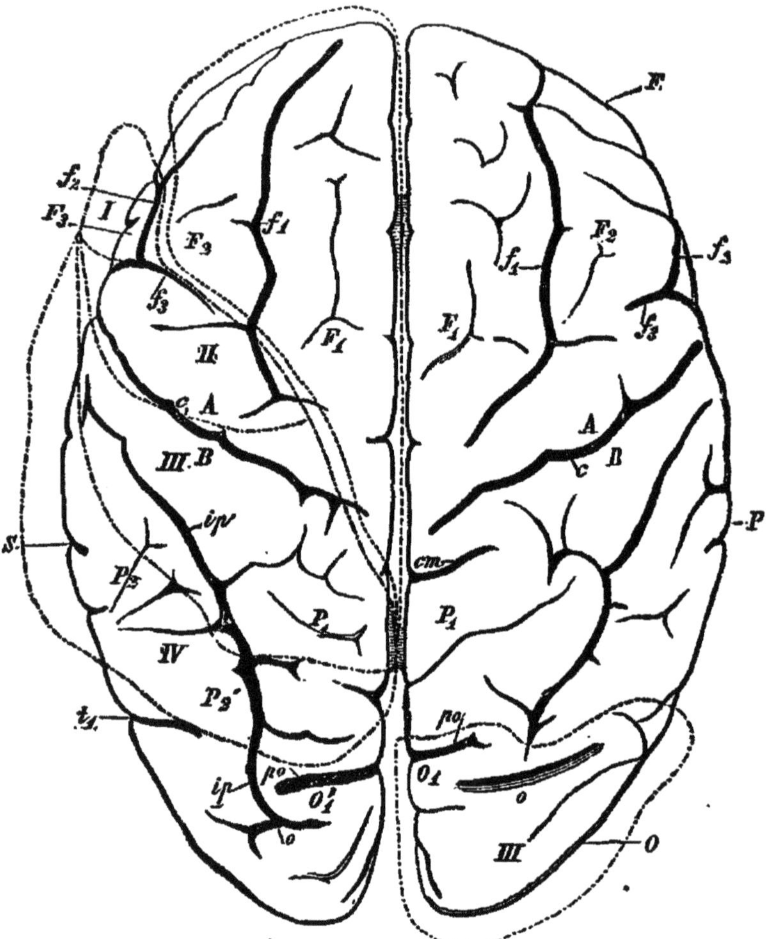

Fig. 5.— Territoires vasculaires de la face supérieure du cerveau. — F, Lobe frontal.— P, lobe pariétal. — O, lobe occipital.— S, fin de la branche horizontale de la scissure de Sylvius. — *c*, sillon central. — A, circonvolution centrale antérieure. — B, circonvolution centrale postérieure. — F_1, F_2, F_3, circonvolutions frontales supérieure, moyenne et inférieure. — f_1, f_2, sillons frontaux supérieur et inférieur. — f_3, sillon frontal vertical (sulcus præcentralis). — P_1, lobule temporal supérieur. — P_2, lobule temporal inférieur et P'_2, Gyrus supra-marginalis. — P'_2, Gyrus angularis. — *ip*, Sulcus interparietalis. — *cm*, sulcus calloso-marginalis. — *po, po*, fissura pariéto-occipitalis. — t_1, sillon temporal supérieur. — O_1, première circonvolution occipitale. — o, sulcus occipitalis transversus.
Artères. — 1° La ligne (.....) circonscrit la distribution de la cérébrale antérieure; 2° La ligne (.—.—.), du côté gauche de la figure limite la distribution de l'artère sylvienne. — I. Artère frontale externe et inférieure. — II. Artère pariétale antérieure. — III. Artère pariétale postérieure. — IV. Artère pariéto-sphénoïdale; 3° La ligne (.—.—.—.) du côté droit de la figure limite la distribution de la cérébrale postérieure. (Charcot, *Localisations*, etc.)

Sylvius, on voit un groupe de Circonvolutions qui sont profondément situées et en rapport intime avec les centres gris, ce sont celles de l'*Insula de Reil* (1).

On pourrait aussi considérer le cerveau par sa face supérieure, comme on l'a représenté dans la *Fig. 5*, on voit de cette façon toute la partie supérieure de la face externe sous un aspect qu'on doit s'habituer à connaître, car c'est celui sous lequel le cerveau se présente quand on vient d'ouvrir le crâne ou quand il repose sur sa base.

Nous n'entrerons pas dans les détails de la distribution vasculaire à la surface du cerveau, nous avons inséré les figures qui représentent l'étendue de ces champs corticaux et renvoyons pour cette étude au travail de Duret (2) et aux *Leçons sur les localisations cérébrales* de M. Charcot (3).

B. Structure des circonvolutions par rapport aux données topographiques.

Les circonvolutions cérébrales sont toutes formées d'une couche grise enveloppant un faisceau de fibres blanches ; cette couche grise est elle-même décomposable en couches secondaires au nombre de 6 pour M. Baillarger, de

---

(1) *Insel-Lappen*. Ecker, Pansch.
Island of Reil. Turner, Ferrier, Séguin.
Isola. Giacomini.
Insula de Reil. Nomenclature française.
Lobus caudicis. Burdach.
Lobus intermedius ou *opertus* (Arnold).
L'insula forme le fond de la fosse de Sylvius de l'embryon, elle a la figure d'une masse tectiforme présentant des prolongements supérieur, inférieur, antérieur ; elle occupe, chez l'adulte, le fond de la fissure de Sylvius dont les lèvres sont ordinairement accolées. Elle est formée par une série de petites circonvolutions courtes et rayonnant vers la fente sylvienne (*Gyri breves de Gall*). Les relations de l'insula avec l'avant-mur et la capsule interne seront étudiées dans le traité de Huguenin. (*Anatomie des centres nerveux*, traduction Keller et Duval, 1879.)

(2) Duret. *Archives de physiologie*, 1874. Recherches communiquées le 7 octobre 1872 à la *Société de biologie*.

(3) Charcot. *Leçons sur les localisations cérébrales*, 1876.

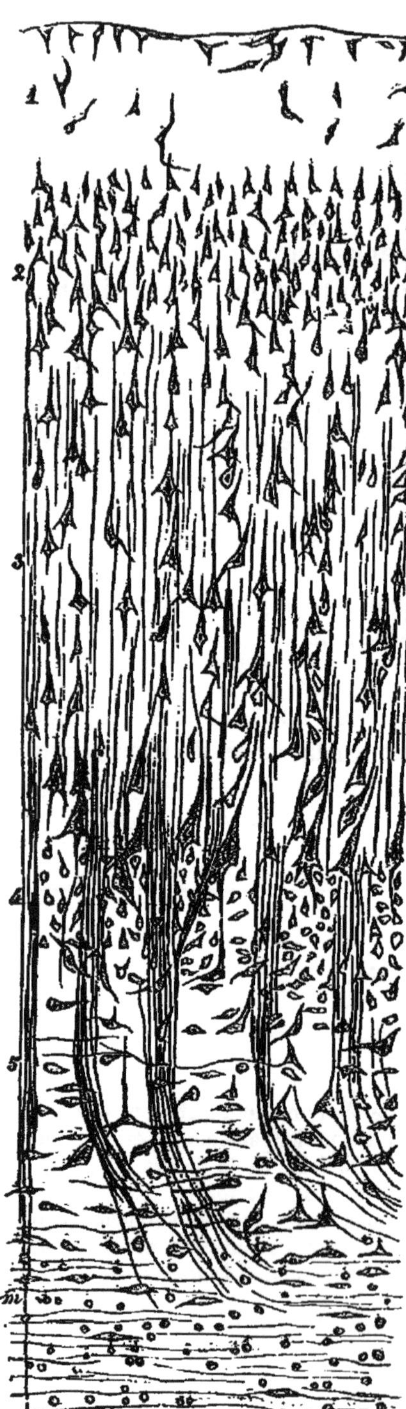

Fig. 6. — Cette figure est empruntée au travail de M. Meynert (1). Les numéros 1, 2, 3, 4, 5 désignent l'ordre des couches de l'écorce grise; *m*, la substance médullaire.

(1) Th. Meynert. — *Vom Gehirne der Säugethiere; Stricker's Handbuch*. T. II, p. 704.

5 au contraire pour Meynert et Bevan-Lewis ; nous renverrons pour l'étude de ces couches aux traités d'histologie classiques, aux *Leçons sur les localisations* de M. Charcot et à la récente thèse d'agrégation de M. Charles Richet (1).

Cette structure est reproduite dans la figure 6 que nous empruntons aux leçons de M. Charcot, qui la donne d'après Meynert.

Ce qu'il nous importe de rappeler c'est que les cellules les plus volumineuses, décrites par Betz (2) sous le nom de *cellules géantes*, sont répandues en plus grande abondance au niveau des régions supposées motrices, sans pour cela qu'il y ait une différence complétement tranchée entre ces centres et les régions toutes voisines, de même qu'aux points où siégent les cellules dites sensitives, il n'y a pas non plus d'îlots séparés d'une manière abrupte, mais bien plutôt des points où prédomineront tantôt l'une, tantôt l'autre des deux variétés cellulaires (3).

Développées surtout chez l'homme au niveau du lobule paracentral et des deux marginales antérieures qui dépendent du même système en anatomie, et, nous le verrons plus tard, aussi en clinique, les cellules géantes semblent douées des propriétés de centres distincts et avoir une action spéciale sur la motilité, puisque chez le chien c'est au niveau du sillon crucial qu'on les retrouve, là où les premiers centres moteurs ont été étudiés par voie expérimentale.

Lewis donne au point de vue de la mensuration de ces cellules les dimensions suivantes :

---

(1) Ch. Richet. *Structure des circonvolutions cérébrales*, th. agrég. Paris, 1878.

(2) *Anatomischer nachweis Zweier Gehirn Centra* (Centralblat, 1874, p. 37 et 38).

(3) Bevan Lewis. *On the comparative stucture of the cortex cerebri* (*Brain*, 1878, Part. 1, p. 79.)

	COUCHE ammonique.	COUCHE claustrale.
Chez l'homme { Circ. Ascend. frontale..........	126 µ à 55 µ.	41 µ à 23 µ
Chez l'homme { Circ. Pariet. Ascend.	88 à 32	51 à 32
Chez le chat. — Gyrus sigmoïde..	106 à 32	23 à 13
Chez le mouton.— Gyrus sigmoïde.	65 à 23	18 à 10

Ces cellules forment des îlots dans lesquels le nombre et la dimension des éléments figurés du genre moteur diminuent à mesure que l'on considère un point plus voisin de la région occipitale ; dans cette région, au contraire, les cellules sensitives sont plus développées, et la couche ammonique, celle des cellules volumineuses, est remplacée par une substance finement granuleuse, qui donne aux circonvolutions occipitales un aspect différent à la coupe, et sur lequel Vicq d'Azyr avait déjà attiré l'attention.

Les auteurs sont du reste assez divisés sur le type à donner à chaque circonvolution en particulier ; on trouvera dans la thèse de Ch. Richet l'état actuel de la science sur ces points délicats ; tout ce qui nous intéresse pour ce travail, c'est que les régions supposées motrices et sur lesquelles ont porté les expériences, semblent douées d'une structure comparable à celle des cornes antérieures de la moëlle ; les cellules géantes du lobe paracentral sont les plus considérables de celles que l'on observe dans le cerveau, or, c est en ce point, et sur les marginales qui jouissent d'une structure analogue, que nous aurons à déterminer cliniquement la position des centres des membres ; ce qui se trouvera aussi d'accord avec les récentes recherches de M.Pierret (1) qui décrit des cellules de plus en plus volumineuses dans la corne antérieure de la moëlle à me-

(1) Pierret. *Soc. anatomique*, 1872 et *Comptes rendus de l'Académie des sciences*, 1878, vol. I, p. 1423.

sure que l'on remonte du renflement lombaire vers le renflement cervical ; les grandes cellules du cerveau viendraient ainsi excéder à leur tour les dimensions de celles de la partie supérieure de l'axe rachidien. De même la différentiation histologique des circonvolutions des régions médianes et de celles des lobes occipital et temporal serait déjà une forte présomption en faveur de la différence des propriétés physiologiques.

Cette division des fonctions du cerveau que Robin indiquait déjà, au point de vue strictement histologique, quand il décrivait ses cellules sensitives, ses corpuscules volitifs, sera sans doute démontrée quelque jour, quand les difficultés techniques inhérentes à de pareilles recherches auront pu être surmontées.

L'hypothèse de Meynert, adoptée par plusieurs auteurs actuels, peut être considérée comme probable ; la surface du manteau cérébral serait le système de projection des noyaux gris ; ce serait un système amplifié, augmenté en surface, puisque les centres gris émettent vers la périphérie du cerveau plus de fibres qu'ils n'en reçoivent du pédoncule cérébral : De même, c'est à cette disposition en éventail des fibres blanches émergentes, que serait due la formation des régions reconnues motrices sur l'écorce cérébrale, quels que soient les détails de configuration topographique que des sillons secondaires aient pu causer à la surface de ces expansions ; aussi devra-t-on avoir, pour une lésion de surface égale, des symptômes plus accentués, plus complets quand elle siégera dans les noyaux gris ou près d'eux, au sommet du cône de projection, que quand elle intéressera la surface du cerveau, auquel cas elle donnera lieu à telle ou telle paralysie localisée. Un petit foyer des régions opto-striées peut causer une hémiplégie complète, avec anesthésie, un petit foyer semblable, situé quelque part dans la zone motrice, à la base du cône de projection, ne donnera lieu qu'à la paralysie, souvent incomplète, d'un groupe musculaire, sans anesthésie.

Il résulte de cette hypothèse que les circonvolutions peuvent répondre à un centre, mais qu'il n'est pas nécessaire que ce centre occupe toute la circonvolution donnée ou ne s'étende pas aux circonvolutions voisines en empiétant sur les scissures, surtout sur les scissures secondaires, qui ne résultent pas d'un état primordial du cerveau ; tout dépend des connexions profondes de ces points lésés, comme le démontre amplement l'étude des lésions sous-corticales qui causent les mêmes symptômes que celles de l'écorce qui les recouvre ou dont dépendent les faisceaux blancs lésés.

Les scissures, si intéressantes au point de vue anthropologique et à celui de l'anatomie comparée, ne servent donc que de *jalons* pour les recherches physiologiques et leurs applications cliniques, elles n'en sont pas moins précieuses à connaître, car elles permettent de préciser le siége cortical des points à étudier ; aussi leur étude a-t-elle été celle qui a le plus contribué à faire sortir les questions cérébrales de la confusion où elles étaient encore il y a si peu de temps.

C. Résumé des opinions émises sur la physiologie des circonvolutions.

Nous nous contenterons d'indiquer en peu de lignes les principales opinions qui ont cours sur la présence ou l'absence de centres dans l'écorce des hémisphères cérébraux, renvoyant pour les détails aux travaux de M. Ferrier ou à ceux de M. Brown-Séquard, selon la théorie adoptée. On trouvera l'analyse resumée des expériences et un bon exposé de la question dans les trois ouvrages suivants : *Revue de Hayem* (tome VII, 1er fascicule, 1876 ; tome XIII, 1er fascicule, 1879) (1) ; Grasset, *Des localisations cérébrales*, 1878 ; Ch. Richet, *Thèse d'agrégation d'anatomie*, 1878, sur le même sujet ; nous avons donné, du reste, dans notre index bibliographique toutes les indications relatives aux expériences sur les circonvolutions.

(1) Travail critique de M. Rendu.

Les auteurs ont successivement employé la méthode des injections, celle des cautérisations, sans rassembler des résultats bien comparables, ce qui tenait à la difficulté de reconnaître le point auquel il fallait pénétrer dans le crâne pour atteindre une circonvolution donnée ; puis cette circonvolution n'était intéressée qu'au prix de grands délabrements et des encéphalites venaient masquer les symptômes dus à la lésion primitive ; aussi les travaux de Beaunis, Nothnagel, Fournié et ceux plus récents de Goltz n'ont-ils pas été concluants.

Les premiers expérimentateurs qui aient excité directement la substance grise, jusqu'alors considérée comme inexcitable, sont Fristch et Hitzig, en 1870 ; Ferrier reprit cette question, vérifia et étendit les conclusions des observateurs précédents ; on crut alors un moment à l'excitation directe de la substance grise, ce qui semblait cependant singulier à d'autres observateurs et ce que l'on ne pouvait pas reproduire par l'excitation des cornes antérieures de la moëlle.

Dans un premier mémoire, Carville et Duret démontrèrent que la diffusion du courant électrique se faisait nettement sur les hémisphères cérébraux, à leur surface, aussi se crurent-ils en droit de conclure que l'action de l'électricité n'agissait pas directement sur les centres corticaux, opinion qu'ils ont, du reste, abandonnée dans leurs travaux ultérieurs.

Cette théorie de la diffusion du courant électrique à la surface des hémisphères était cependant passible aussi de quelques objections, car on ne comprenait pas, par exemple, pourquoi l'excitation des lobes frontaux et occipitaux ne causait jamais de phénomènes moteurs, la diffusion du courant ayant autant de raisons de se faire dans ce cas, que lorsqu'on faisait l'expérience sur la zone motrice, et même, quand un phénomène moteur se produisait par l'application d'un électrode sur un point donné, pourquoi cette manifestation motrice avait-elle un caractère circonscrit, pourquoi affectait-elle tel groupe de muscles plutôt que l'ensemble des muscles, ce qui aurait dû se passer si la surface du cerveau avait seulement servi de conducteur de l'électricité : pourquoi les muscles mis en contraction changeaient-ils selon les différents points d'application des électrodes?

Le reste des expériences de Carville et Duret avait une importance plus grande, car ils ont aussi procédé par la méthode de l'ablation de portions limitées de l'écorce cérébrale au niveau des centres supposés : ces faits ont démontré que la présence de la substance grise n'est pas nécessaire à la production expérimentale des mouvements, et que ceux-ci sont tout aussi bien provoqués par l'excitation des faisceaux blancs sous-corticaux ; à Boston, Putnam avait déjà démontré cette nécessité de la présence des cordons blancs et de leur intégrité ; le physiologiste americain sectionnait les faisceaux sous corticaux sous le centre auquel ils répondaient, et toute excitation électrique de ce centre devenait infructueuse : cette expérience de Putnam était expliquée par Carville et Duret, qui l'attribuaient à la diffusion du courant électrique par l'intermédiaire du sang épanché au moment de la section des divers faisceaux.

Par la méthode des ablations localisées, Carville et Duret sont arrivés à causer chez le chien des paralysies peu durables ; ils ont alors cru à une suppléance par le centre homologue, situé sur l'hémisphère sain, et l'ont enlevé, mais les membres n'en ont pas moins repris peu à peu leur pouvoir normal.

Ces recherches ont depuis été confirmées par celles de Tripier sur le gyrus sigmoïde du chien ; cet observateur a constaté, du reste, un phénomène extrêmement intéressant par ses rapports avec les faits cliniques, c'est que sous l'influence du narcotisme, de la saignée, de l'épilepsie, les paralysies disparues chez le chien, reparaissaient à nouveau ; cette donnée est réelle en clinique, on constate parfois le retour de vieilles paralysies sous ces mêmes influences.

M. Ferrier, dans ses nombreuses expériences sur le chien et sur le singe, a déterminé avec précision les centres des principaux mouvements volontaires, tantôt par la méthode de l'électrisation, tantôt par celle des ablations : nous aurons à citer longuement ces expériences à propos de nos cas latents, car elles sont indiscutables et n'ont rien à voir avec la grande question à résoudre : savoir si la substance grise est excitable ou si elle ne l'est pas.

On se rendra compte de la réelle importance de ces recherches de M. Ferrier, en songeant à la complète similitude du type cérébral de l'homme et de celui du singe ; on retrouve chez cet animal d'une organisation élevée les principales scissures typiques et primitives que nous avons décrites plus haut, et les lobes de son cerveau sont comparables à ceux du cerveau de l'homme ; si l'on songe en plus à la conformation apparente du singe, on voit qu'à défaut d'expériences sur le cerveau humain (1), on peut conclure du singe à l'homme et que la généralisation est permise dans ce cas, aussi donnons-nous ici copie des figures qui accompagnent le mémoire de M. Ferrier dans les *Proceedings of the Royal Society* (n° 161, 1875).

Elles résument les expériences de M. Ferrier sur le singe : 1) le membre postérieur s'avance comme pour marcher ; 2) mouvements complexes de la cuisse, de la jambe et du pied ; 3) mouvements de la queue associés souvent à ceux du centre 2 ; 4) rétraction avec adduction du bras opposé (grand dorsal) ; 5) extension en avant de la main et du bras opposés ; a) b) c) d) mouvements individuels et combinés des doigts et du poignet, se terminant par la fermeture du poing ; 6) supination et flexion de l'avant-bras (la main se porte vers la bouche); 7) les zygomatiques se dirigent en arrière et élèvent l'angle de la bouche; 8) élévation de l'aile du nez et de la lèvre supérieure (mouvement de défense par la canine); 9) ouverture de la bouche avec extension de la langue au dehors; 10) même mouvement de la

(1) Cela a été fait une fois (Cf. *Revue des sciences médicales*, IV, 1874, p. 65).

bouche, mais avec rétraction de la langue; 11) rétraction

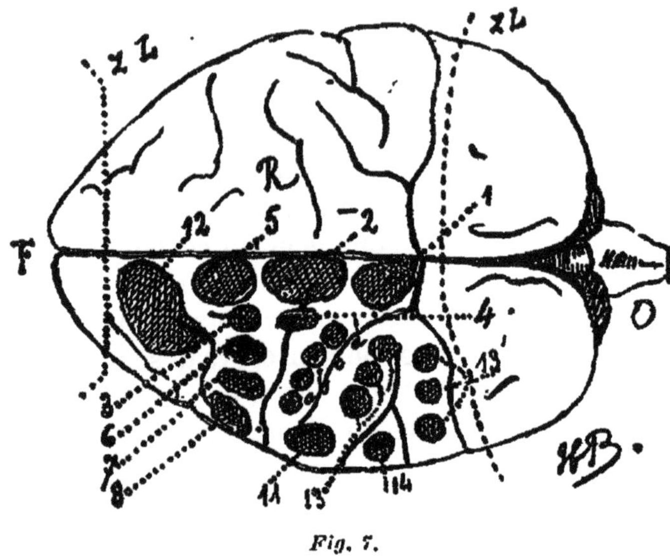

Fig. 7.

de l'angle opposé de la bouche; 12) les yeux sont grands

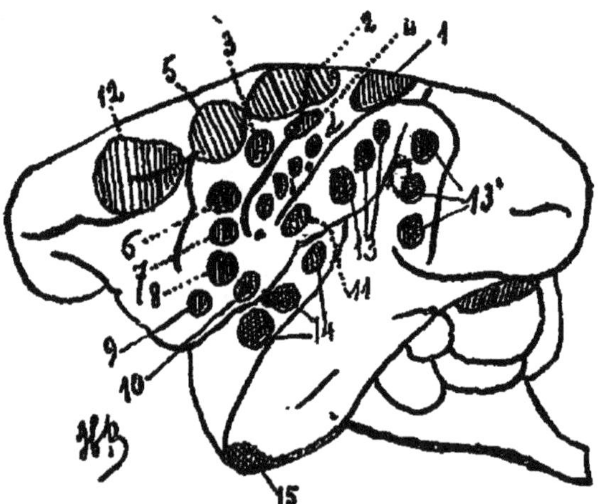

Fig. 7 et *fig. 8.*— Copiées de Ferrier, *Proceedings of the Royal Society*, n° 161, 1875 Consulter aussi à ce propos *The Functions of the Brain.* 1876 (Smith Elder). *Localisation in cerebral disease (The Gullonian Lectures)*, 1878. (Smith Elder). — Une édition française des *Fonctions du Cerveau* a été traduite en 1878 par M. Henry C. de Varigny.

ouverts, les pupilles dilatées, les yeux et la tête dirigés du côté opposé ; 13) les yeux se dirigent du côté opposé avec déviation en haut; 13') même mouvement, les yeux se dévient en bas ; ces deux mouvements s'accompagnent de contraction pupillaire; 14) l'oreille opposée se redresse, la tête et les yeux se tournent du côté opposé, pupilles très-dilatées ; 15) torsion de la lèvre et de la narine du même côté.

Malgré leur caractère de précision, ces expériences n'ont pas été admises sans conteste par les physiologistes, et plusieurs, parmi les plus éminents, émettent des doutes sur l'existence des centres moteurs.

Schiff ne nie pas la réalité des faits expérimentaux, mais croit qu'ils tiennent à la destruction des propriétés sensitives des parties que l'on voit se paralyser à la suite des destructions limitées de la substance corticale : au point de vue clinique, on peut fort bien objecter que le propre de beaucoup de paralysies corticales est au contraire de n'intéresser que la motilité en respectant la sensibilité des parties qu'elles atteignent.

Goltz, Lussana, Vizioli nient absolument les centres corticaux, nous renverrons le lecteur à l'analyse de leurs travaux que nous ne pourrions discuter ici et que l'on trouvera dans la *Revue des sciences médicales*, de Hayem. Les adversaires les plus décidés des localisations cérébrales sont ensuite M. Brown-Séquard et son élève M. Dupuy qui, dans sa thèse (1873), a représenté fidèlement toute la théorie de l'illustre physiologiste.

Il y a longtemps déjà que M. Brown-Séquard combat les données généralement admises de la pathologie cérébrale : toute une série de notes, de mémoires (1), publiés partout et à toutes les époques, témoignent de l'importance qu'il attache à sa conception physiologique du cerveau : dernièrement encore, dans sa chaire du Collége de France, M. Brown-Séquard reprenait ce sujet de ses études favori-

(1) Brown-Séquard. cf. *Index bibliographique*.

tes. Il n'admet ni localisations corticales, ni localisations quelconques ; il repousse les centres psycho-moteurs de Ferrier mais n'adopte pas pour cela l'hypothèse pédonculaire de Lussana ; M. Brown-Séquard ne nie cependant pas dans le cerveau l'existence de parties distinctes jouissant de propriétés distinctes, mais au lieu de les supposer agglomérées en centres, en nids (selon l'expression de Betz), il pense que ces éléments sont répandus d'une façon suffisamment régulière dans toutes les parties de la substance corticale pour qu'aucun de ses points n'ait de rôle différent des autres et pour que chaque hémisphère puisse jouir à lui seul des propriétés que l'on accorde d'ordinaire au cerveau tout entier : il suffirait de quelques anastomoses nerveuses pour permettre à un des hémisphères de suppléer l'autre, d'autant plus que, selon cette hypothèse, l'action produite par une lésion destructive du cerveau ne s'exercerait pas directement, mais bien par l'intermédiaire de parties plus ou moins éloignées, et que M. Brown-Séquard n'indique du reste jamais bien nettement.

Cette façon de considérer le système d'association du cerveau conduit M. Brown-Séquard à des conclusions logiques mais qui semblent au moins forcées : ainsi, la paralysie serait aussi souvent directe que croisée, l'entrecroisement des pyramides, cet axiome anatomique, n'étant qu'une erreur en physiologie, et les voies de la motilité, comme celles de la sensibilité, étant absolument contingentes. Quel que soit le point du cerveau malade, une paralysie quelconque pourra s'en suivre, l'irritation locale se propageant par des voies à déterminer jusque vers une autre partie du cerveau, à déterminer aussi, croyons-nous. La paralysie motrice serait donc une sorte d'effet à distance, en tout comparable à l'*arrêt* physiologique par excitation du nerf vague.

A côté de ces aphorismes déconcertants, M. Brown-Séquard émet une série de conclusions dont tout le monde reconnaît la justesse, et, dans cette question de doctrine, son principal mérite sera peut-être un jour d'avoir continué à appeler l'attention sur les phénomènes cérébraux réflexes et sur l'exagération momentanée que peuvent prendre certains phénomènes réactionnels au début ou au cours des lésions cérébrales : l'hypothèse, si séduisante, des centres psycho-moteurs, suivie dans ses conséquences extrêmes, aurait peut-être mené à scinder par trop l'étude des départements cérébraux et à négliger celle de leurs connexions ; les critiques de M. Brown-Séquard auront aussi un résultat important, celui de forcer les observateurs à un contrôle rigoureux de leurs expériences.

Mais, à côté de ces phénomènes généraux évidents et bien connus dans leurs manifestations cliniques, qui caractérisent l'attaque d'apoplexie, l'attaque d'épilepsie secondaire, faut-il admettre le reste de la théorie de M. Brown-Séquard ; nous ne le croyons pas, et sans nous permettre de juger ses expériences, nous oserons combattre les trois assertions suivantes qui visent les faits cliniques :

« 1° Une lésion d'une moitié du cerveau peut produire des symptômes de l'un ou de l'autre côté du corps ;

« 2° Les lésions des points du cerveau les plus divers donnent lieu aux mêmes symptômes ;

« 3° Des lésions énormes peuvent exister dans tous les points du cerveau sans déterminer aucun symptôme. »

Nous espérons, en effet, démontrer au cours de ce travail que :

1° Les faits cliniques permettent de reconnaître que, dans la très-grande majorité des cas (sauf ceux d'anomalie des pyramides antérieures), la lésion cérébrale corticale siége du côté opposé à la paralysie.

2° Certaines régions du cerveau peuvent être mutilées, détruites, enlevées rapidement ou non, sans donner lieu à une paralysie, et souvent même, sans s'accompagner d'aucun symptôme sensitif ou sensoriel.

3° D'autres lésions au contraire, même très-minimes, siégeant en certains points donnés, causent (ou pour ne rien préjuger de la question), sont accompagnées par des symptômes moteurs d'un caractère constant.

Et, de fait, même en physiologie, une excitation s'épuise, pourquoi resterait-on paralysé pendant vingt ans de suite du même membre, pourquoi cette paralysie s'accompagnerait-elle de contractures permanentes, de déformations articulaires, de dégénération secondaire de la moelle dans ses faisceaux blancs ? L'existence de la sclérose descendante après certaines lésions corticales équivaut à un arrachement wallérien ; ici, comme en physiologie, les nerfs du membre sont séparés de leurs centres trophiques, il s'ensuit une névrite descendante que l'on suit jusqu'aux nerfs rachidiens, à travers le pédoncule, à travers la pyramide, et à travers le faisceau antéro-latéral du côté opposé, ce qui, soit dit en passant, semble bien indiquer que l'entrecroisement des pyramides n'est pas une vue de l'esprit.

Au cours de ses leçons M. Brown-Séquard invoque souvent des faits cliniques, mais le plus ordinairement ce sont des faits anciens, choisis pour venir à l'appui de ses théories ; il y a tout lieu de garder une réserve prudente sur des observations prises à une époque où les données de topographie cérébrale étaient nulles ; on pourrait discuter longuement sur des observations qui n'offrent pas un caractère de précision suffisante, quand on voit, aujourd'hui même, les lésions être si difficiles à décrire, tant la nomenclature des circonvolutions est encore différente d'un auteur à l'autre. On ne peut raisonner que sur des cas dont on voit les pièces naturelles, ou dont on a la représentation figurée et d'accord avec la description écrite : c'est ce que nous avons cherché à réaliser dans ce travail.

Du reste, au point de vue clinique, peu nous importe que l'action cérébrale soit directe ou indirecte, qu'il y ait, comme le dit spirituellement Ferrier *un tertium quid* (1) qui nous échappe, selon M. Brown-Séquard ; toutes les discussions et toutes les hypothèses possibles ne peuvent rien contre l'obstination des faits ni contre leur nombre, quand ils sont concordants.

Quelle que soit la façon dont on interprète les expérien-

---

(1) *Gulstonian lectures*, p. 41. Voir l'analyse de ces dernières leçons faite par nous dans le *Progrès médical*, 1879, n°s 2 et 3.

ces de Fristch, Hitzig, Ferrier et de tant d'autres physiologistes de tous pays, les centres, ou les points supposés tels, sont faciles à trouver et à expérimenter; dans les cours de la Faculté M. Vulpian a répété ces expériences, et pourtant il n'admet pas pour cela l'excitabilité de la substance grise ; on sait que ce physiologiste pense que l'excitation électrique agit sur les faisceaux blancs sous-jacents qui affleurent en certains points, et que l'on expérimente à travers la substance grise, et non pas sur la substance grise, quand on répète les expériences de Ferrier : pour ce qui est des faits cliniques, M. Vulpian n'adopte peut-être pas toutes les opinions de Ferrier, mais en tous cas, il n'a jamais non plus soutenu les étranges assertions que M. Brown-Séquard et M. Dupuy sont seuls à défendre, au moins dans leurs conséquences extrêmes (1).

C'est donc des faits cliniques que doivent principalement être tirées les indications qui nous démontreront si réellement il y a des points du cerveau qui réagissent par des symptômes quand ils sont lésés, et s'il y en a d'autres au contraire dont les lésions soient latentes (2).

---

(1) Se reporter à l'index bibliographique et voir à ce propos les recherches de MM. Franck et Pitres, dont une partie est insérée dans la thèse de Ch. Richet, et les communications faites par ces auteurs, en 1878, à la Société de Biologie.

Consulter aussi une thèse de M. Chevalier passée en 1878 sur l'*Exposé comparatif des doctrines émises sur les localisations cérébrales*. Voir l'article de M. Rendu sur les *Localisations cérébrales corticales* dans le numéro de janvier 1879 de la *Revue d'Hayem*.

(2) On consultera, à propos de ce chapitre, les travaux de MM. Hitzig, Ferrier, Albertoni, Tamburini, Palmerini, Broadbent, Charcot et Pitres, Carville et Duret, Michieli, Seguin (de N. Y) (*opinion favorable aux localisations*); MM. Brown-Séquard, Dupuy, Lussana et Lemoigne, Goltz, Schiff, Vizioli (*Opinion opposée aux localisations*); MM. Vulpian, Bochefontaine ne se prononcent pas complétement sur la réalité des centres, mais ils admettent les expériences de Ferrier.

CHAPITRE III.

Des lésions corticales qui ne s'accompagnent pas de troubles de la motilité.

Démonstration indirecte d'une aire motrice.

En dehors des lésions méningées ou très-superficielles de l'écorce cérébrale qui accompagnent beaucoup de cas de folie, ou qui s'observent lorsque des délires ont duré un certain temps (1), il en est quelques-unes de profondes, souvent de multiples, intéressant une grande partie du cerveau dans ses circonvolutions ou dans ses centres blancs, sans s'accompagner pour cela de symptômes du côté de la motilité ; certaines de ces lésions provoquent des dérangements intellectuels, peut-être quelques troubles sensoriels, nous ne connaissons pas de cas du genre auquel nous faisons allusion qui aient été suivis de dégénération secondaire dans la moelle.

Ces lésions sont celles produites par des traumatismes, des tumeurs, des hémorrhagies, et le plus souvent par des plaques de ramollissement, siégeant en dehors de la zone motrice corticale.

Ces cas sont tout aussi démonstratifs que des cas posi-

---

(1) De Boyer, mémoire sur le même sujet, cité par M. Rendu dans le *Journal d'Hayem*, t. XIII, 1er fascicule, 1879 ; ce chapitre étant un peu en dehors de notre sujet, nous l'avons retranché de cette thèse.

tifs, accompagnés d'hémiplégie, car, démontrer que tel symptôme n'existe pas si la lésion occupe telle circonvolution, n'est-ce pas une preuve à l'appui de l'hypothèse qui met le centre de ce mouvement en dehors de cette circonvolution. Quand plus tard nous trouverons qu'en dehors de la zone latente ainsi déterminée, toute lésion s'accompagnera d'un trouble de la motilité, nous aurons établi par voie positive la deuxième partie de notre démonstration : cette preuve par voie indirecte doit donc précéder la preuve par voie directe, et elles doivent se compléter l'une par l'autre.

Nous trouvons à l'étude de ces cas latents un autre avantage plus précieux, c'est celui de poser de suite la question clinique sur son véritable terrain : dans le chapitre précédent nous avons vu M. Brown-Séquard admettre que, quel que fût le siége d'une lésion cerébrale, elle réagissait sur l'ensemble du cerveau, et y provoquait à distance une action variable, ne dépendant pas plus de l'étendue de la lésion que de sa nature : or, comment se fait-il donc qu'une lésion, étendue ou circonscrite, survenue lentement ou rapidement, récente ou ancienne, quelle que soit sa nature du reste, n'agisse jamais, ne provoque jamais de réaction symptomatique sur la motilité, quand elle siége sur une des extrémités antérieure ou postérieure du cerveau ? le cerveau ne réagirait donc que dans le cas où la lésion serait située entre les deux points précédents, dans une aire qu'il nous restera à circonscrire.

Quelque inexactes que soient les descriptions topographiques des observations anciennes, il n'en reste pas moins évident que les cas latents avaient été souvent vus et décrits par les auteurs. Andral en cite quatre exemples dans son cinquième volume de clinique médicale ; comme Lallemand, comme M. Durand-Fardel, il admettait que beaucoup de ramollissements se produisaient lentement, insidieusement, qu'ils pouvaient souvent ne s'accompagner que de faiblesse intellectuelle, ou de cette lente déchéance de toutes les facultés qu'on observe chez certains vieillards ; comme, d'autre part, l'hémorrhagie cérébrale occupe plus souvent les noyaux gris ou la zone motrice, et qu'elle s'accompagne alors des symptômes de l'hémiplégie vulgaire, il en résultait dans l'esprit des cliniciens de l'époque une sorte d'antithèse entre le ramollissement et l'hémorrhagie : à l'hémorrhagie cérébrale appartenaient ces attaques à grandes manifestations extérieures, l'apoplexie, l'ictus, *le coup de sang* : au ramollissement, au contraire, semblaient réservés des symptômes plus diffus, d'apparence plus débonnaire.

La notion de la cause de la lésion remplaçait dans ce cas

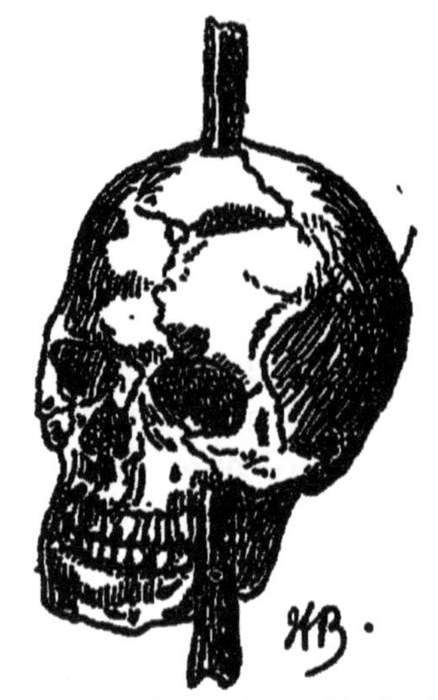

Fig. 9. — Cas du carrier américain (1).

celle de son siége, et l'on s'expliquait ainsi les destructions considérables trouvées à l'autopsie quand c'étaient des ramollissements latents.

La découverte plus récente du ramollissement aigu par ischémie, après embolie de l'artère ou de l'artériole principale, a fait reconnaître les similitudes que présentent les

(1) *Fig. 9.* Empruntée au mémoire de M. Harlow « *Recovery from the passage of an Iron bar through the Head* » (Massachusets Med. Soc.) June 3, 1868. Boston, 1869. Cité (avec trois figures) par Ferrier, in *the localisation of cerebral Disease*, 1878. Voir le frontispice du *catalogue du musée de Harvard.*

attaques apoplectiques du ramollissement aigu et celles de l'hémorrhagie cérébrale, au point de rendre souvent bien difficile le diagnostic différentiel de ces affections, et de forcer à recourir à l'auscultation du cœur et à la thermométrie pour établir des probabilités en faveur d'un de ces diagnostics.

Dans les traumatismes on observe aussi des contradictions apparentes qui ne s'expliquent que par la notion du siége de la lésion ; tel malade perdra presque tout un lobe frontal par une plaie du crâne, sans être paralysé, tandis que tel autre blessé restera impotent pour un traumatisme moins intense, mais ayant lésé une circonvolution pariétale.

Un des cas les plus instructifs de traumatisme étendu des lobes frontaux à leur partie antérieure est celui du *carrier américain* (*Fig. 9*) sur lequel M. Ferrier donne d'intéressants détails dans ses *Gulstonian Lectures*, et qui avait été considéré par Dupuy comme un cas en faveur des théories de M. Brown-Séquard (1).

Observation I (Ferrier, *loc. cit.*). — Ph. G..., âgé de 25 ans, était occupé à tamponner une charge de poudre dans un trou de mine à l'aide d'une barre de fer pointue de 3 pieds 7 pouces de long et de 1 pouce 1/4 d'épaisseur, pesant 13 livres 1/4, lorsque la charge prit feu ; la barre de fer fut poussée, la pointe en avant, contre l'angle gauche de la mâchoire de ce malheureux, passa nettement à travers le crâne, près de la suture sagittale, dans la région frontale et fut ramassée à quelque distance. Le blessé perdit connaissance sur le moment, mais moins d'une heure après, put remonter une longue série d'échelons et vint raconter au chirurgien, en termes assez clairs, l'accident qu'il avait éprouvé : on désespéra pendant longtemps de la vie du malade, mais il finit cependant par guérir et vécut douze ans et demi après sa blessure. Il mourut à cette époque d'accidents épileptiques et l'on ne put examiner son cerveau, mais le docteur Harlow put obtenir de faire exhumer le crâne quelque temps après.

---

(1) Nous prévenons une fois pour toutes, que les observations citées dans ce travail sont *résumées*.

Le siége de la lésion peut être étudié sur cette pièce : déjà deux ans après l'accident, M. Bigelow décrivait ainsi l'aspect du malade... Une cicatrice linéaire d'un pouce de long occupe la branche gauche de la mâchoire près de son angle..., les paupières sont closes de ce côté, il y a de l'exophthalmie, la vue est abolie à gauche... sur la tête, et couvertes par les cheveux, se voient une large dépression inégale et une élévation causée par un fragment de la voûte du crâne qui a les dimensions de la paume de la main ; son bord postérieur est près de la

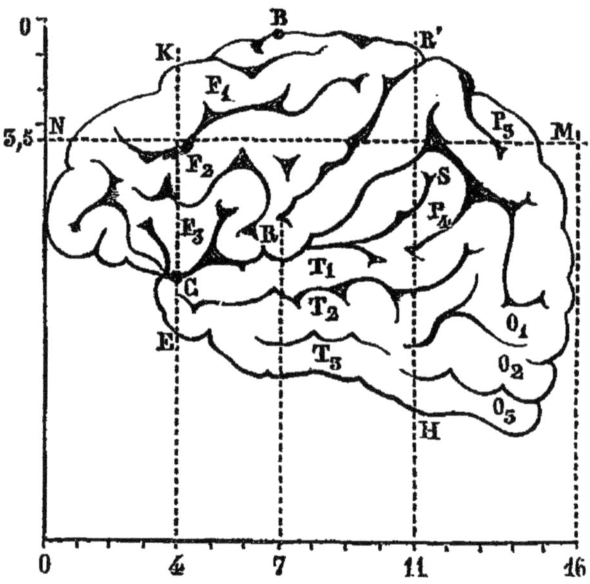

Fig. 10. — (La barre a suivi à peu près la direction de la ligne K 4). — *Figure demi-schématique du cerveau* (Féré). — B, point qui correspond au bregma. — C, point qui correspond à l'extrémité externe de la suture coronale ; — 4, point qui correspond à l'angle de la suture lambdoïde ; — S R. sillon de Rolando. — A C D, la coupe qui entame la tête du noyau caudé. — R E, celle qui passe sur la limite postérieure de la couche optique. — M N, limite supérieure du corps calleux.

suture coronale et son bord antérieur situé assez bas sur le front, dans la position que devait occuper ce fragment au moment du passage de la barre.

Il résulte d'un examen attentif du crâne fait par M. Harlow, que la barre a passé à travers l'étage frontal de la base du crâne et est ressortie *en avant de la suture coronale*. En comparant le trajet de la barre à un diagramme des rapports du crâne et du cerveau (*Fig. 10*), on voit que le lobe frontal n'était atteint qu'à sa partie antérieure et que par conséquent l'absence de paralysie dans ce cas est conforme aux théories de localisation cérébrale. Tout au plus y avait-il un autre point d'atteint, l'extrémité antérieure du lobe temporo-sphénoïdal, on ne parle du reste pas dans l'observation de troubles de l'odorat : il y eut des troubles intellectuels considérables cet homme devint négligent, sale, préoccupé d'idées de grossière débauche; ses idées étaient mal équilibrées et l'on ne put continuer à lui maintenir ses fonctions; c'était, selon l'expression de M. Harlow : « Une intelligence d'enfant employée à satisfaire les passions brutales d'un homme fait. »

Nous avons tenu à donner les principaux points de cette observation qui démontre que l'intensité du traumatisme n'est pour rien dans la manifestation des symptômes moteurs : opposons ce cas à ceux de pratique journalière, à l'embolie de la sylvienne par rupture valvulaire, pour prendre un exemple, et nous serons forcés de convenir qu'il faudrait supposer le cerveau du carrier américain bien résistant et celui des malades ordinaires bien sensible au traumatisme, pour s'expliquer la différence de ces symptômes dans les deux cas.

Ces faits traumatiques sont loin d'être rares :

Observation II. (Bouillaud. *Traité de l'Encéphalite*, p. 331.)— Blessure par une balle tirée dans la bouche ayant atteint le plancher de l'orbite et sortie près de la suture coronale droite, sur le frontal. — Pas de symptômes moteurs.

Observation III. (Trousseau, cité par M. Peter. *Gaz. hebd.* 1864, p. 433.) — Blessure par une balle qui traversa la tête et le milieu des lobes frontaux : ni aphasie, ni paralysie.

Observation IV. (Selwyn. *Lancet*, 28 février 1838) (1). — Un enfant de 4 ans, étant à dîner, tombe l'œil sur un couteau à fromage à lame longue de quatre pouces 1/2. L'orbite droit fut atteint et perforé, le couteau pénétrait de trois pouces 1/4 (depuis l'arcade orbitaire probablement). Quand le couteau fut enlevé, on vit sortir de la matière cérébrale; examiné dix-sept

(1) Les observations 1, 2, 3, 4, 5, 6 sont résumées des *Gulstonian lectures* de M. Ferrier. (*Brit. med. journal*, 1878.)

ans après, à 21 ans, ce jeune homme est borgne, sa mémoire est mauvaise, il est d'un caractère irritable, mais il n'a ni paralysie ni troubles du côté de la sensibilité.

Observation V. Fayrer (cité par M. Ferrier). — Un soldat fut frappé d'une balle à travers l'éminence frontale gauche; la balle passa transversalement dans une direction descendante et alla se loger dans l'orbite droit : le malade n'avait pas de paralysie, il conserva son intelligence et l'usage de ses sens jusqu'à ce qu'une poussée d'encéphalite mortelle vint l'enlever.

Observation VI. Fayrer (cité par M. Ferrier). — Une fille de 4 ans eut une fracture du frontal droit et une perte de substance de la région cérébrale correspondante. Il n'y eut pas de paralysie; l'enfant guérit après une poussée d'encéphalite, sans paraître avoir perdu de son intelligence.

Nous pourrions ajouter à ces cas ceux très-nombreux qui sont cités dans la thèse de notre ami Lewis A. Lebeau (1), sur l'*Encéphalocèle acquise*; nous avions eu l'occasion de faire à ce moment une série de vivisections qui nous ont montré, comme les cas cliniques, que la destruction d'une grande partie du lobe frontal ne s'accompagnait pas de phénomènes moteurs chez les animaux de laboratoire : on trouvera dans cette thèse plusieurs observations d'encéphalocèles volumineuses de la région frontale, ulcérées et n'ayant pas été accompagnées de paralysie. Dans ces expériences, faites en commun, nous n'avons observé de paralysie chez le chien qu'à la suite d'abcès cérébraux développés en arrière de la région frontale, ou mieux olfactive, puisque l'étage frontal du chien est très-petit : de même pour les lésions des lobes postérieurs du cerveau, jamais de réaction du côté de la motilité; nous donnerons plus loin un résumé des belles expériences de M. Ferrier à ce propos.

Quels sont donc les points de l'écorce du cerveau dont les lésions ne s'accompagnent jamais de paralysies ?

---

(1) L. Lebeau. *Thèse de Paris*, 1876.

Ce sont des points situés loin du sillon de Rolando : plus ils en sont éloignés, moins il y a de symptômes moteurs, ce qui revient à dire que toute la face inférieure du cerveau est dans cette zone latente, ainsi que les lobes frontaux et sphénoïdo-occipitaux (1).

C'est cette proposition que nous allons démontrer à l'aide de quelques documents qui nous sont personnels, d'un plus grand nombre tirés des *Bulletins* et de l'*Album de la Société Anatomique*: ces cas sont au nombre de 50, avec observations et croquis à l'appui :

22 pour la face inférieure.

22 pour la face supérieure et externe.

4 pour la face interne.

2 cas à part dans lesquels la lésion occupait des faces diverses, ces deux cas personnels sont en quelque sorte la synthèse des précédents.

Série A. Lésions latentes de la face inférieure

OBSERVATION VII. (*Fig. 11*, A). Cas de Sazic. (*Soc. anat.*, dé-

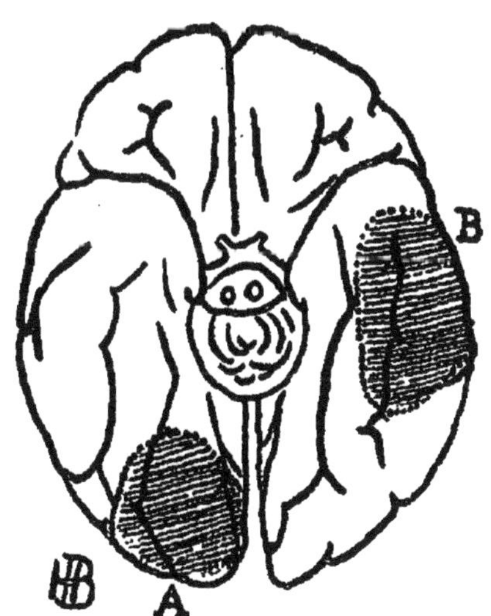

Fig. 11. — Cas de Sazic A. Cas de Herpin B.

(1) Nous employons souvent cette expression de *lobe sphénoïdo-occipital*,

cembre 1876). — Foyer gangréneux à droite sur l'extrémité de la face inférieure du lobe sphénoïdo-occipital dans la partie postérieure, occupant T 5 et à cheval sur la fissure calcarine et le lobule lingual.

OBSERVATION VIII. (*Fig. 11*, B.) Cas de Herpin (cité par Charcot et Pitres.) — Lésion traumatique du cerveau, à gauche, avec perte de substance des deux circonvolutions externes de la face inférieure du lobe sphénoïdo-occipital (T^4 et T^5) presque en entier.

OBSERVATION IX. Cas de H. de Boyer. (*Soc. anat.*, janvier 1878.) — Tumeur latente de nature sarcomateuse occupant

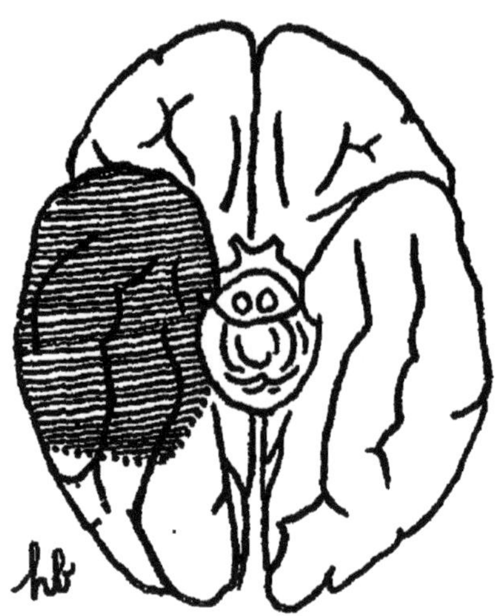

Fig. 12. — Cas de de Boyer.

la seconde, la troisième, la quatrième circonvolutions temporales et empiétant à peine sur le lobule lingual.

Pendant la vie pas de phénomènes moteurs, mais accidents méningés peu prononcés : sensibilité assez bien conservée. Quelques troubles de la vision.

OBSERVATION X. Cas de Shaw. (*American Neurological Associa-*

---

pour désigner les 2/3 postérieurs de la face inférieure du cerveau, à cause des rapports de cette face.

tion 1877.) (*Fig.* 13, B). — Sarcôme kystique de petit volume, occupant la fosse temporale gauche, comprimant et détruisant l'écorce du cerveau dans l'extrémité antérieure du sillon qui sépare T^2 de T^3. Cette tumeur ne s'était révélée pendant la vie que par de l'amaurose, des pertes de connaissance, sans convulsions, et jamais par des troubles paralytiques.

Observation XI. Vermeil. (*Soc. anatomique*, mars 1878.) (*Fig.* 13, A). — Sarcôme comprimant la circonvolution F^1 et alté-

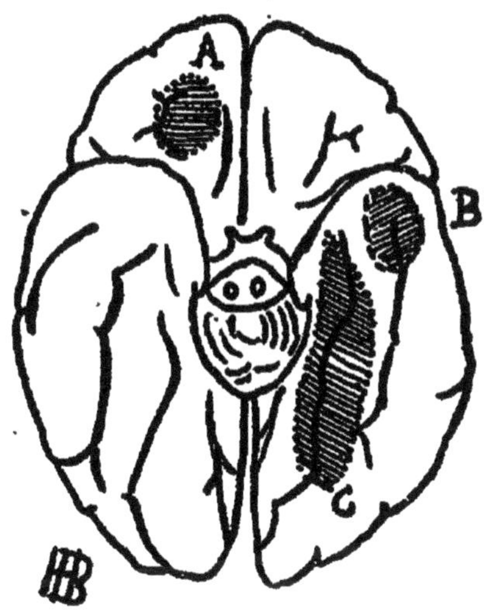

Fig. 13. — Cas de Vermeil A ; cas de Shaw B ; cas de Pitres C.

rant la substance de la circonvolution F^2 du lobule orbitaire à droite.

Pas de symptômes : dans l'observation il n'est pas fait mention de l'étude de l'odorat chez cette malade.

Observation XII. Charcot et Pitres, 11e cas. (*Loc. cit.*, 1877.) (*Fig.* 13, C.)

Femme de 81 ans, morte sans paralysie : oblitération du territoire de la cérébrale postérieure ayant causé une plaque de ramollissement sur le sillon qui sépare T_4 et T_5.

Observation XIII. Sabourin. (Cité par Charcot et Pitres.) Cas identique, même siége de la lésion, aussi peu de symptômes. C'est, du reste, une forme de la plaque jaune qui est au moins aussi fréquente que les suivantes.

Observation XIV. H. de Boyer. (*Soc. anatom.*, novembre 1877.) (*Fig. 14*).

Enfant épileptique mort d'urémie dans le service de M. Falret en 1877. Absence de paralysie pendant la vie ;

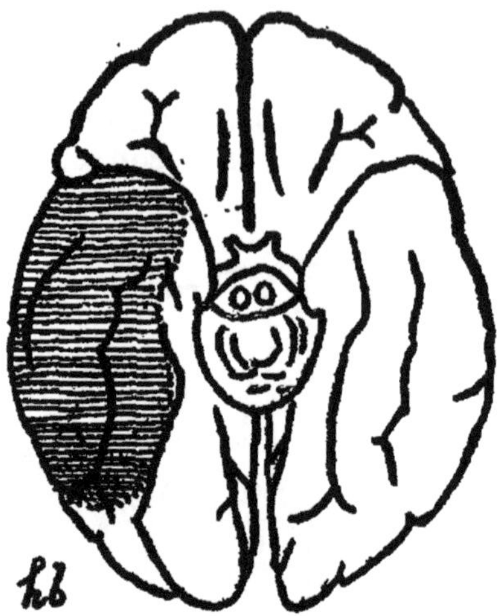

Fig. 14. — Cas de de Boyer.

peut-être des troubles sensoriels, mais observation incomplète à cet égard.

Le côté gauche du cerveau est un peu atrophié, vaste ra-

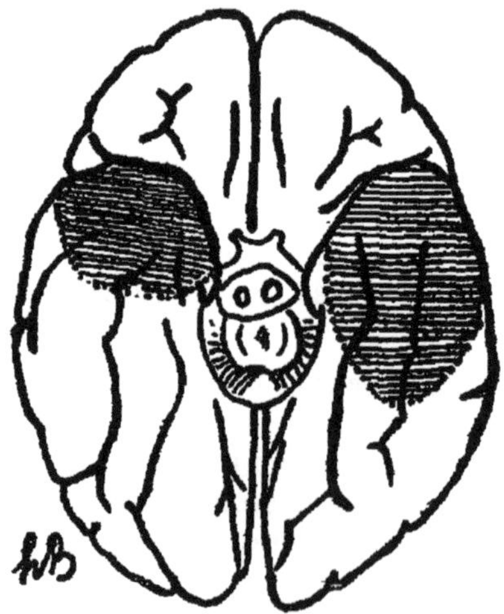

Fig. 15. — Premier cas de Voisin.

mollissement devenu kystique, ancien, du lobe temporo-occipital droit occupant T_2, T_3, T_4.

Observation XV. Voisin. (Album d'observations inédites, exposé en 1878 au pavillon de l'Anthropologie.) (*Fig. 15*).

Un idiot meurt sans avoir présenté de paralysie motrice. Méningite et ramollissement cortical du lobe temporal droit, même lésion sur le lobe gauche ; d'après l'aquarelle exposée, cette lésion est plus prononcée à gauche et les deux lobes sont presque désorganisés.

Observation XVI. Voisin. (Même source.) (*Fig. 16*, A).

Nous empruntons au même observateur un cas analogue relatif aussi à un idiot mort sans avoir présenté de paralysie

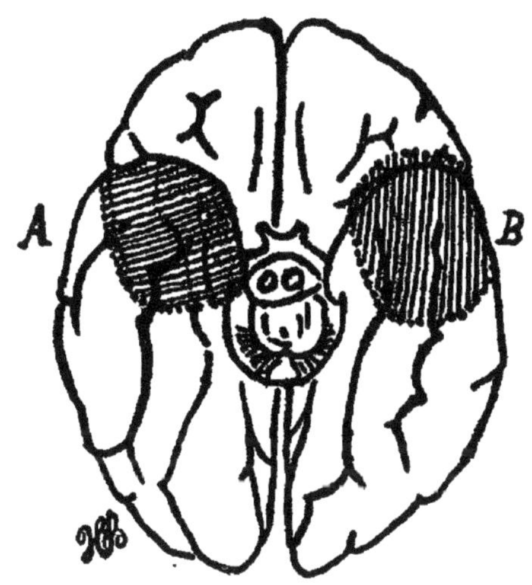

Fig. 16. — Cas de Voisin A ; cas de Andral B.

de la motilité. Ramollissement et méningite de la partie antérieure des trois circonvolutions temporales à droite.

Observation XVII. Andral. (Cité par Charcot et Pitres.) (*Fig. 16*, B).

Un ramollissement occupant un siége analogue au précédent et empiétant un peu sur le lobule orbitaire ne s'est pas non plus accompagné de symptômes paralytiques.

Observation XVIII. Homolle. (*Soc. anat.*, décembre 1874.)

Cas semblable au second de Voisin : ramollissement cérébral latent chez un brightique, occupant sur la face inférieure du lobe gauche le quart antérieur de la deuxième et de la troisième circonvolutions temporales.

Nous pouvons ajouter à ces faits quatre cas qui nous sont personnels et que nous avons observés depuis la publication de ce mémoire.

Observation XIX. H. de Boyer (*inédite*). (*Fig. 17*, A.)
Malade mort de pellagre dans le service de M. Bouchard, à Bicêtre en 1877. Absence de paralysie. Un petit ramollissement gros comme une noisette siége sur le gyrus uncinatus gauche.

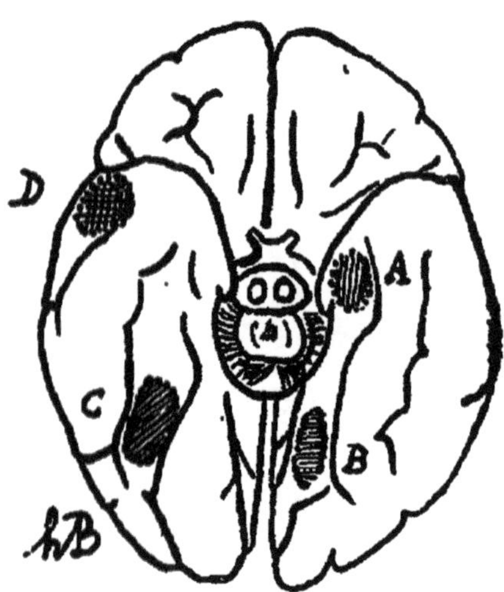

Fig. 17. — Quatre cas de de Boyer.

Observation XX. H. de Boyer (*inédite*). (*Fig. 17*, B.)
Malade mort dans le service de M. Legrand du Saulle, à Bicêtre, en 1877; absence de paralysie : un petit foyer de ramollissement sur T_3 à gauche.

Observation XXI. H. de Boyer (*inédite*). (*Fig. 17*, C.)
Malade mort dans le service de M. Bouchard à Bicêtre, en décembre 1877 : pas de paralysie, ni de troubles de la sensibilité, un petit foyer ancien (plaque jaune) sur le lobule lingual à droite.

Observation XXII. H. de Boyer (*inédite*). (*Fig. 17*, D.)
Malade mort à l'Hôtel-Dieu en 1878, service de M. Frémy, un petit foyer de ramollissement siége sur l'extrémité antérieure de la T_3 à droite.

On voit donc que : *tous les points de la face inférieure du cerveau peuvent être atteints par ces lésions latentes quand il s'agit des deux tiers postérieurs de cette face* : toutes les circonvolutions temporales et occipi-

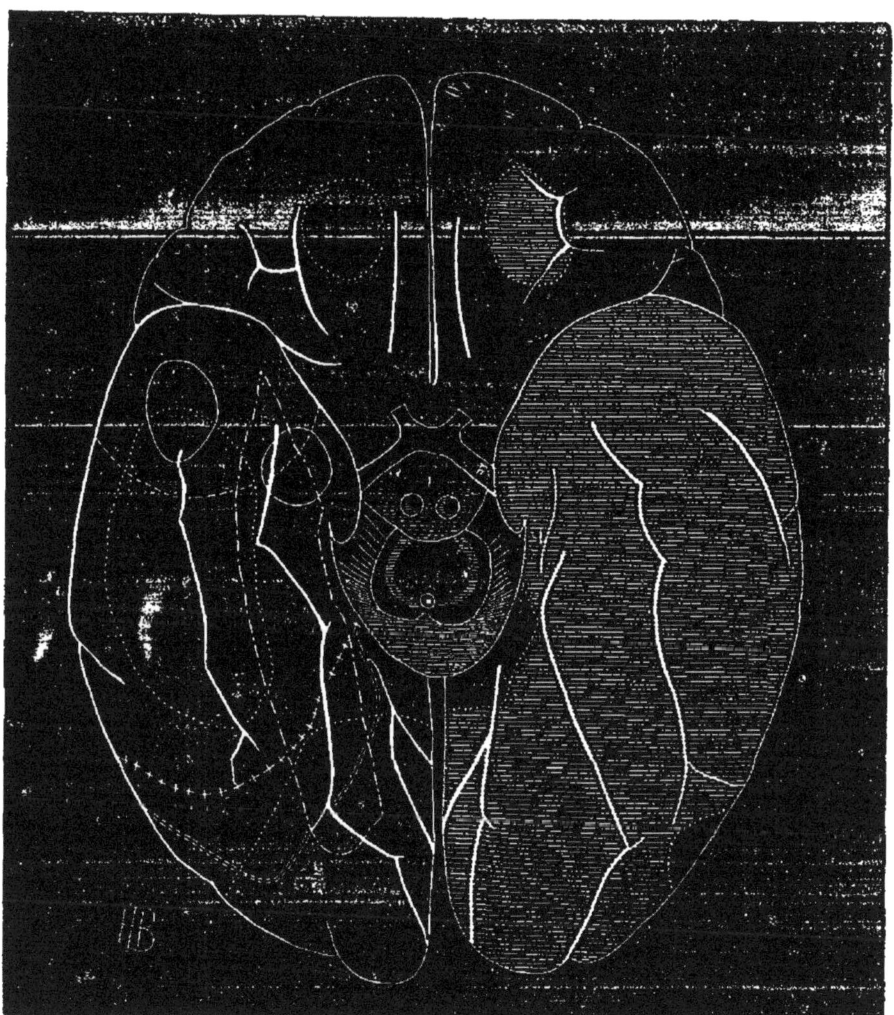

Fig. 18. — *Extension de la zone latente d'après les cas 1 à 22* : à gauche de la figure on a représenté par des pointillés différents les lésions décrites ; à droite les hachures indiquent l'ensemble du champ cortical compris par ces diverses lésions : au niveau du lobule orbitaire on n'a figuré que le cas de Vermeil, le seul cité dans ce travail.

tales sont prises dans les cas précités : c'est ce qu'indique la *Fig. 18*, sur laquelle nous avons superposé à droite les tracés des observations précédentes : sur la face inférieure du lobe frontal nous n'avons que peu de faits latents, mais il serait facile d'en trouver plusieurs en consultant la littérature médicale et en particulier la thèse de Sabatié (1), dans laquelle on pourrait puiser beaucoup d'arguments en faveur de notre opinion.

En comparant cette figure avec celle que nous avons donnée plus haut, à propos des champs corticaux de vascularisation (*Fig. 4*), on voit que le ramollissement, et en général les lésions latentes, siégent surtout sur le territoire de la *cérébrale postérieure*, et principalement sur celui de ses deux branches temporales; plus rarement on les observe sur celui de la *cérébrale antérieure* : le *territoire sylvien* est toujours intact; remarque qui acquiert une valeur réelle quand on songe que l'artère sylvienne est celle qui irrigue la zone motrice.

Série B. Lésions latentes de la face supérieure (2).

Observation XXIII. Hirtz. (*Soc. anat.*, mars 1874.) (*Fig. 19, A*).

Abcès cérébral à la suite d'une fracture du frontal gauche, chez un enfant ; au bout de quelques jours, il est pris de vomissements, de somnolence : pas de paralysie..... « L'enfant répondait avec lucidité aux questions qu'on lui adressait.... »

L'abcès occupe l'extrémité antérieure des circonvolutions F_1 et F_2, il respecte la 3e frontale gauche.

Observation XXIV. Maunoury. (*Soc. anat.*, octobre 1873.)

Plaques de méningite suppurée au cours d'une fièvre typhoïde accompagnée de congestion cérébrale.

Pas de symptômes moteurs. Il existe dans la première

---

(1) Sabatié. *Etude sur les tumeurs des méninges encéphaliques*. Thèse de Paris, 1873, n° 206.

(2) Quoique la face supérieure dépende de la face externe, nous avons étudié ces lésions, *vues d'en haut*, pour la facilité des représentations schématiques.

frontale droite, au tiers moyen, un assez gros tubercule crétacé. (*Fig. 19*, B).

Observation XXV. Charcot et Pitres. (3e obs. du 1er mémoire.) (*Fig. 19*, C).

Femme de 83 ans, non paralysée, mais d'humeur bizarre; elle s'endormait à tout moment; pas de paralysie.

Athérome des artères de la base, plaque jaune, en arrière,

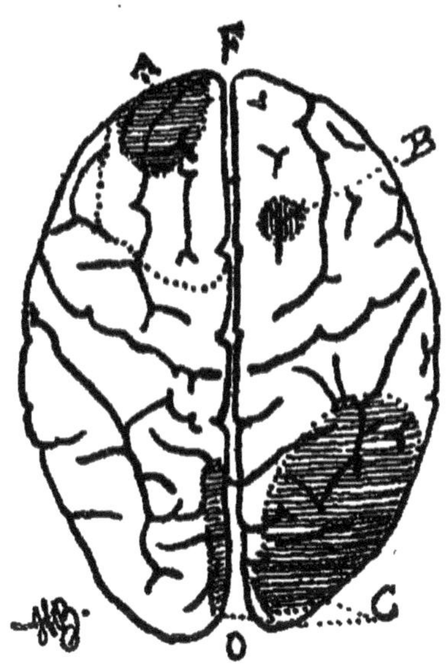

Fig 19. — Cas de Hirtz A; cas de Maunoury B; cas de Charcot et Pitres C.

occupant le gyrus angularis, partie du lobule pariétal supérieur et la région occipitale à droite.

Plaque jaune plus considérable encore de la face interne de l'hémisphère gauche vers le coin et partie de l'avant-coin. (On en voit la trace sur la figure, à gauche de la scissure interhémisphérique).

Observation XXVI. Baraduc. (*Soc. anatomique*, mars 1875.) (*Fig. 20.*)

Une tumeur cancéreuse occupe, sur chaque hémisphère, le tiers antérieur du lobe frontal, sans avoir jamais causé de paralysie : il y a des contractures douloureuses des jambes. (La moëlle n'a malheureusement pas été examinée.)

Observation XXVI. Baraduc. (*Soc. anatomique*, mars 1876.) (*Fig. 20*, même siége, mais plus étendu).

Malade ayant une grande puissance musculaire et toute sa sensibilité : ce malade comprenait, mais agissait comme un automate, sans parler, il semblait incapable de vouloir.

Atrophie en masse des trois circonvolutions frontales, de chaque côté un espace vide existait entre elles et la dure-

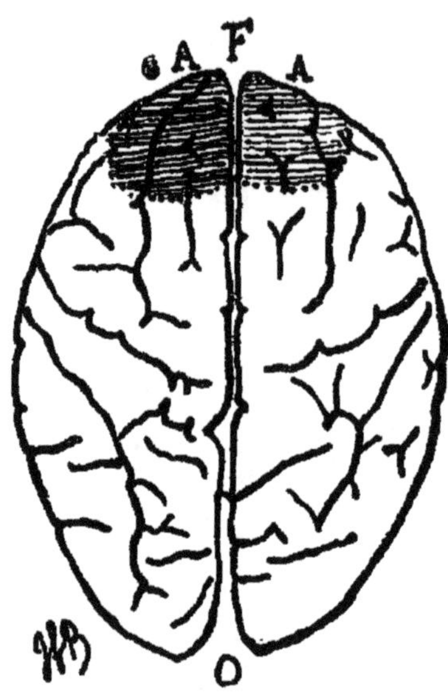

Fig. 20. — Les deux cas de Baraduc.

mère. (Le croquis de ce cas est dans l'album de la Société anatomique.)

Nous aurons lieu de retrouver une partie de ces lésions dans l'étude de la face externe, aussi avons-nous porté ces cas sur le schéma général de cette face : remarquons, quant à présent, que ces lésions siégent sur le territoire de la *cérébrale antérieure*, ou sur celui de la *cérébrale postérieure* et jamais sur celui des *sylviennes* (*Fig. 5*) ; ce qui est conforme à l'étude de la *série A*, puisque la cérébrale antérieure et la cérébrale postérieure occupent une partie de la face supérieure du cerveau aussi bien que la presque totalité de sa face inférieure.

Série C. Cas latents de la face interne.

Il existe aussi sur la face interne des hémisphères cérébraux un certain nombre de points qui peuvent être lésés sans donner lieu à des paralysies du mouvement (1) ; ces points sont : *le coin, l'avant-coin dans sa moitié postérieure, et toute la partie antérieure des frontales internes.*

Observation XXVII. Léger. (*Soc. anat.*, décembre 1876.) (*Fig. 21*, A).

Un homme, non paralysé, avait des pertes de connaissance

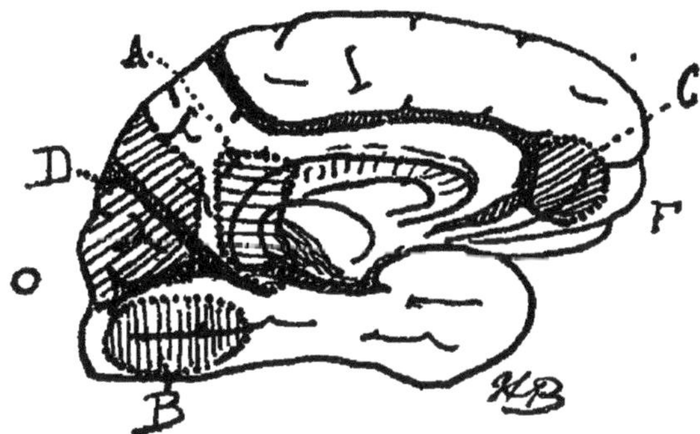

Fig. 21. — Cas de Leger, A ; cas de Charcot et Pitres, B ; cas de Sabourin, C ; cas de Sabourin, D.

sans convulsions (fait à rapprocher des deux cas de Shaw). A l'autopsie, on trouve un gliome pénétrant dans les deux hémisphères, occupant l'avant-coin en bas et en arrière, longeant la scissure calcarine sans entamer le coin, et s'arrêtant au voisinage de la couche optique en ayant comblé le gyrus fornicatus sur une petite étendue. (Deux figures représentent ce cas dans l'album de la Société anatomique.)

---

(1) Nous distinguons toujours ces paralysies du mouvement de celles qui portent sur la sensibilité ou les sens spéciaux, car l'étude des centres sensitifs des lobes postérieurs est encore à faire.

OBSERVATION XXVIII. Charcot et Pitres. (3e obs. déjà citée.) (*Fig. 21*, B).

Le ramollissement latent occupe la 4e et la 5e temporales, un peu du coin et de la circonvolution de l'hippocampe... (Côté gauche de la *Fig. 19*, C.)

OBSERVATION XXIX. Sabourin. (Cité par Charcot et Pitres.) (*Fig. 21*, D).

Cas de ramollissement, sans paralysie, siégeant sur la partie postéro-inférieure de l'avant-coin, occupant juste tout le coin, empiétant par conséquent sur la fissure calcarine et la scissure pariéto-occipitale; ce ramollissement correspond à une singulière distribution vasculaire, car il comprend la moitié du territoire de la frontale interne et postérieure, et la moitié de celui de l'artère occipitale.

OBSERVATION XXX. Sabourin. (*Soc. anatomique*, décembre 1876.) (*Fig. 21*, C).

Un psammome latent, de petit volume, occupe la partie antérieure de la première frontale interne et un peu de la seconde frontale interne, il s'arrête au point où la scissure calloso-marginale cesse d'être ascendante pour se réfléchir en arrière.

OBSERVATION XXXI. Cas de Boyer (*inédit*). (*Fig. 22*).

T..., 82 ans, service de M. Bouchard à Bicêtre : atteint d'ostéomalacie sénile, sans paralysie ni troubles cérébraux.

Autopsie. — Caverne de sclérose au bas du poumon : reins

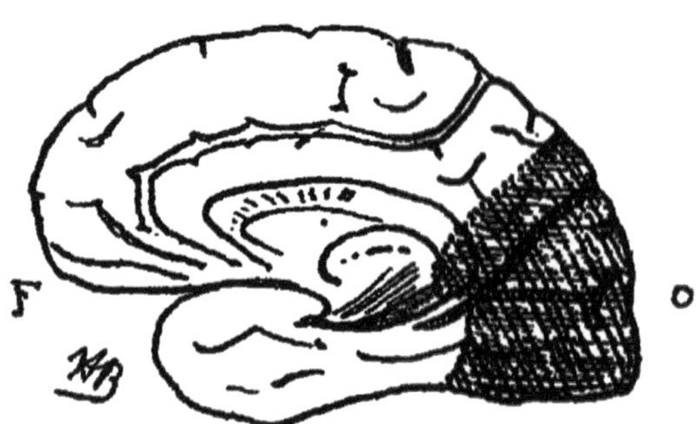

Fig. 22. — Cas de de Boyer.

kystiques. Une lacune ancienne dans le corps strié à droite.

Une large plaque jaune occupe la face interne de l'hémisphère droit, elle envahit la scissure pariéto-occipitale, la fissure calcarine, et comprend la moitié inférieure de l'avant-coin et tout le coin ainsi que les circonvolutions occipitales de cette face : elle contourne la face externe de l'hémisphère pour s'arrêter à la scissure interpariétale, vers sa terminaison postérieure et inférieure. Sur la coupe occipitale, on voit que les faisceaux occipitaux sont pris jusqu'à la corne postérieure du ventricule latéral.

Nous avons superposé sur le schéma ci-contre (*Fig. 25*), les lésions de la face interne et celles d'une partie de la face

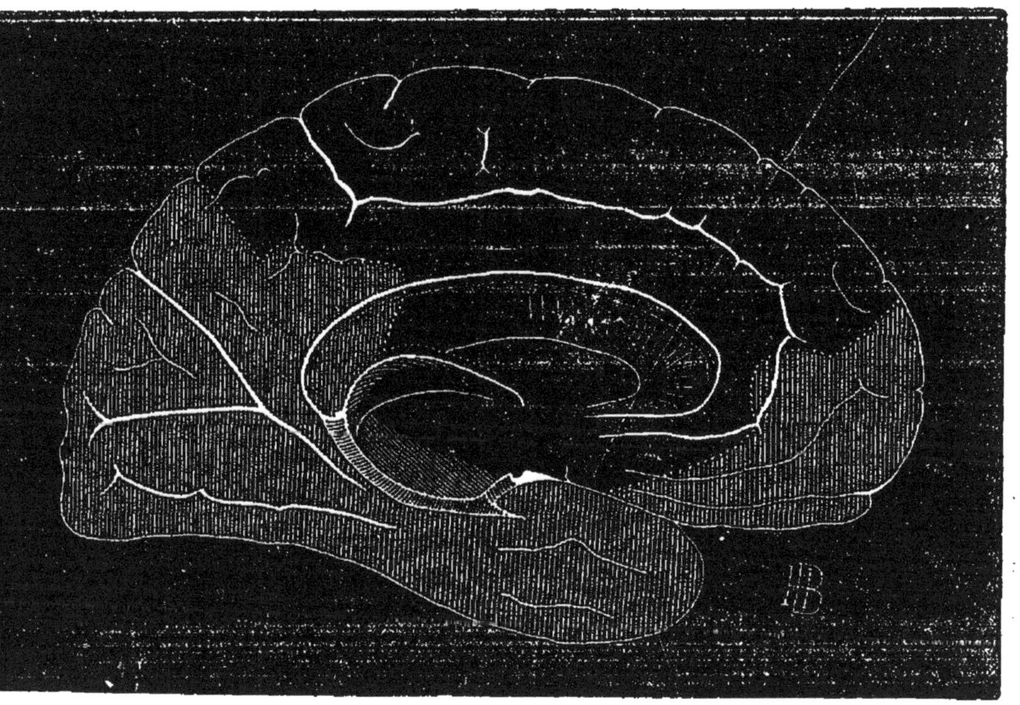

Fig. 23. — Ce schéma représente l'extension de la *zone latente* sur la face interne de l'hémisphère cérébral, en superposant tous les cas cités : les hachures verticales indiquent l'extension de cette zone.

inférieure, puisque les deux circonvolutions temporales T^4 et T^5 se voient sur ces deux faces de l'hémisphère.

On voit que la zone des cas latents s'étend : *sur les deuxième et troisième frontales internes, et sur la portion tout antérieure de la 1re frontale interne ainsi que sur tout le champ de la cérébrale postérieure* : il y a même, croyons-nous, à étendre cette zone dans la région frontale, jusqu'au voisinage du lobule paracentral, comme l'indique un cas de Mossé que nous n'avons connu qu'après avoir dessiné la figure; nous aimons du reste mieux laisser un espace entre la zone motrice et la zone latente jusqu'à ce que des faits plus nombreux puissent permettre d'étendre sur la face interne l'une ou l'autre de ces zones.

Des faits que nous citons, il résulte donc que, provisoirement, nous supposons que les lésions qui ne sont pas absolument latentes, ou qui donnent lieu à des paralysies vraies, s'étendent sur la première frontale interne dans une grande partie de son étendue, le lobule paracentral, la circonvolution crêtée en partie, et peut-être sur la moitié supérieure et antérieure de l'avant-coin; ce qui correspond à la distribution vasculaire des artères frontales internes et moyennes, et à celle des branches supérieures de l'artère frontale interne postérieure (*Fig. 2*).

Du reste le ramollissement latent siége bien souvent sur le coin; nous nous souvenons de plusieurs cas de ce genre que nous avons incomplétement notés à l'époque où les données topographiques étaient moins courantes, aussi sacrifions-nous ces faits.

Cette vaste région supérieure de la face interne ne comprend que le lobule paracentral et son voisinage comme extension de la zone motrice; à quoi sert l'espace laissé libre entre ces points et la limite de la zone latente? Nous ne hasarderons aucune hypothèse, faute de faits topographiquement incontestables, mais notre sentiment est que cette zone est latente aussi pour la motilité.

Série D. Cas latents sur la face externe.

Il existe de nombreux cas latents sur la face externe des hémisphères cérébraux, ils sont encore plus intéressants que ceux des trois séries précédentes, car c'est sur cette face externe que siégent surtout les points moteurs et que nous trouverons le centre du langage, il faudra donc que le schéma synthétique des cas latents de cette face laisse à découvert toute la zone supposée motrice, sans empiéter sur elle, pour que l'étude des cas latents soit concluante.

Ces cas sont nombreux, avons-nous dit, ils le seraient encore plus si nous voulions nous contenter d'une foule de documents qui portent en termes vagues l'indication de région antérieure, de région postérieure; mais, fidèle à la méthode rigoureuse qui dirige ce travail et que nous tenons de M. Charcot, nous rejetons en bloc, quoique favorables à notre hypothèse, tous les faits qui ne sont pas accompagnés de dessins ou dans lesquels le moindre doute pourrait subsister sur le siége des lésions : nous allons donc passer en revue une série de lésions latentes, quelle que soit d'ailleurs leur cause.

M. Ringrose-Atkins a cité deux faits intéressants dans la session de la *British medical Association*, tenue à Manchester en 1877.

Observation XXXII. (Résumée.) Atkins. (*Brit. méd. Journal*, mai 1878, n° 905.) (*Fig. 24*, A).

Une femme de 80 ans mourut dans l'hospice que dirige ce

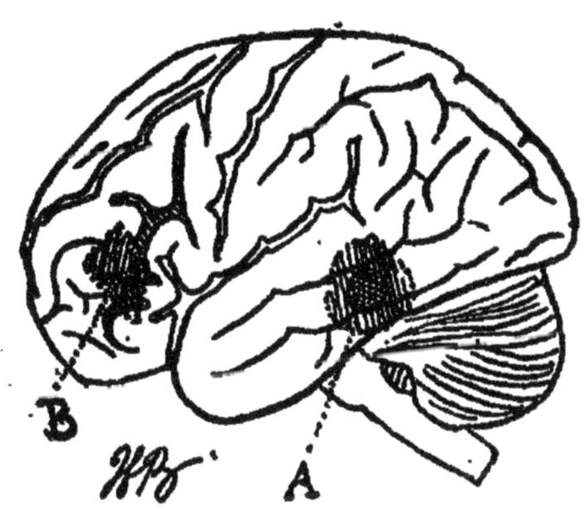

Fig. 24. — R. Atkins, A; Shaw, B.

praticien ; jusqu'au dernier jour elle était capable de se mouvoir, les groupes musculaires étaient aussi puissants d'un côté que de l'autre, elle s'éteignit (was sinking).

Autopsie. — Adhérences nombreuses entre le pariétal gauche, la dure-mère, la pie-mère ; c'était le fait d'une tumeur assez volumineuse, grosse comme une pomme d'api; cette tumeur pénétrait dans le lobe gauche temporo-sphénoïdal à peu près au milieu des circonvolutions temporales; elle faisait corps avec la pulpe cérébrale qui était ramollie autour, sans que les noyaux gris fussent atteints: Quelques récents foyers d'hémorrhagie occupaient ce ramollissement ancien. (Il n'est pas fait mention des sens dans cette observation.)

M. Atkins signale une deuxième observation relative à un cas de la face convexe, mais comme sa figure n'est pas d'accord avec sa description, par suite d'une erreur de gravure, nous ne la citerons pas (1).

Observation XXXIII. Atkins. (Résumée, *même source.*) (*Fig.* 25, A).

Ramollissement du gyrus supramarginalis (lobule temporal inférieur) et des faisceaux blancs des circonvolutions occipi-

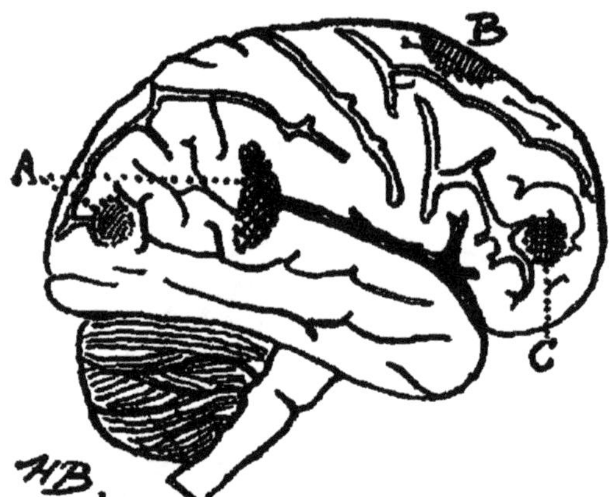

Fig. 25. — Cas de Atkins, A; cas de Marot, B; cas de Charcot et Pitres, C.

tales de l'hémisphère droit ne s'étant accompagné d'aucun symptôme; lésions de l'hémisphère gauche ayant nettement causé l'aphasie et l'hémiplégie droite.

L'âge des lésions, comparé à l'histoire clinique du malade, a permis de voir que les foyers du cerveau gauche avaient causé les symptômes et que ceux du cerveau droit, plus récents, n'avaient pas causé une seconde paralysie.

(1) Ce cliché a aussi été reproduit par M. Ferrier (fig. 41 des *Localisation in cerebral disease*); on a représenté sur la première frontale droite une lésion qui devrait siéger sur le lobule pariétal supérieur à gauche.

Observation XXXIV. Shaw. (*Transactions of the American Neurological Society*, 1877.) (*Fig. 24*, B).

Cette intéressante observation est entièrement conforme à la théorie de Broca qui localise l'aphasie dans le pied de la troisième frontale externe à gauche ; nous en donnons seulement la substance.

Un sujet atteint d'amaurose vient consulter M. Shaw ; il présente en outre des pertes de connaissance, sans convulsions, sans paralysie aucune. A l'*autopsie*, on trouve un gliosarcome occupant juste le milieu de la seconde frontale externe, débordant sur le sillon qui le sépare de la troisième frontale et atteignant celle-ci dans le milieu de sa partie supérieure.

Il n'y eut pas d'aphasie dans ce cas, quoique ces lésions fussent à gauche : c'est que la frontale est atteinte loin de son pied et de la scissure de Sylvius ; cette tumeur doit être considérée comme étant dans la zone latente limite ; remarquons qu'il s'agit, en outre, d'une tumeur dont l'extension graduelle peut déplacer une circonvolution sans en modifier les propriétés ; nous ne savons du reste pas, par la description de l'auteur, quel était le point de la tumeur le plus adhérent à la pulpe cérébrale.

Cet exemple est un de ceux que nous tenions à citer, car dans le cas d'une observation moins précise et dépourvue de figure, il est probable qu'on se serait servi de ce fait pour nier le centre du langage ; à notre avis, bien des faits donnés comme contraires aux localisations cérébrales ne reposent pas sur une base suffisamment précise.

Cette lésion de M. Shaw était une tumeur, sans cela il est probable que des phénomènes réactionnels d'encéphalite auraient amené un trouble suffisant dans la nutrition de la troisième frontale pour entraîner quelque embarras de la parole.

Observation XXXV. Marot. (Cité par Charcot et Pitres.) (*Fig. 25*, B).

Notre regretté collègue et ami Marot avait publié un cas intéressant de lésion du tiers moyen de la première frontale à droite à la suite d'une fracture du crâne ; on eut une perte de substance du cerveau, sans paralysie. C'est un cas à rapprocher de l'American crow bar case et de ceux relatifs aux encéphalocèles acquises.

Observation XXXVI. Charcot et Pitres (4e du mémoire de 1877.) (*Fig. 25*, C).

Femme de 60 ans, atteinte d'une myélite (contracture des deux jambes), rien au bras ni à la face : on trouve à l'autopsie un foyer hémorrhagique gros comme une noix dans l'épaisseur de la deuxième circonvolution frontale externe, (dans une coupe préfrontale). (Dans la figure nous avons représenté la lésion comme superficielle.)

Observation XXXVII. Pitres. (*Soc. anatomique*, décembre 1876.) (*Fig. 26*, C).

M. Pitres présente un psammome de la face externe de l'hémisphère droit siégeant au milieu de la première circonvolution frontale externe ; cette tumeur est de petit volume et ne s'est accompagnée d'aucun symptôme pendant la vie.

Observation XXXVIII. Marchand. (*Soc. anatomique*, novembre 1875.) (*Fig. 26*, B).

Au cours d'une coxalgie suppurée dont l'observation est

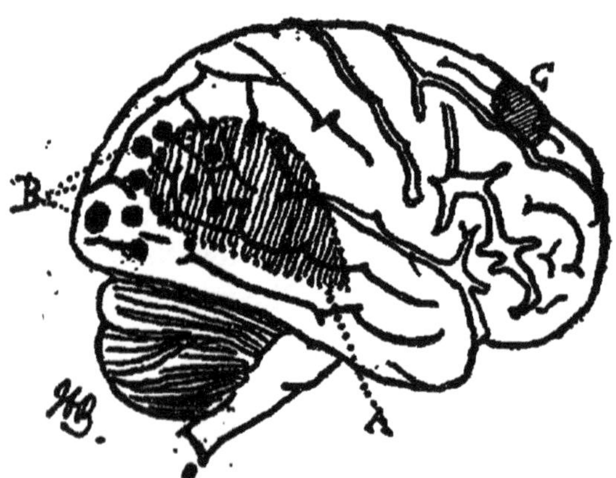

Fig. 26. — Cas de Charcot et Pitres, A; cas de Marchand, B; cas de Pitres, C.

donnée avec détail, on note que le malade a quelque embarras de la parole, mais il n'est paralysé d'aucun côté du corps, il est bien spécifié qu'il n'y a rien à gauche. On trouve à l'autopsie un ramollissement superficiel de la troisième frontale gauche (aphasie), puis un grand nombre de tubercules plus ou moins superficiels et occupant la partie postérieure de l'hémisphère droit du cerveau dans la région occipitale.

Le lobule pariétal inférieur est quelquefois le siége de cas latents, quelquefois aussi ces cas s'accompagnent de troubles de la sensibilité générale ou spéciale, ou même de ptosis ; sans entrer pour le moment dans cette discussion qui viendra en son lieu et place, nous devons reconnaître que les lésions du lobule pariétal inférieur et celles du pli courbe dans sa moitié postérieure ne s'accompagnent pas de paralysie motrice des membres. Nous empruntons l'observation suivante à MM. Charcot et Pitres et la reproduisons *in extenso*, car elle est de la plus grande importance.

Observation XXXVIX. Charcot et Pitres. (Obs. I. *Revue mensuelle*, n° 1, 1877.) (*Fig. 26*, A).

Ramollissement latent du lobule pariétal inférieur, du pli courbe, de la moitié postérieure de l'insula de Reil et des deux premières circonvolutions temporales.

Gérard, âgée de 76 ans, entrée à la Salpêtrière (service de M. Charcot), le 5 mai 1876, pour une pneumonie, Avant cette maladie, elle se levait tous les jours et marchait seule sans aucune difficulté, elle est même venue à pied de son dortoir à l'infirmerie. Pendant son séjour dans la salle on a constaté qu'elle serrait également fort des deux mains. Elle ne louchait pas et ne présentait aucun trouble notable de la vue. Morte le 6.

A l'*autopsie*, on trouve les artères de la base athéromateuses; l'hémisphère cérébral gauche est sain ; sur la partie latérale externe de l'hémisphère droit, on remarque à première vue une dépression jaunâtre au niveau de laquelle les méninges adhérentes ne peuvent être détachées sans entraîner de gros fragments de substance cérébrale altérée. Cette dépression correspond à un large foyer de ramollissement celluleux qui a détruit la moitié postérieure des circonvolutions en éventail du lobule de l'insula, les deux tiers postérieurs du lobule pariétal inférieur, y compris le pli courbe, et la moitié postérieure de la première et de la deuxième circonvolution temporale. La couche optique et le corps strié sont tout à fait sains. Par des coupes transversales de l'hémisphère on peut s'assurer que le ramollissement ne pénètre pas profondément dans le centre ovale, il n'atteint que la substance grise corticale et la substance blanche immédiatement sous-jacente.

Les pédoncules cérébraux, la protubérance, le bulbe, la moelle, paraissent tout à fait sains; on n'y trouve nulle part la trace d'une dégénération secondaire. Pour plus de sûreté, la moelle a été examinée au microscope, après durcissement dans des solutions faibles d'acide chromique. Les coupes minces, colorées au carmin, déshydratées par l'alcool absolu, clarifiées par l'essence de térébenthine, et montées dans le baume du Canada, ont permis de constater l'intégrité absolue des cordons latéraux ainsi que celle des autres parties de l'organe.

L'observation suivante nous a été obligeamment communiquée par M. Richer, interne de M. Charcot.

OBSERVATION XL. Richer (service de M. Charcot, 1878) (*Fig.* 27).

Ramollissement cortical latent : Il s'agit d'une femme de 82 ans, n'ayant jamais eu de paralysie des membres, présentant un peu de déviation de la bouche à gauche. A l'au-

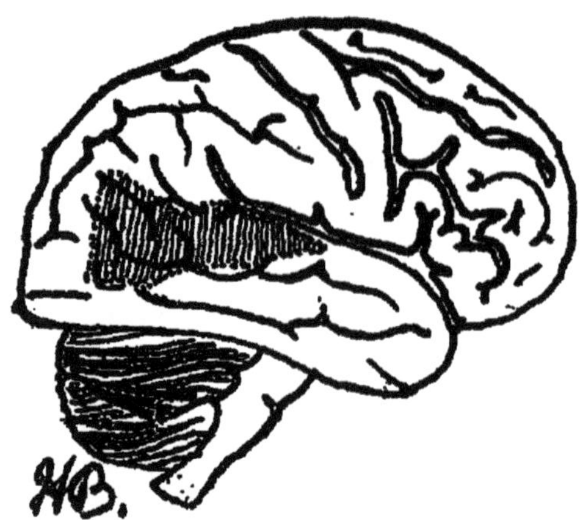

Fig. 27. — Cas de Richer.

topsie, on trouva une lésion du corps strié à gauche et un vaste foyer de ramollissement occupant une partie du gyrus angularis, la moitié postérieure de la deuxième temporale et en partie l'extrémité postérieure de la branche horizontale de la scissure sylvienne.

Nous ajouterons à ces faits quelques exemples de destruction étendue du lobe frontal.

OBSERVATION XLI. Marcano. (*Soc. anatomique*, février 1874.) (*Fig.* 28, A).

Fracture du crâne... épanchement de sang sur le lobe frontal droit, avec altération de la partie antérieure des trois circonvolutions frontales. On a noté du coma, l'absence de paralysie et la perte de la sensibilité.

M. Bouilly a présenté un cas analogue comme siége.

Observation XLII. Bouilly. (*Soc. anatomique*, novembre 1874.) (*Fig.* 28, B).

Sarcôme de l'ethmoïde et abcès cérébral occupant toute la

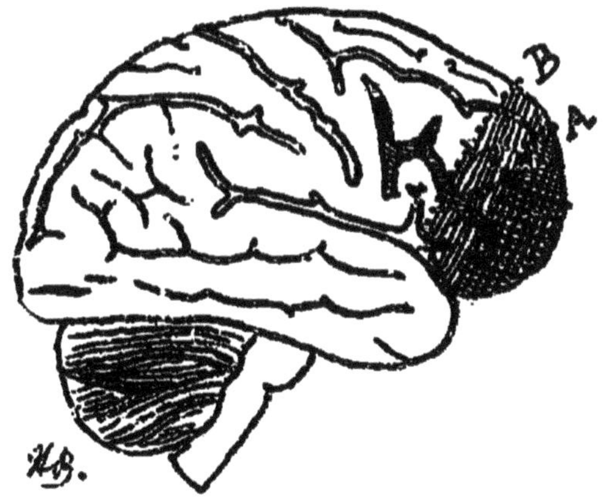

Fig. 28. — Cas de Marcano, A; — cas de Bouilly, B.

partie antérieure des trois frontales droites, sans atteindre le pied de ces circonvolutions.

Pendant la vie, le malade avait eu de l'exophthalmie, un abcès de la paupière supérieure et pas de paralysie, il mourut dans le coma; avant cette terminaison, on avait observé que la sensibilité du corps était abolie à gauche.

On sera frappé dans ces deux observations, si semblables, de la perte de sensibilité du côté opposé ; cette recherche est cependant si difficile lorsque les malades sont dans un état grave, à la suite d'un traumatisme, ou au cours de complications chirurgicales, que nous n'oserions insister sur ce symptôme : ce que nous désirons faire ressortir de ces deux observations c'est qu'il n'y eut pas de troubles de la motilité, malgré une action violente sur tout le lobe antérieur du cerveau : c'est la règle pour les lésions du lobe préfrontal ; nous ne connaissons pas un cas contraire à cette assertion : même sur l'hémisphère gauche, celui de la parole, des lésions analogues sont sans action comme le montrent les observations suivantes.

OBSERVATION XLIII. Lebec, Piéchaud, Gauché. (*Soc. anatomique*, janvier 1878.) (*Fig. 29*). (Quoique sous trois noms, cette observation a trait au même malade.)

De cette observation, un peu trop détaillée, il résulte que le malade avait quelque peu de parésie gauche et une chute de la paupière gauche, par suite d'une vaste hémorrhagie

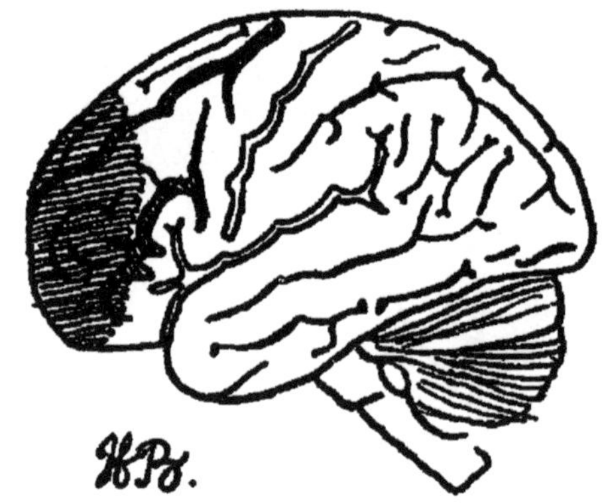

Fig. 29. — Cas de Lebec, Piéchaud et Gauché.

méningée de ce côté; ce qui nous intéresse, c'est que la substance corticale de l'hémisphère cérébral gauche était lacérée sur le 1/3 antérieur de la première frontale externe, sur la 1/2 antérieure de la 2e frontale externe, et sur le 1/3 antérieur de la 3e frontale de Broca : pendant la vie il n'y eut ni paralysie à droite ni aphasie.

Nous ne nous serions pas contenté de ce seul cas, dans lequel l'hémorrhagie méningée vient jouer un rôle, car, à la grande rigueur, les adversaires des localisations cérébrales pourraient tourner cette observation contre elles, en passant légèrement sur l'épanchement sanguin extra-cérébral : mais nous avons eu nous-même l'occasion d'observer un cas analogue où les symptômes et l'autopsie faisaient l'office d'une expérimentation physiologique.

Observation XLIV. H. de Boyer. (*Soc. anatomique*, mars 1877.) (*Fig. 30* et *31*).

Le 2 mars 1877, entre salle Sainte-Foy, 14 (Bicêtre, service

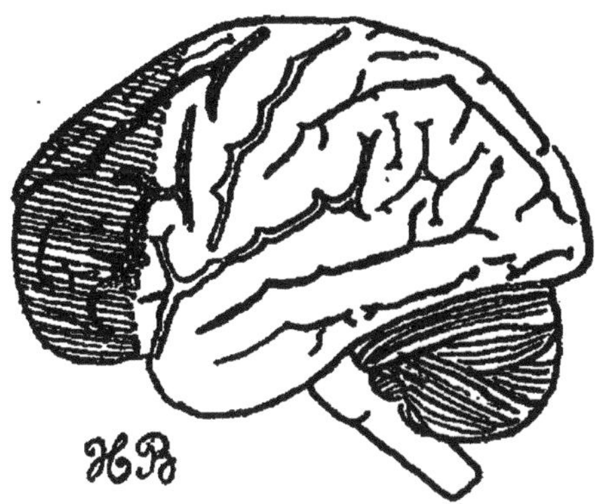

Fig. 30. — Cas de de Boyer.

de M. Bouchard), le nommé Ch..., âgé de 52 ans. Ce malade s'est enivré la veille, c'est du reste, paraît-il, un alcoolique

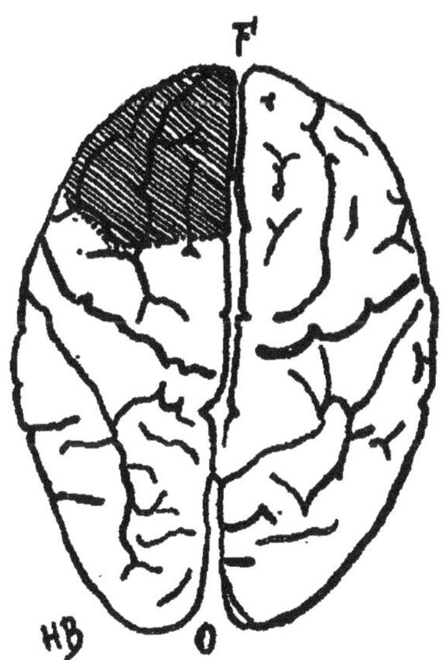

Fig. 31. — Cas de de Boyer.

invétéré : on l'a trouvé ce matin sans connaissance au milieu de matières vomies ; il est actuellement encore dans le coma et dans un état de contracture tétanique généralisée. Les membres sont dans l'extension, les deux avant-bras dans la pronation forcée. Pas de déviation de la tête ou des yeux, pas d'inégalité dans la température des deux côtés; la vessie est vide, le malade a uriné au lit. T. R. = 39°,3; R. = 38; P. = 120. On prescrit un lavement purgatif et 10 grammes de K Br : Le soir, le malade est toujours dans le coma, les membres sont dans la résolution complète. T. R. = 40°.

Autopsie : Congestion pulmonaire. Cœur normal et valvules saines. En ouvrant la cavité crânienne, on constate que la dure-mère est fortement tendue, principalement à gauche; une grande quantité de sang et de caillots s'écoule quand on retire l'encéphale. Les circonvolutions sont aplaties, creusées en godets au niveau de la région pariétale, elles sont déformées; le sang est contenu dans la cavité arachnoïdienne; on retrouve le même épanchement du côté droit, mais il y est moins prononcé; du reste, le sang a fusé jusque dans la cavité rachidienne.

Les circonvolutions frontales de la face externe du cerveau sont complétement altérées dans leurs deux tiers antérieurs à gauche, cette lésion empiète aussi sur la première frontale interne, mais les deux bords de la scissure de Sylvius et les deux circonvolutions ascendantes ne sont pas lésées, non plus que les émergences apparentes des nerfs crâniens. Rien de tel à droite. Rien à la coupe dans les capsules ni dans les noyaux gris. Rien dans les ventricules latéraux : il y a une prédominance de volume du lobe gauche du cervelet. Pas d'anévrysmes miliaires : athérome des sylviennes surtout à gauche, pas de lésions de l'hexagone de Willis.

Nous citerons encore les cas suivants.

Observation XLV. Lebec. (*Bul. Soc. anatomique*, 1877.)
Tumeur osseuse comprimant les circonvolutions occipitales sans symptôme du côté de la motilité.

Observation XLVI. Dreyfus. (*Bul. Soc. anatomique*, 1877.)
Atrophie des circonvolutions occipitales restée latente.

Observation XLVII. Poulin. (*Bul. Soc. anatomique*, janvier 1878.)
Sarcôme de la dure-mère, comprimant la partie postérieure de l'hémisphère droit, resté latent.

Observation XLVIII. Marot. (*Progrès médical*, 1876, p. 437.)

Marot a présenté à la Société anatomique en février 1876 un second cas analogue à celui qu'il avait déjà publié; il s'agissait là encore d'une fracture du frontal sans symptômes de paralysie, et pourtant la perte de substance s'étendait sur la deuxième frontale gauche, vers le 1/3 antérieur, ainsi que sur la première frontale de ce côté et au même niveau. (Dans la discussion soulevée par cette présentation, M. J. Renault citait un cas analogue et M. Petit rappelait deux observations semblables.)

Observation XLIX. Davidson (*Lancet*, 19 mars 1877, p. 342.) Un homme reçut sur la tête un coup violent d'un croc de fer qui lui fractura le frontal et atteignit le cerveau aussi loin que la suture coronale. L'examen du cerveau montra qu'à droite la plus grande partie de la première et de la deuxième frontales externes était détruite et qu'à gauche un fragment osseux avait atteint la première frontale externe au milieu de sa longueur et dans une profondeur de un pouce environ; quelques mouvements spasmodiques d'extension du bras droit furent les seuls symptômes, mais le malade avait perdu la volonté, il comprenait, faisait ce qu'on lui ordonnait d'une façon automatique (à comparer au cas de Baraduc cité plus haut, obs. XXVI).

Observation L. Treves. (*Lancet*, mars 1878, cité par Ferrier.) M. Ferrier cite un cas analogue dans lequel la destruction des lobes frontaux à leur partie antérieure fut quelque temps latente, puis dans lequel l'extension de l'encéphalite s'accompagna de troubles de la mobilité, quand les circonvolutions prérolandiques furent touchées.

Dans sa thèse inaugurale M. Pitres (1) a cité, à propos des faisceaux blancs un grand nombre de cas latents, ils se décomposent en :

31. Pour les lobes frontaux (faisceaux préfrontaux).
12. Pour les lobes occipitaux (faisceaux sous-occipitaux).
10. Pour les lobes sphénoïdaux (faisceaux sphénoïdaux).

Soit en tout 53 cas, qui, ajoutés aux 50 observations précé-

---

(1) *Des lésions du centre ovale au point de vue des localisations cérébrales.* Thèse de Paris, 1877.

dentes, font une centaine d'observations relatives aux cas latents et dans lesquelles la lésion superficielle ou profonde siégeait en dehors de la zone motrice : nous renverrons pour ces cas profonds au travail important de M. Pitres.

Pour compléter l'étude de la zone latente nous avons dressé un schéma de la face externe et supérieure destiné à

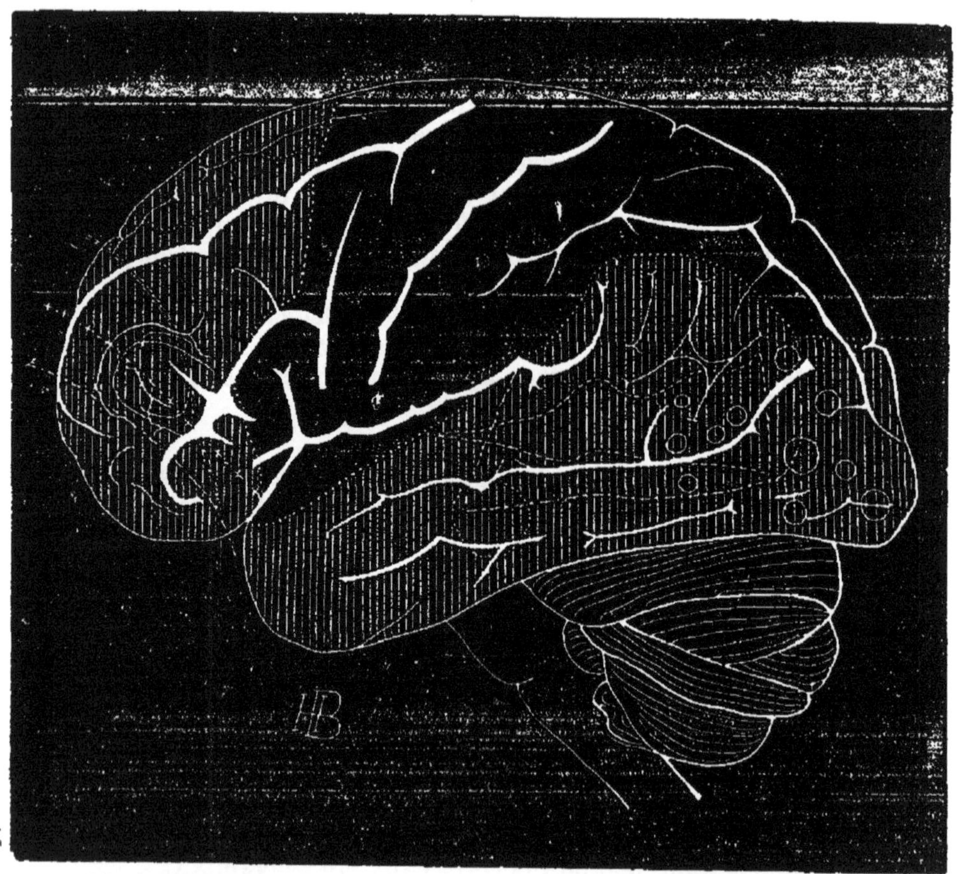

Fig. 32. — Schéma de la zone latente sur la face externe des hémisphères cérébraux, les hachures verticales représentent cette aire non motrice.

compléter ceux que nous avons donnés aux *Fig. 18* et *Fig. 23*.

Les lésions ont été représentées sur cette figure par des pointillés variés ou par des cercles qui se rapportent aux petits croquis intercalés dans les pages précédentes.

Les cercles pleins du lobe occipital représentent le siége des tubercules dans le cas de Marchand et les traits qui empiètent sur le lobe frontal et qui le dépassent, à dessein, correspondent à chacune des destructions de ce lobe auxquelles nous avons fait allusion : on remarquera que les parties qui peuvent être atteintes par les lésions latentes sont celles qui répondent à la distribution vasculaire de la *cérébrale antérieure* et à celle de la *cérébrale postérieure*: l'artère *sylvienne* arrose, au contraire, l'aire motrice, et ce n'est que rarement que sa branche *pariéto-occipitale* s'oblitère et donne des ramollissements comparables au cas de M. Charcot et Pitres (Obs. 39), nous avons laissé le lobule pariétal supérieur dans la zone motrice, pour le moment, car nous ne possédons pas de faits assez nombreux pour faire l'étude de ses lésions.

Il nous reste, avant de terminer ce long chapitre, à insister encore sur un point, c'est sur l'accord qui règne entre les faits cliniques et l'expérimentation à propos des cas latents : Ferrier a, en effet, prouvé expérimentalement que l'ablation des lobes frontaux et occipitaux ne s'accompagnait chez le singe d'aucune paralysie du mouvement. Ces faits se trouvent dans une communication de M. Ferrier faite en 1875 à la Société Royale de Londres et sont publiés dans ses comptes rendus (1) ; grâce à la grande obligeance de M. Ferrier nous avons eu communication de ce mémoire qui n'est traduit qu'en partie dans les « *fonctions du cerveau* », aussi devons-nous exprimer ici à cet auteur tous nos remerciements pour l'autorisation qu'il nous a donnée de nous servir de ses expériences et d'en reproduire quelques croquis.

Nous résumerons ces expériences qui nous semblent résoudre la question, même au point de vue physiologique.

L'ablation d'une partie des hémisphères cérébraux a été faite au moyen de l'anse galvano-caustique ou du fer rouge.

---

(1) *Experiments on the Brain of Monkeys* (second series) by D. Ferrier : extracted from the *Philosophical transactions of the Royal Society*, vol. CLXV.

EXPÉRIENCE I. *Ablation d'un lobe frontal* chez le singe.

Une fois réveillé du sommeil chloroformique, l'animal est engourdi, non paralysé, son apathie est extrême, il se gare bien des coups, mais ne fuit plus. Il mange, boit, marche automatiquement. Il reste indifférent à tout ce qui se passe autour de lui. Pas de paralysie de la sensibilité ou des sens.

Autopsie. — Destruction des deux lobes frontaux.

EXPÉRIENCE II. *Ablation des deux lobes frontaux.* (*Fig.* 33.)

L'animal a conservé sa motilité et sa puissance musculaire;

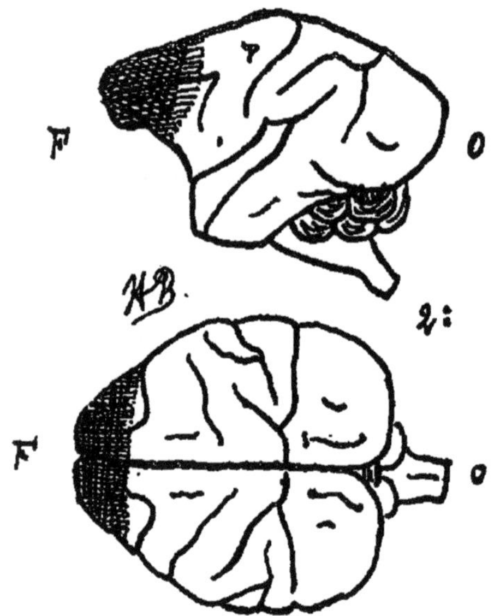

Fig. 33. — Expérience II de M. Ferrier.

dans les premiers jours, il est plus paresseux; à la fin il agit automatiquement; il mange et boit bien.

Autopsie. — Destruction des deux lobes frontaux; ramollissement inflammatoire au-delà du point de section.

EXPÉRIENCE III. *Ablation des deux lobes frontaux.* (*Fig.* 34.)

Observation en tout comparable aux deux précédentes.

M. Ferrier fait suivre ses expériences de ces réflexions : « Elles montrent qu'un animal privé de ses lobes frontaux conserve le pouvoir d'exécuter tous les mouvements volontaires, qu'il continue à entendre, voir, sentir, goûter; qu'il peut percevoir et extérioriser ses sensations tactiles; cet animal conserve ses instincts de défense, ses goûts, il continue à chercher sa nourriture, il est capable d'exprimer ses émotions...., on ne peut nier, cependant, en étudiant bien le caractère de chacun de ces animaux, *avant et après* l'opération, qu'il n'y ait un grand changement de survenu en eux; ils restent bien, comme par le passé, sensibles et doués de puissance musculaire, mais au lieu d'être aux aguets pour savoir ce qui se passe autour d'eux, ils ne cherchent guère au delà de leurs sensations intimes; ils

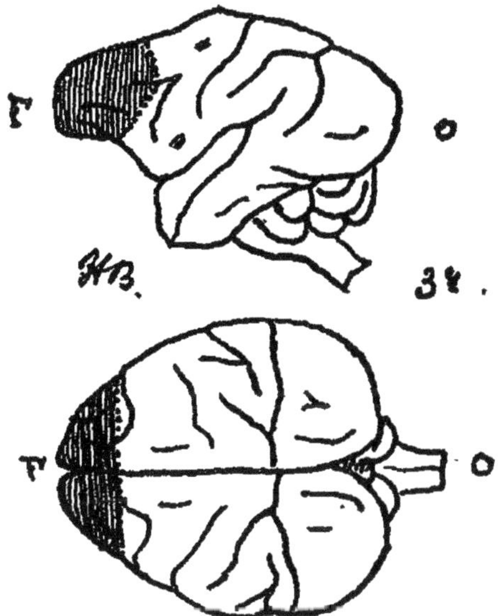

Fig. 34. — Troisième expérience de M. Ferrier.

vont et viennent au hasard, passent leur temps à recommencer le même mouvement, semblent avoir perdu la possibilité de l'observation judicieuse et attentive..... »

Ne dirait-on pas que M. Ferrier décrit là les modifications du caractère de certains malades cérébraux et surtout de ceux qui sont atteints de lésion frontale étendue (v. cas de Baraduc, Cruveilhier, Davidson); cet accord entre la physiologie et la clinique se maintient quand il s'agit de l'ablation de la portion occipitale de l'hémisphère cérébral chez le singe.

Expérience XXI. *Ablation d'un lobe occipital.* (*Fig* 35.)

L'animal conserve ses sens, il jouit de sa sensibilité générale et de son pouvoir musculaire : plus tard il devient aveugle (par extension du ramollissement au gyrus angularis) : on voit, en effet, à l'autopsie qu'il y a eu propagation inflammatoire au-delà de la blessure expérimentale.

Expérience XXII. *Ablation des lobes occipitaux.* (*Fig.* 35, croquis du haut.)

L'animal jouit bien de ses mouvements, il sent bien, mais,

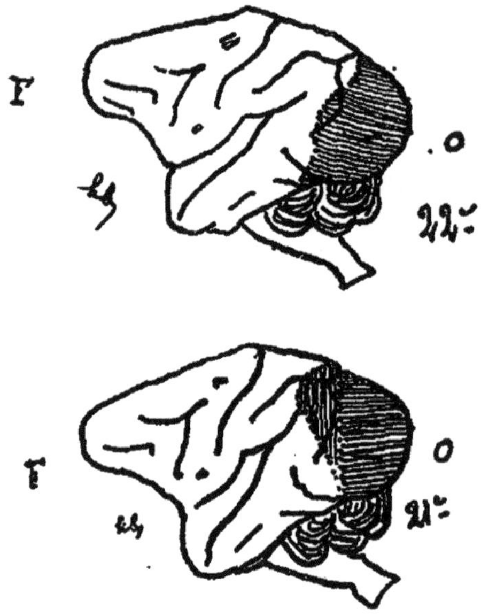

Fig. 35. — 21e et 22e expériences de M. Ferrier.

comme dans le cas précédent, il est stupéfié et refuse de manger. Rien aux yeux.

L'autopsie montre que le pli courbe n'est pas atteint. (Notre figure a empiété un peu trop sur ce pli courbe.)

Expérience XXIII. *Ablation des lobes occipitaux.* (*Fig.* 36.)

Expérience en tout point comparable à celles qui précèdent : pas de troubles oculaires, pas de paralysie motrice ou sensitive. Refus de manger et abrutissement sans agitation.

L'autopsie montre que le pli courbe n'est pas touché.

M. Ferrier cite encore deux expériences analogues : nous

ne le suivrons pas dans les déductions qu'il en tire au point de vue du siége cérébral du besoin de manger ; nous n'avons pas de faits cliniques à ce sujet, nous nous contentons de faire remarquer qu'il n'est pas rare de trouver chez les aliénés le *refus de manger*, nous ne savons pas encore quelles sont les lésions qui correspondent à cette aberration

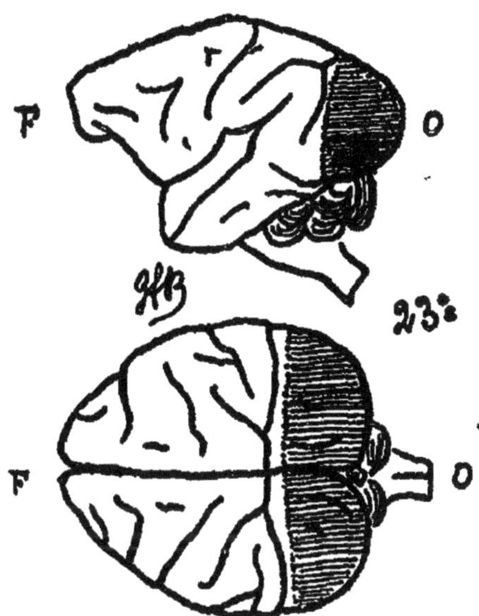

Fig. 36 — 23e expérience de M. Ferrier.

de l'instinct. Ce serait saper nous-même la théorie des centres que nous défendons, que de vouloir, au moins à présent, localiser les sensations, grâce à des observations cliniques contestables.

Il ne nous reste plus qu'à citer la plus belle expérience de M. Ferrier (à propos d'ablations cérébrales, entendons-nous dire), c'est celle dans laquelle il fit la synthèse des expériences précédentes et enleva à la fois les lobes frontaux et les lobes occipitaux des deux côtés.

EXPÉRIENCE XXV. (*Fig* 37.)

Sur un des animaux qui avaient subi auparavant l'ablation des lobes occipitaux et qui était guéri, on pratique celle des lobes frontaux ; il ne survient aucune paralysie du mouvement ou de la sensibilité.

M. Ferrier se croit donc autorisé à conclure que la zone motrice est comprise entre ces régions, comme il l'avait montré avant et comme il l'a prouvé depuis par ses expériences d'excitations des centres.

Quelle que soit la théorie physiologique de ces faits par

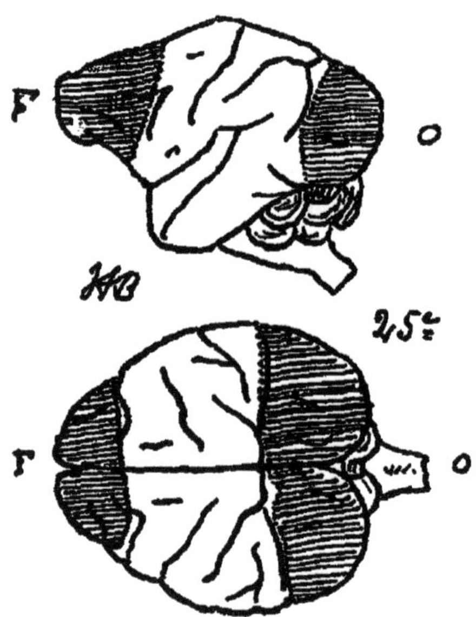

Fig. 37. — 25e expérience de M. Ferrier.

ablation, ils n'en sont pas moins réels : il n'y a pas ici à tenir compte de la diffusion d'un courant électrique autour du cerveau ou dans les couches sous-jacentes, et peu importe, dans ce cas, que la substance grise soit excitable ou non. Il y a, dans ces expériences, ablation d'une notable région cérébrale sans paralysie, et la propagation inflammatoire n'est que secondaire, quand encore elle existe ; comment se fait-il donc que ces seuls points antérieurs et postérieurs du cerveau ne réagissent pas, quand la même expérimentation, faite par le même observateur, lui donne des réactions motrices dès qu'il atteint les régions moyennes du cerveau : la cautérisation galvanique du sillon crucial du chien, ou du sillon rolandique du singe, donne lieu, ce nous semble, à un traumatisme cérébral absolument analogue comme effets réactionnels et comme irritation *mécanique* à ceux que produit semblable application du cautère sur toute autre région de l'encéphale : Il faut donc qu'il y ait sur le milieu du cerveau quelque particularité de structure ou de texture qui fasse qu'une même lésion, non paralysante en avant et en arrière, provoque au contraire une hémiplégie, quand elle se rapproche du sillon vertical médian.

Cela veut-il dire que ces lobes frontaux et occipitaux du cerveau n'aient pas d'utilité, pas de fonction? nous ne le croyons pas non plus : la question des localisations préfontale et occipitale sera le sujet des études de demain; il est trop important de savoir si l'intelligence, si la volonté raisonnée nécessitent la pleine harmonie du lobe frontal, il est non moins utile de rassembler des documents pour savoir si les sens ont des centres corticaux, si la sensibilité siége partout à la surface d'un organe insensible en soi, ou si elle a aussi son centre distinct : en tous cas, sans rien préjuger de ces questions, on peut tenir pour certain que les lobes frontaux et les lobes occipitaux, quoique ne servant pas à la production directe des mouvements volontaires, n'en ont pas moins un rôle dans l'économie cérébrale, car, sans cela, grâce aux progrès de l'espèce et à son adaptation, ces parties du cerveau se seraient atrophiées, se seraient réduites, un peu comme a dû faire le lobule olfactif de l'homme qui n'a aujourd'hui que des dimensions exiguës.

CHAPITRE IV.

Faits relatifs à l'aphasie.

Par l'étude des observations qui précèdent, nous espérons être parvenu à circonscrire la zone motrice, il nous reste maintenant à aborder la seconde partie de notre démonstration, c'est-à-dire à montrer que, lorsqu'elles s'accompagnent de troubles moteurs, les lésions siégent toujours dans cette zone motrice; avant d'accumuler ces preuves, nous devons citer celles que nous avons réunies en faveur d'une des localisations les plus certaines, celle du *langage articulé*.

Nous n'entrerons pas dans l'exposé des discussions sur l'origine du langage ni sur ses variétés ; ce serait dépasser les limites de ce travail, et faire de la psychologie pathologique, que de rechercher à l'exemple de Kussmaul (1), par quels mécanismes compliqués de l'idéation, par suite de quels réflexes cérébraux, comme aurait dit tout aussi clairement M. Luys, des perceptions auditives s'accumulent dans le *chantier* cérébral et peu à peu sont évoquées à nouveau, par l'action psycho-motrice des centres de la troisième frontale gauche, pour de là rejoindre les noyaux bulbaires à travers les corps striés et les centres pédonculaires.

(1) *Storungen der sprache*. Leipzig, 1877. (Fait partie du *Ziemssen's*.)

C'est du moins l'opinion de Kussmaul, telle que nous avons cru la comprendre après avoir longuement cherché à démêler son hypothèse des considérations secondaires dont elle est entourée dans son intéressante publication (1). C'est qu'en effet la tendance actuelle des auteurs étrangers, et surtout des Allemands, semble être de rattacher ensemble tous les troubles de la parole et du langage : aussi se croirait-on aux premières descriptions de l'aphasie, quand on voit les dyslalies et les dyphasies réunies dans la même conception que la dysphrasie et l'aphasie vulgaire. Cette façon de considérer l'aphasie conduit à admettre des centres multiples tellement disséminés et tellement distants, que vouloir établir plusieurs centres depuis le bulbe jusqu'à la périphérie de l'écorce, revient à nier les centres mêmes et à remplacer cette hypothèse par une sorte de construction géométrique du cerveau, séduisante sans doute, réelle, peut-être, mais qui jusqu'à présent, ne repose sur aucun substratum anatomique ou physiologique.

Nous pensons bien que le langage est chose complexe, au point d'en considérer les manifestations comme multiples et d'en rapprocher l'expression volontaire des idées chez l'animal ; pour nous, l'animal pense et exprime sa pensée par des actes aussi volontaires que ceux de l'homme, mais il ne jouit pas pour cela du *langage articulé et descriptif*, aussi n'avons-nous pas d'expériences physiologiques à citer à propos de la parole ; celles de M. Ferrier, qui portent sur les frontales du singe, ont excité des mouvements de la bouche et des lèvres, et c'était tout ce qu'on devait en attendre, le cri des animaux, comme beaucoup d'interjections de l'homme, étant un acte réflexe motivé par la douleur ou par l'excitation périphérique trop vive de la sensibilité générale ou spéciale : la clinique vient heureusement fournir

(1) Nous signalerons comme reproduisant aussi nettement que possible les principales idées de Kussmaul, la thèse de M. Hornus: *Sur les troubles de la parole*, Paris, 1877, n° 273.

un contingent de faits suffisants pour permettre d'établir cette localisation chez l'homme (1).

Cette faculté *coordinatrice* du langage articulé, dont Gall semblait avoir eu l'intuition, entrevue par Bouillaud, étudiée précédemment par Dax (de Montpellier), a été bien localisée par notre maître M. Broca, dans la 3ᵉ *circonvolution frontale gauche*, au moins chez les droitiers.

Bouillaud en 1825 localisait la parole dans les lobes antérieurs du cerveau ; en 1836, Dax père avançait que c'était dans le cerveau gauche, et plus tard en 1863, Dax fils précisait davantage le fait, et, comme M. Broca à Paris (1861), fixait le siége ou du moins le centre psychique de la parole dans la 3ᵉ frontale : c'est surtout aux recherches de M. Broca que cette localisation doit sa précision, c'est lui qui a démontré que le centre exact du langage se trouvait dans le pied de la 3ᵉ frontale gauche.

Est-ce là cependant le seul centre du langage, nous ne le croyons pas : il nous semble, par l'étude des faits publiés et par celle de quelques observations que nous avons eu la bonne fortune de recueillir au cours de notre internat, *que l'insula de Reil peut être quelquefois un des centres corticaux du langage*, soit que la troisième frontale se trouve en relation avec l'insula par des anastomoses nerveuses, soit que les ramollissements de l'insula indiqués par les auteurs se soient étendus jusqu'au pied de la 3ᵉ frontale.

C'est vers cette opinion que nos recherches, encore bien incomplètes, nous porteraient ; nous croyons que les fibres blanches, venues de la 3ᵉ frontale, suivent une direction oblique d'avant en arrière et de haut en bas, et qu'elles viennent au voisinage de l'insula ou de l'avant-mur, si même elles ne se jettent dans ces deux amas gris. Si cette hypothèse est acceptée, on se rendra compte que le ramollissement de l'insula puisse atteindre dans la profondeur les com-

---

(1) Pour la valeur du symptôme aphasie, consulter les articles de M. Voisin (*Dict. de Jaccoud*), celui de M. Falret (*Dict. de Dechambre*) et la thèse de M. Legroux (*Concours de 1875*).

munications de la 3e frontale : ces exemples de section sous-corticale de la circonvolution de Broca sont loin d'être rares ; c'est ce que l'on voit dans un troisième ordre de faits dans lesquels on note l'intégrité superficielle de l'écorce de la troisième frontale gauche externe, et où l'étude des coupes méthodiques successives indique une *altération des faisceaux blancs dans la coupe pédiculo-frontale sous-jacente à la circonvolution de Broca.*

Il est, du reste, bien des degrés, même dans l'aphasie vraie, selon qu'elle est temporaire ou permanente, complète ou incomplète ; il semble probable qu'à ces modalités cliniques correspondent quelques différences dans le siége anatomique des lésions : il n'est pas jusqu'à l'altération des parois du vaisseau nourricier de la circonvolution de Broca qui ne puisse causer des variations au cours de l'aphasie ; tout le monde connait ce cas de M. Vulpian, dans lequel une aphasie intermittente était causée par une oblitération incomplète de la sylvienne gauche, fait que nous oserions presque comparer, comme mécanisme pathogénétique, à ces claudications intermittentes qui accompagnent les coagulations dans l'aorte abdominale.

Peut-être aussi, dans un autre groupe de faits, lors des hémorrhagies des centres blancs par exemple, y a-t-il compression des faisceaux de communication de la troisième frontale par un foyer abondant : ainsi s'expliqueraient certaines aphasies temporaires par lésions des noyaux gris ; semblable chose se passe pour les faisceaux sensitifs, qui peuvent être comprimés momentanément par un gros foyer, donner de l'anesthésie, et recouvrer leurs propriétés quand la compression cesse après résorption partielle de l'épanchement (1).

La troisième frontale irriguée à elle seule par une branche artérielle importante, la branche antérieure de la sylvienne, offre une richesse vasculaire remarquable, elle est

(1) Consulter un cas de Oulmont (*Soc. anat.*, 1877) relatif à l'anesthésie.

donc le siége d'un mouvement de nutrition très-actif, elle possède donc tous les attributs du lobe frontal (1), et semble aussi participer à ceux des centres moteurs, c'est en quelque sorte le type du centre psycho-moteur. Cette relation vasculaire indique que l'aphasie est liée souvent à l'hémiplégie droite : sur 38 cas d'embolies des sylviennes, Meissner a noté 26 cas à gauche et 12 à droite ; Bertin a indiqué 31 embolies gauches contre 7 à droite. Par contre le ramollissement des régions quelconques des hémisphères est à peu près aussi fréquent à droite qu'à gauche, puisque Andral sur 169 observations en a indiqué 73 à droite, 63 à gauche, 33 dans les deux hémisphères, et que MM. Charcot et Vulpian ont trouvé une vulnérabilité à peu près égale pour les deux hémisphères (58 cas à gauche et 52 cas à droite) : Seguin donne une intéressante statistique de l'aphasie par rapport à l'hémiplégie : sur 266 cas d'aphasie, il en trouve 243 avec l'hémiplégie droite et 17 avec celle du côté gauche, c'est-à-dire un rapport de 14, 3 : 1. Voisin, Lohmeyer ont cité des cas semblables (2).

Nous n'entrerons pas dans le détail de toutes les observations ; il nous serait facile d'en rassembler un très-grand nombre de conformes à la théorie de Broca, nous pourrions même, en bonne justice, ranger parmi celles-ci quelques cas présentés comme négatifs, par suite d'un examen incomplet ; il nous a été donné d'observer un cas, publié comme exemple d'aphasie avec hémiplégie gauche, et dans lequel il y avait, ce nous semble, lieu de voir un exemple

---

(1) On commence à posséder quelques documents pour l'appréciation mécanique du travail cérébral, même pour ce qui est de l'idéation, cette faculté supposée *a priori* d'une essence différente de celle des autres fonctions du cerveau : Nous rappellerons les recherches de M. Broca, montrant que la température frontale est plus considérable à gauche qu'à droite, en avant qu'en arrière, et celles plus récentes de Mosso, Franck, P. Bert. Ce dernier physiologiste s'est assuré par l'exploration thermo-électrique que la température normale du côté gauche dépasse celle du côté droit, et que pendant le travail intellectuel ce rapport persiste, quoique la température des deux hémisphères s'élève. (*Soc. Biologie*, 19 janvier 1879, cité dans *Gaz. méd. de Paris*, n° 6, 1879.)

(2) Kussmaul.— *Loc. cit.*

de lésions multiples intéressant aussi la frontale gauche : dans le mémoire qui servait de préparation à cette thèse, nous avions reproduit des tableaux traduits d'un travail de M. Tamburini (1), indiquant une série d'observations classées par variété d'aphasie, nous craindrions en le reproduisant de paraître adopter, sans discussion, cette classification.

Comme pour les cas latents, nous citerons des lésions traumatiques avec perte de substance du cerveau et aphasie ; nous les prenons dans la thèse de notre ami Lebeau, déjà citée, à laquelle nous renvoyons pour les détails des 9 faits suivants.

1. Scultet (Obs. 19 de Chirurgie citée par Lallemand, *maladies du cerveau*, II, 68).
2. Velpeau. Obs. d'aphasie, th. *Plaies de tête et trépan. Concours*, *1834*.
3. Wollaston. *Med. Times*, 1863, vol. II, p. 66.
4. *Lancet*, 1831-32, vol. II, p. 605 et 1832-33, vol. I, p. 159.
5. Adamson. *Med. Press and Circular*. N° de décembre 1874.
6. *The medical Report of the Rebellion War* (136° de Lebeau).
7. *Même source* (137° de Lebeau).
8. Stanley (citant Taylor). *Med. Chir. Transact.*, 1820, p. 39.
9. *Med. Times*, 1869, vol. II, p. 599.

Dans ces cas il y eut une aphasie plus ou moins prononcée, mais les lésions cérébrales étaient compliquées d'encéphalite et de plaie de tête ; comme du reste dans les observations suivantes citées par M. Ferrier (2), et qui ont cependant un grand caractère de précision.

10. Sydney Jones (*Lancet*, 1873, vol. II, p. 449).
Aphasie résultant d'une fracture du crâne par un coup de pied de cheval : Après la mort, on trouva un abcès de la grosseur d'une noix dans la substance médullaire de la troisième circonvolution frontale gauche.

---

(1) Tamburini. — *Rivista Sperimentale di Freniatria*, f° V et VI. Reggio Emilia, 1876.
(2) *Gulstonian lectures*, 1878, p. 93.

11. M. Simon (*Berliner Klinische Wochenschrift*, 1871). Un homme bien portant tombe de cheval et est ensuite aphasique et non paralysé. On trouva à l'autopsie une petite fracture compliquée de plaie sur le côté gauche du crâne et en rapport avec cette blessure, un ramollissement inflammatoire occupant: l'insula, la 2e frontale et la troisième frontale dans laquelle une esquille était plantée.

12 Mac' Cormac (*Brain*, 1877, p. 256, part. II). Aphasie et paralysie faciale à droite causées par une lésion traumatique du temporal gauche. Guérison.

13. Proust et Terrillon (*Acad. de Médecine*, novembre 1876) cas analogue, guéri par le trépan.

Les observations qui suivent seront divisées en trois séries correspondant à trois groupes de faits.

Série A. Lésions de la 3e frontale seule.

L'aphasie peut être produite par une lésion peu prononcée de la troisième frontale et n'atteignant que cette circonvolution, comme l'indiquent les figures suivantes et l'observation qui s'y rapporte :

OBSERVATION LI. Bourneville et Charcot. (*Leçons sur les localisations* et *Progrès méd.*, nos 20 et 21 de 1874.)

Farn..... Atteinte d'aphasie sans trace de paralysie du mouvement ou de la sensibilité. L'aphasie dans ce cas était le symptôme unique et l'atrophie de la troisième circonvolution a été aussi la seule lésion correspondante révélée par l'autopsie. *(Fig. 39.)* (1).

OBSERVATION LII. Balzer. (*Soc. anat.*, novembre 1874.) (*Fig. 40*, A).

Tumeur cérébrale comprimant le lobe frontal gauche : aphasie et parésie droite.

---

(1) Nous devons les *Fig.38* et *39* à l'obligeance de M. Bourneville, ainsi que quelques autres figures des *Leçons sur les localisations de M. Charcot:* nous le prions d'accepter tous nos remerciements pour sa complaisance à notre égard.

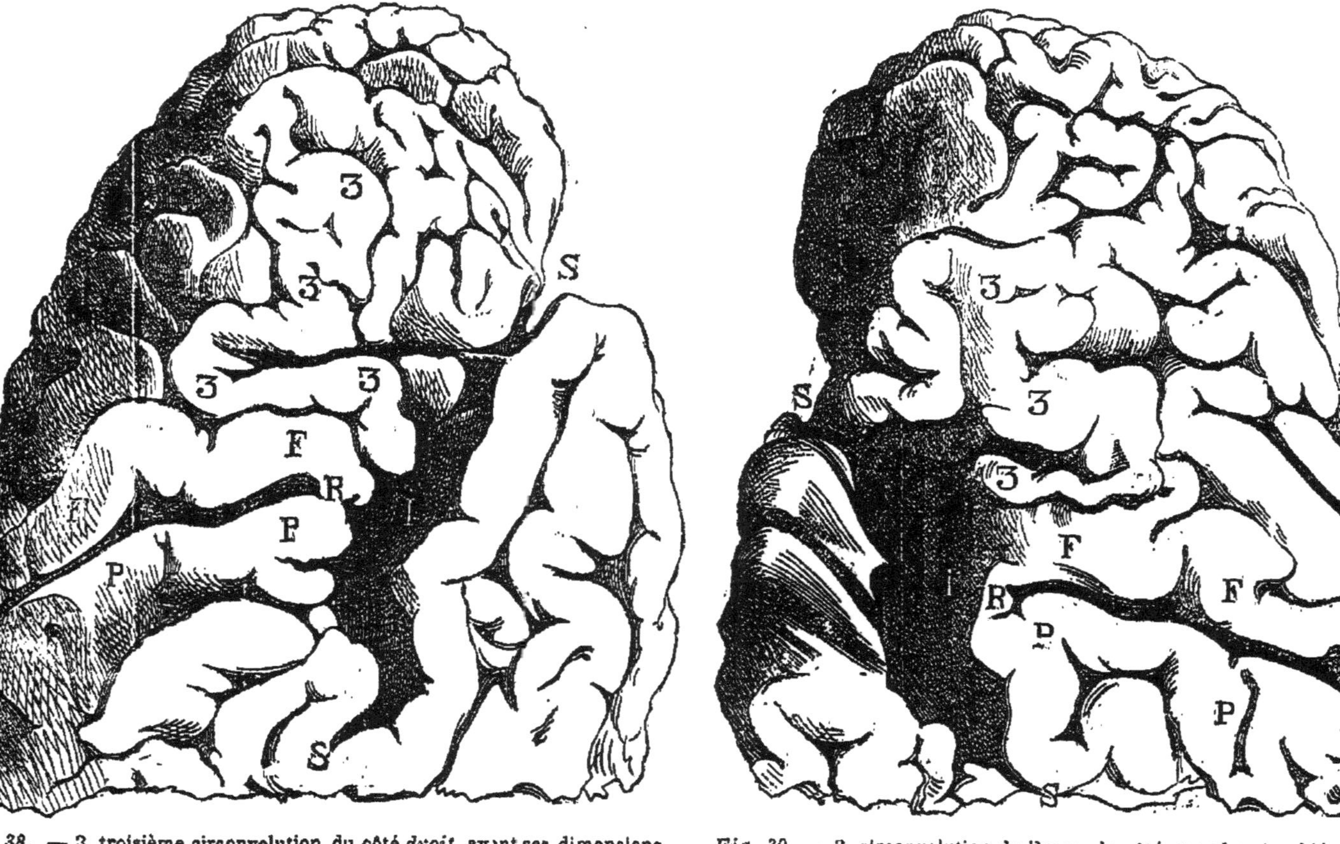

Fig. 38. — 3, troisième circonvolution du côté *droit*, ayant ses dimensions normales.

Fig. 39. — 3, circonvolution de Broca du côté *gauche* atrophiée dans sa partie postérieure.

F, circonvolution frontale transverse. R, R, sillon de Rolando. — P, P, circonvolution pariétale transverse. — S, S, scissure de Sylvius. — I, insula.

La tumeur comprime la 3e frontale gauche et la refoule contre la scissure du Sylvius.

« La malade parlait à peine, bientôt même elle ne peut plus parler du tout, elle ne trouvait pas le mot propre.

Observation LIII. Seguin. (*American Journ. of Neurological Association.*) (*Fig. 40*, B).

Méningite chronique presque entièrement limitée au tiers postérieur de la 3e frontale gauche ; ramollissement cérébral étendu : épilepsie, aphasie à des degrés variables : hémiplégie droite, mort dans l'état épileptique.

De cette intéressante observation il résulte que l'on avait eu de l'aphasie vraie : après la mort, une dégénération secondaire fut observée à droite de la moelle et on se rendit

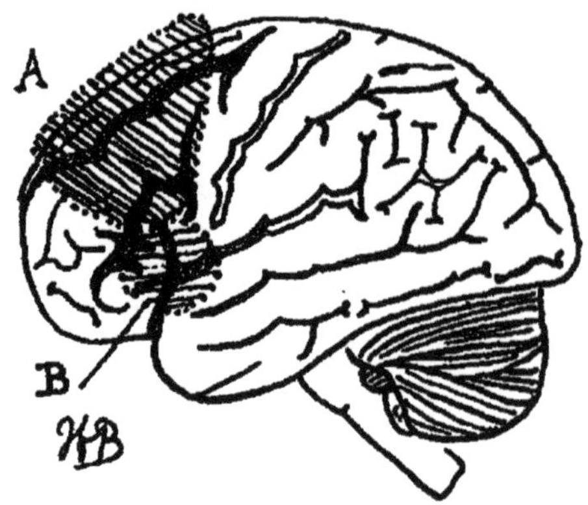

Fig. 40. — Cas de Balzer, A ; cas de Seguin, B.

compte de l'hémiplégie par une lésion du noyau caudé du corps strié gauche.

Nous donnons aussi du même auteur l'observation suivante qui a une importance capitale.

Observation LIV. Seguin. (*Amer. Neurological Association*, 1877.) (*Fig. 41, 43, 45*).

Aphasie complète et hémiplégie droite, due à une embolie de l'artère sylvienne gauche (résumé).

Mme G... a eu le 7 décembre 1875 une attaque subite d'hémiplégie gauche, elle parlait mal à cause de la paralysie des muscles de la langue : cela se passa vite, mais la jambe était toujours un peu lourde ; deuxième attaque à gauche en janvier

1876 : depuis, la malade présente quelques accès d'épilepsie.

Mai 1877 : en avril, le 26, cette dame tombe du haut en bas des escaliers, on la relève *paralysée à droite et aphasique* : elle est aphasique, au point, sans avoir perdu connaissance, de ne pouvoir se servir du langage des muets ; toute l'intelligence est conservée, les yeux tournent un peu à gauche. Paralysie faciale à droite, hémiplégie complète avec anesthésie à droite.

Le mari de la malade, homme fort intelligent, rapporte que sa femme a eu une maladie de cœur et du rhumatisme goutteux.

Autopsie (6 h. après la mort), faite par le médecin de la famille. Ramollissement jaune de la 3e frontale droite, à gauche ramollissement par embolie de la 3e frontale gauche (les dessins, faits de suite sur les schémas de Ecker sont sous la garantie de MM. Seguin et Pierson et de leur assistant).

Cette observation, dont nous n'avons donné que les

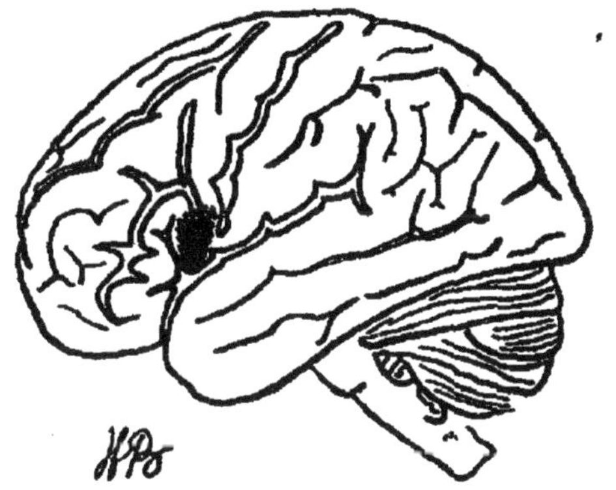

Fig. 41. — Cas de Seguin ; cas de Lucas.

grands traits, est pour nous d'une importance considérable ; tout d'abord elle provient d'un homme dont nous connaissons personnellement la parfaite compétence (1), elle est de plus accompagnée de figures faites au moment même et roule sur deux faits cliniques bien isolés, faciles à rappor-

(1) M. Seguin nous avait obligeamment promis ses clichés originaux, mais comme nous ne pouvons les recevoir que trop tard, nous avons identiquement reproduit les figures qui sont dans son mémoire.

ter à deux lésions circonscrites, et impossibles à confondre dans le détail de l'autopsie.

1° *Le ramollissement de la seule troisième frontale gauche, limité à son tiers postérieur, a causé l'aphasie et l'hémiplégie droite (il atteignait la frontale ascendante).*

2° *Le ramollissement de la seule troisième frontale droite, plus étendu que le précédent, plus ancien que lui, a causé l'hémiplégie gauche, plus ancienne et qui n'est pas accompagnée d'aphasie.*

Il y a donc là deux preuves que : 1° *la troisième circonvolution frontale gauche produit l'aphasie quand elle est lésée ; 2° qu'elle suffit à la produire, et que la lésion de la circonvolution symétrique, à droite, ne cause pas l'aphasie chez le sujet ordinairement droitier.*

Cette seule observation suffirait par sa clarté à entraîner notre conviction, même si on lui opposait quelques-uns de ces faits négatifs, obscurs et compliqués comme presque tous ceux que l'on exhume de l'ancienne littérature médicale pour contredire les doctrines des localisateurs.

Un cas semblable comme lésions est donné par M. Barlow.

Observation LV. Barlow. (*Brit. med. journal.* Juillet 1877, p. 103.)

Un enfant de 10 ans avait une affection aortique à laquelle il succomba ; il eut de l'hémiplégie droite plus prononcée au bras et à la face et de l'aphasie : il semblait s'en être guéri au bout d'un mois : trois mois après il était pris d'une monoplégie brachio-faciale gauche. Cette fois, il y eut non-seulement aphasie, mais bien paralysie de tous les mouvements volontaires de la bouche et de la langue. L'intelligence était conservée et l'enfant comprenait bien.

A l'autopsie une lésion fut trouvée dans chaque hémisphère et dans une situation symétrique : c'était une plaque de ramollissement jaune occupant l'extrémité inférieure de la frontale ascendante et de la partie postérieure des circonvolutions inférieures et moyennes du lobe frontal (1).

(1) M. Ferrier cite aussi ce cas, *fig.* 48, p. 92, et le considère comme un grand argument en faveur de ses théories (*Gulstonian Lectures*, 1878).

Ces deux faits sont absolument probants ; nous allons en citer quelques-uns de bien nets, dont un observé par nous-même.

Observation LVI. Lucas-Championnière. (*Soc. anat.*, mars 1875.) (*Fig. 41*) même siége que Seguin et Barlow.

Malade atteint d'un rhumatisme articulaire et d'une insuffisance mitrale. Aphasie et hémiplégie droite transitoire n'ayant duré que quatre jours.

Ramollissement par embolie de la sylvienne gauche occupant le pied de la troisième frontale gauche et de la frontale ascendante de ce côté.

Observation LVII. Henry de Boyer. (*Inédite, Fig. 42.*)

Cas de H... Ste Foy 14 (service de M. Bouchard à Bicêtre),

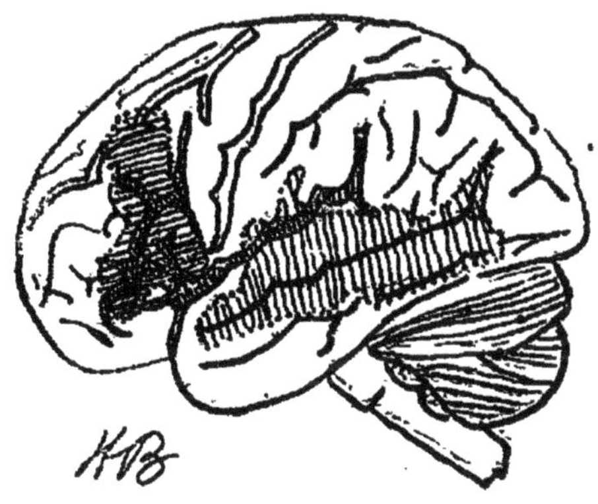

Fig. 42. — Cas de de Boyer.

hémiplégie droite remontant à cinq ans et un mois. La paralysie est incomplète; mais elle occupe cependant tout le côté droit du corps. Contracture de la main droite, la face est déviée à droite par une contracture des muscles de la face.

Aphasie ; le malade n'a que quelques mots à sa disposition il est pourtant capable de donner quelques renseignements sur son état, mais par signes; il marche, mais en boitant; mort d'accidents cardiaques. Le malade était sourd.

Autopsie. Cœur — 1300 grammes (1030 une fois ouvert et lavé).
Rein D — 180 gr. gras (rein blanc).
Rein G — 210 gr. id.
Rate — 82 grammes. — Foie assez gros.
Cerveau — 1025 }
Cervelet et bulbe — 145 } 1170 grammes pour l'encéphale.

Le cerveau est atrophié en masse à gauche et il s'ensuit une déformation extérieure du crâne, par places la substance cérébrale semble manquer de consistance.

Deux ramollissements distincts sur le lobe cérébral gauche. L'un s'étend sur le pied de la pariétale ascendante, sur l'ensemble de la scissure de Sylvius et s'arrête un peu en avant de l'extrémité antérieure de ce sillon.

L'autre vertical touche le tiers inférieur de la frontale ascendante et occupe le pied de la 2e et de la 3e frontales : cette dernière circonvolution est détruite dans toute sa moitié postérieure.

M. Mathias Duval ayant eu la bonté d'examiner en détails les noyaux bulbaires de ce malade n'a rien trouvé dans ceux de l'acoustique ni du grand hypoglosse.

Ce malade bien intéressant au point de vue de son cen-

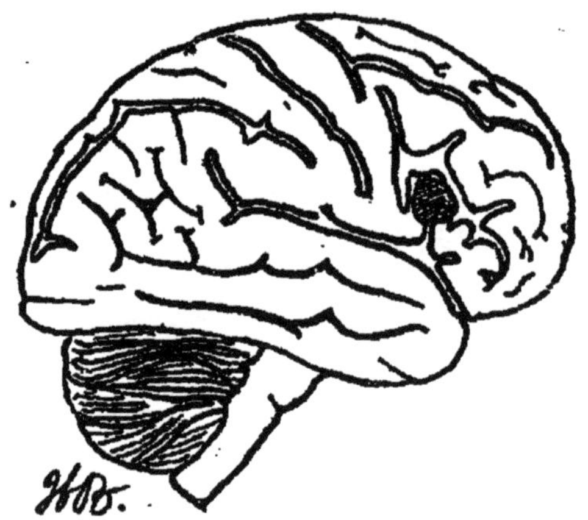

Fig. 43. — Cas de M. Raynaud.

tre acoustique (voir chapitre VIII), n'en avait pas moins une lésion étendue de la troisième frontale.

Terminons cette étude des lésions isolées de la troisième frontale, par le cas de M. Maurice Raynaud, dans lequel il n'y eut pas d'aphasie malgré une destruction de la troisième frontale droite, c'est le complément de l'observation LIV (Seguin).

Observation LVIII. M. Reynaud. (*Soc.anat.*, juin 1876.) (*Fig.* 43).

Encéphalite primitive suppurée, à foyers multiples et circonscrits. Absence de paralysie, de convulsions, pas d'aphasie ; ptosis et strabisme externe à droite.

Outre les lésions gauches qui rendent compte de ces troubles oculaires, on trouve un foyer sur la 3e frontale à droite.

La troisième frontale entre donc dans la zone latente à droite et dans la zone motrice à gauche; du reste, comme nous le verrons par le détail des paralysies partielles, les centres moteurs sont plus accusés à gauche, c'est aussi, avons-nous dit plus haut, de ce côté que le ramollissement ischémique joue le plus grand rôle.

Série B. Lésions de l'insula et de l'insula avec le pied de la troisième frontale.

En 1866, Meynert avait été conduit par ses recherches à considérer l'insula comme intimement unie au groupe des frontales ; il donna à ce propos cinq faits pathologiques, et en 1868 en produisit quinze autres, ce qui portait à vingt le nombre des cas dans lesquels on aurait noté l'aphasie chez des sujets atteints de ramollissement, *paraissant limité à l'insula de Reil.*

Dès 1863, M. Charcot avait publié un fait semblable dans la *Gazette hebdomadaire* : en 1872, M. Cornillon a publié quatre cas analogues (*ancien Mouvement médical*), dans un petit mémoire dont nous devons communication à M. Bourneville. Sabourin en 1876, et l'auteur de ce travail en 1877, en ont présenté deux cas à la Société anatomique (1).

En 1877, M. Seguin en présenta deux cas à la réunion de l'*American neurological Association* : enfin en 1874, Lépine avait vu un cas analogue (2).

C'est donc sur une trentaine d'observations que pourrait

---

(1) Notre pièce est déposée au *Musée Dupuytren*.
(2) Lépine. — *Thèse d'agrégation*, concours 1875.

reposer cette localisation nouvelle, mais il faut dire que certains de ces cas ne sauraient supporter une révision sévère car ils sont trop incomplétement décrits pour que l'on puisse bien savoir si le pied de la troisième frontale gauche n'était pas atteint. Tels sont presque tous les cas de Meynert qui oublie aussi de préciser quelle était la variété d'aphasie en cause.

Dans le cas de M. Charcot, il y eut réellement aphasie; dans les quatre cas de Cornillon, indiscutables comme autopsie, car les examens microscopiques ont été faits par M. Cornil, il semble y avoir eu plutôt des troubles du langage, consistant en une aphasie légère, qu'une vraie aphasie, mais enfin il y avait des troubles du langage qui ne se rencontrent jamais dans les lésions cérébrales ordinaires.

Il nous semble donc probable que le centre du langage peut quelquefois ne pas être limité au pied de la troisième frontale et s'étendre un peu sur l'insula, c'est même peut-être une disposition toute individuelle.

Il faudrait beaucoup d'observations pour faire l'étude des variétés de l'aphasie, selon la prédominance des lésions sur la F_3 gauche ou sur l'insula ; cette étude serait du reste rendue difficile par les faits où la lésion siége à la fois sur l'insula et sur la frontale.

En attendant, tout en nous associant aux sages réserves formulées par M. Lépine dans sa thèse de 1875, citons quelques faits.

Observation LIX. Seguin. (*Americ. Neurolog. Assoc., 1877.*) (Résumé). (*Fig. 44 et Fig. 45.*)

Syphilis constitutionnelle, carie commençante des vertèbres dorsales : tuberculose aiguë, méningite tuberculeuse ; cette lésion occupe l'insula et recouvre la troisième frontale gauche. Aphasie intermittente, hémiplégie droite tardive.

Homme de 43 ans, ayant subi une sévère syphilis, il devient peu à peu tuberculeux. Cette affection thoracique s'améliorait quand on put observer quelques symptômes cérébraux.

L'aphasie et l'agraphie se manifestèrent sans perte de connaissance et sans paralysie; puis la parole revint pour redisparaître de nouveau, bientôt les rémissions de l'aphasie devinrent moins accentuées. Une hémiplégie droite des

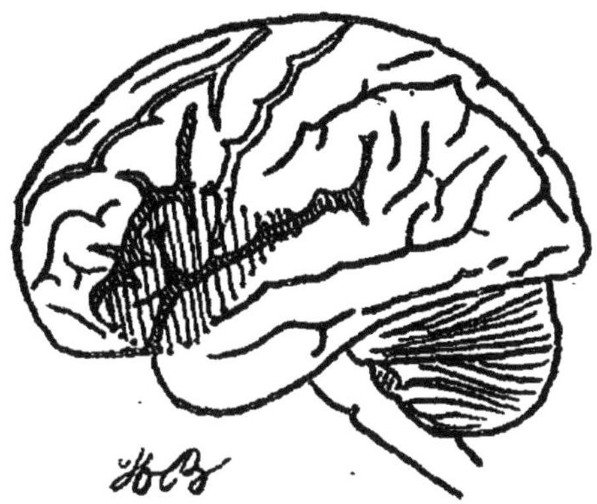

Fig. 44. — Cas de Seguin.

membres et de la face s'établit graduellement et en quarante-huit heures le malade mourut.

Autopsie. — Il y avait une cavité de 3/4 de pouce en diamètre, occupant la 12e V. D.

On n'a examiné le cerveau qu'après durcissement léger (1)

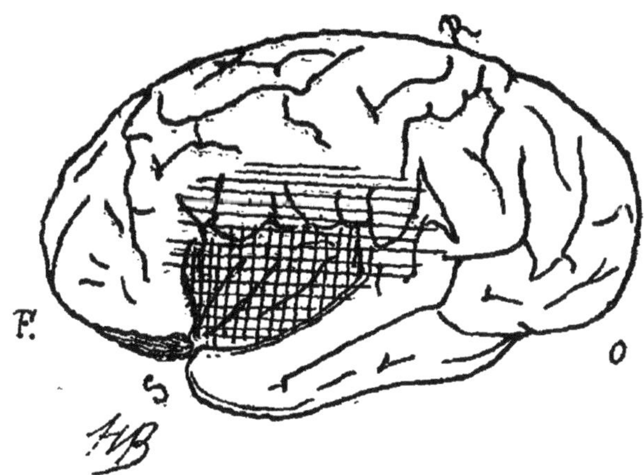

Fig. 45. — Cas de Seguin (vue de l'Insula).

dans le bichromate, car on tenait à bien analyser les lésions.

La convexité et la base, ainsi que l'hémisphère droit du

---

(1) Excellente précaution pour ces cas délicats.

cerveau, ne présentaient que des traces d'exsudation le long des vaisseaux principaux de la pie-mère, avec çà et là une granulation variant depuis la dimension de 1 millimètre à 5 millimètres en diamètre...... « En second lieu, la partie inférieure de la région moyenne de l'hémisphère gauche montrait une exsudation beaucoup plus développée, les vaisseaux qui couvrent la partie postérieure de la troisième circonvolution, quand elle plonge dans la scissure de Sylvius, sont bordés par des bandes épaisses d'exsudation, aussi larges que le vaisseau lui-même, et la pie-mère est épaissie sur un espace de 25 millimètres au plus (*Fig. 44*). En ouvrant la scissure de Sylvius, on trouve que la pie-mère qui la tapisse est épaisse, que ses mailles sont remplies par une exsudation demi-solide par places, solidifiée dans d'autres. Le foyer de méningite était sur le territoire vasculaire de l'artère cérébrale moyenne gauche, sur la troisième frontale et sur l'insula de Reil..... » On peut du reste suivre les altérations inflammatoires dans les couches les plus superficielles du cerveau.

Observation LX. Sabourin. (*Soc. anat.*, octobre 1876.) (Résumé). (*Fig. 46.*)

Véritable aphasie, mais cependant il y a encore quelques

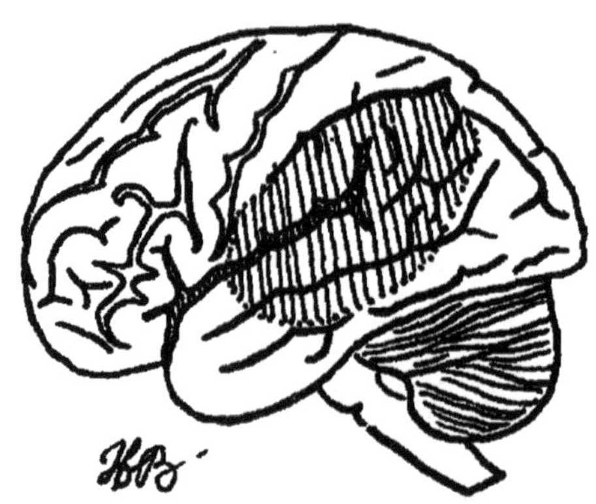

Fig. 46. — Cas de Sabourin.

mots de conservés et la malade peut répéter le nom qu'on lui dit, après plusieurs tentatives (1). Une autopsie très-soignée accompagne la description : on a noté une grande plaque de ramollissement occupant la face externe du lobe cérébral

(1) Donc peu de surdité verbale, voir l'observation *in extenso*, *loc. cit.*

gauche et ayant respecté la troisième frontale dans sa profondeur et à sa superficie : cette plaque s'étend sur la scissure de Sylvius et sur une partie de l'insula, d'après la figure.

Observation LXI. Seguin. (*Americ. Neurological Association*, 1877.) (*Fig 47*).

Ramollissement cortical étendu, aphasie et hémiplégie droite.

Femme de 75 ans, elle fut aphasique et paralysée du côté droit de la face et des membres ; peu à peu elle reprit

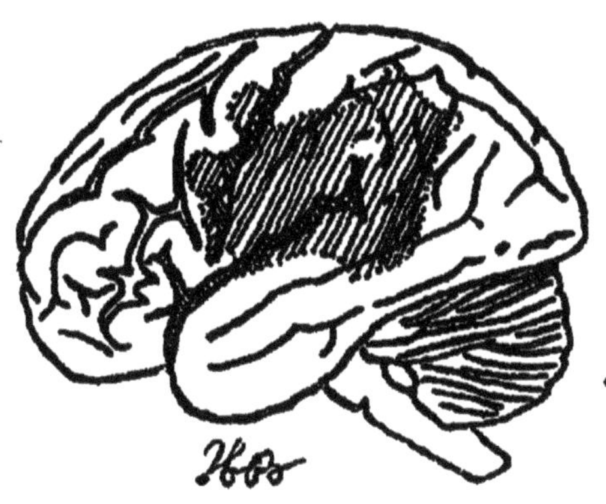

Fig. 47. — Cas de Seguin.

l'usage de ses membres d'une façon incomplète, mais elle resta aphasique.

A l'autopsie, on trouve une large plaque jaune du lobule pariétal ; cette lésion *ne paraît pas* atteindre l'insula ni la troisième frontale gauches.

Un observateur moins impartial que M. Seguin eût fait de cette observation un cas négatif des localisations cérébrales : M. Seguin, au contraire, en présence de ce fait anomal, crut devoir s'entourer de précautions nombreuses pour bien marquer la lésion et ses limites.

On vit alors que la lésion s'étendait beaucoup plus loin qu'on ne le croyait et *qu'elle empiétait dans les faisceaux blancs sur l'insula et sur le pied de la troisième frontale gauche.*

Ce fait était donc au contraire confirmatif (1).

---

(1) Nous appelons souvent l'attention sur les précautions dont on doit

Observation LXII. Henry de Boyer. (*Soc. anatomique*, 1877, 1er juin.) (*Fig. 48* et *Fig 49*). (*Pièce au musée Dupuytren.*)

Résumé de l'Observation. — Hémiplégie droite, etc....., apha-

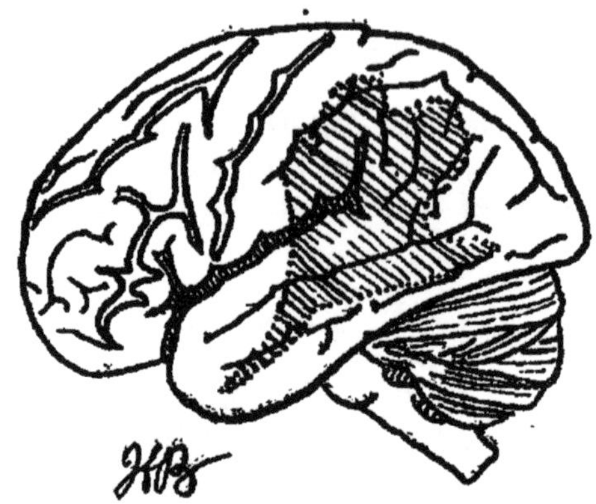

Fig. 48. — Cas de de Boyer, lésion superficielle.

sie complète. Lésions anciennes correspondant à l'ancienne

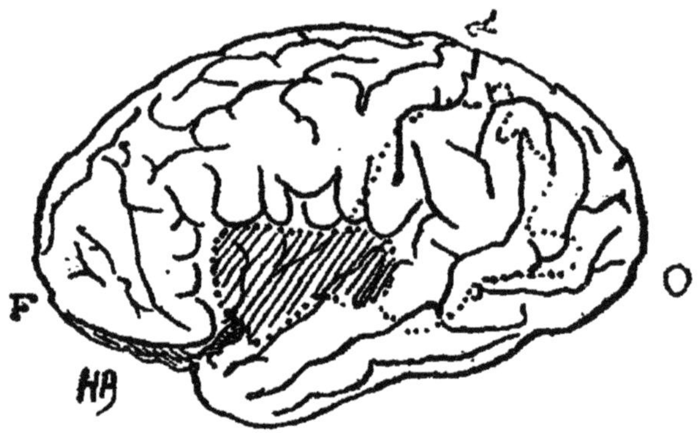

Fig. 49. — Cas de de Boyer, *lésion de l'Insula.*

hémiplégie droite et ramollissement cortical de l'insula de Reil, rendant compte de l'aphasie plus récente.

---

s'entourer, surtout vis-à-vis d'un fait singulier, comme un fait négatif, observé de nos jours; il nous est arrivé à nous-même de présenter une telle observation après examen incomplet, nous avons eu soin de rectifier cette erreur à la séance suivante de la Société anatomique, mais si ce fait avait été publié, il serait resté erroné et employé tel que avec la meilleure foi du monde.

L'hémiplégie datait de 1874, le malade avait une griffe de contracture secondaire : l'aphasie survint dans une deuxième attaque proche de la première. Le malade comprenait bien, mais ne répondait que par les mots *dar, da* : cette observation clinique laisse cependant à désirer, car nous n'avons eu l'occasion de voir ce malade qu'au cours d'une pneumonie qui l'enleva rapidement.

Autopsie. — Cerveau symétrique, méninges épaisses, laiteuses, au niveau de la partie postérieure de la branche horizontale de la scissure de Sylvius et sur le lobule pariétal inférieur. Les artères de la base, et en particulier la sylvienne gauche, sont athéromateuses ; en décortiquant le cerveau, on ne rencontre aucune adhérence au niveau du lobe frontal, *la troisième circonvolution frontale gauche est complètement respectée, tant à la périphérie qu'à la profondeur, mais toutes les circonvolutions de l'insula sont altérées*.....

Cette observation, communiquée *avec la pièce* à la Société anatomique, vue, dessinée par nous-même, nous semble établir que quelquefois l'aphasie, ou plutôt certaine aphasie, peut être due à une lésion de l'insula sans altération de la troisième frontale ; nous ne considérons pas ce cas comme négatif pour cela, il n'enlève rien à la valeur évidente de la localisation de Broca, il prouve seulement : soit que le territoire cortical du langage s'étend sur l'insula, soit que la profondeur du ramollissement blanc avait atteint les communications de cette frontale. Nous ajouterons même, pour dire ouvertement notre pensée, que si même ce cas avait été négatif, que s'il se fût agi d'une destruction d'un organe de communication, comme le corps calleux, pour prendre un exemple, ce ne serait encore pas une raison pour tirer d'un seul fait des déductions contraires à une localisation basée, comme celle de Broca, sur des centaines d'observations. Tant que nous ne connaîtrons pas plusieurs faits précis, observés avec soin, pour contredire une localisation aussi évidente, nous attribuerons la plus grande confiance aux faits positifs et plus nombreux ; agir autrement, c'est, croyons-nous, agir de parti-pris.

On peut, du reste, se tromper de bonne foi, par légèreté d'esprit, ou même parce que l'on ne sait quel point étudier en détail; c'est ce qui aurait pu avoir lieu dans la série de cas suivants, dans lesquels la troisième frontale semblait saine, mais ne l'était que dans son écorce, puisqu'un examen plus minutieux a permis de reconnaître une lésion des faisceaux blancs sous-corticaux. Nous avons vu passer sous nos yeux, à la Société anatomique, plusieurs des faits suivants :

Série C. Cas dans lesquels la troisième frontale gauche paraît intacte, mais est lésée dans ses faisceaux profonds.

Les cas dont nous allons nous occuper sont, toute question d'assimilation à part, comparables au résultat produit par la section du fil d'une pile entre celle-ci et l'appareil qu'elle met en mouvement; ce qui manque dans ces cas, ce n'est ni la puissance excito-motrice de la troisième frontale, ni la puissance musculaire des organes coordinateurs de la phonation, mais les voies de transmission sont coupées, le faisceau blanc est sectionné entre les muscles et le centre moteur.

On est quelquefois mis sur la voie de cette recherche par quelque ramollissement cortical superficiel et voisin de la frontale; il est alors tout naturel d'en chercher l'extension sur les coupes; d'autres fois, rien ne révèle cette altération au dehors, et il faut faire la coupe précise, la coupe *pédiculo-frontale*, pour voir une altération qu'il faudra même suivre histologiquement au-delà de ses limites macroscopiques.

Observation LXIII. H. de Boyer. (*Inédite.*) (*Fig. 50* et *50*, A').

Malade pris en décembre 1876 d'une attaque d'apoplexie avec hémiplégie flasque complète, y compris la face. Aphasie prononcée.... « Fin décembre 1876, le malade ne peut toujours prononcer que la syllabe *mio*, *mio*, ou *mno*, *mno*.

Lorsque nous prenons le service en janvier 1877 (M. Bouchard, à Bicêtre) nous constatons la persistance de cet état :

à la fin de février la main commençait un peu à se contractu-rer. En mars les eschares paraissaient, et le 19 mars, le malade mourait dans sa division où on l'avait renvoyé.

Autopsie. — *Cerveau*, quelques adhérences disséminées

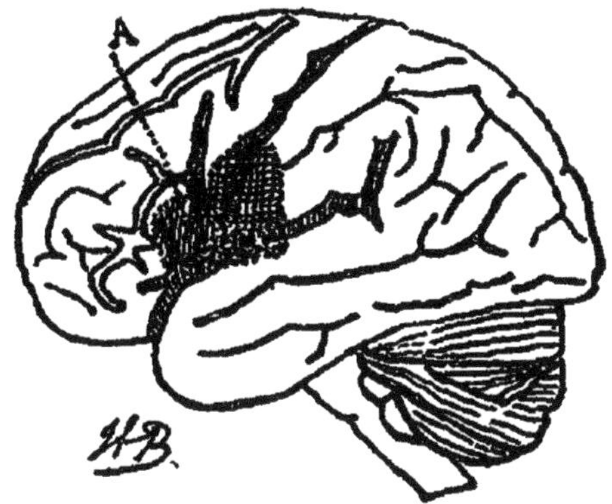

Fig. 50. — Cas de de Boyer (en A, lésion sous-corticale).

près de la scissure inter-hémisphérique, *à gauche, ramollisse-ment superficiel ayant intéressé la marginale postérieure, le*

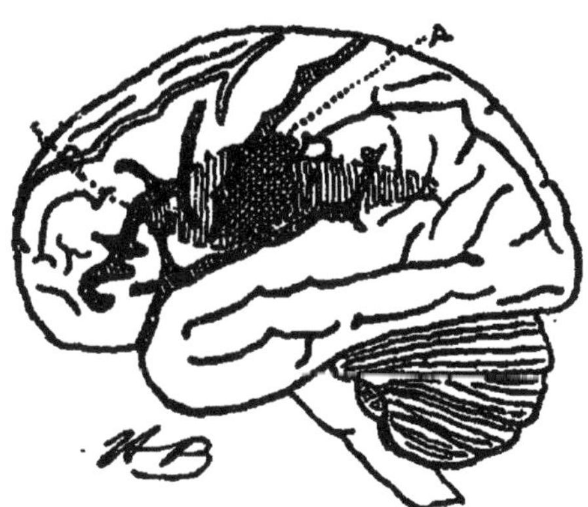

Fig. 51. — Cas de R. Atkins.

pied de l'antérieure, l'insula et allant dans la profondeur atteindre le pied de la troisième frontale gauche.... (A, *Fig.* 50.)

Tout récemment, M. Ringrose-Atkins donnait un cas semblable.

Observation LXIV. R. Atkins. (*Brit. med. Journ.*, May. 4 th. 1878.) (*Fig.* 51).

Femme de 68 ans. (Union hospital of Cork. Ir.) Cette malade présentait un souffle au cœur et semblait atteinte d'un ramollissement diffus et chronique, quand elle fut prise tout à coup d'une attaque apoplectique. Elle resta paralysée du côté droit (rougeur de la face à gauche). Elle avait beaucoup de peine à parler.

Autopsie. — On trouva la sylvienne gauche en partie oblitérée et un foyer sur les 2/3 inférieurs de la circonvolution pariétale ascendante à gauche. (A, *Fig. 51.*)

Il y avait aussi un foyer dans la profondeur du centre ovale de Vieussens, commençant sous le lobe frontal (à 2 pouces 1/4 du sommet du lobe).

Dans le cas suivant, que nous a communiqué M. Richer (*Album de la Salpêtrière*), on avait, dans la profondeur des faisceaux blancs, une lésion qui rendait compte de l'aphasie incomplète de la malade.

Observation LXV. Richer. (Inédite, service de M. Charcot 1878.) (*Fig. 52* et *Fig 53*).

Femme P..., 64 ans. Ancienne hémiplégie à droite et embarras

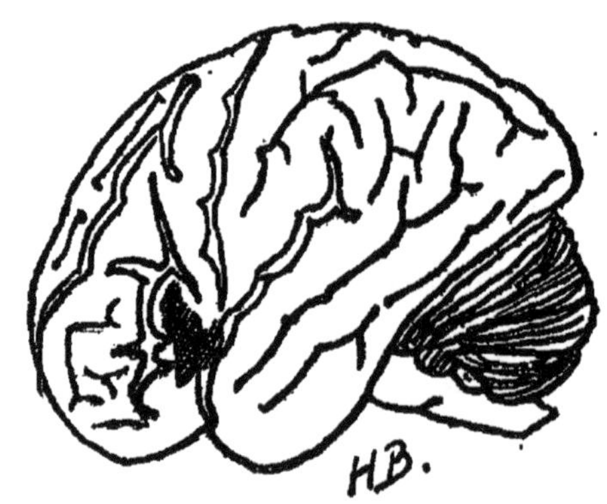

Fig. 52. — Siége superficiel de la lésion dans le cas de Richer.

de la parole. Lésion corticale touchant le tiers moyen de la troisième frontale gauche, et la contournant en dessous (ce que la *Fig. 52* représente mal). Une lésion hémorrhagique ancienne qui occupe le corps strié et le faisceau frontal inférieur rend mieux compte que la lésion corticale de l'embarras de la parole. (*Fig. 53.*)

Observation LXVI. Decaudin. (*Soc. anat.*, octobre 1875.) (*Fig. 54*).

Malade atteinte d'athérome de l'aorte ; elle est prise d'une

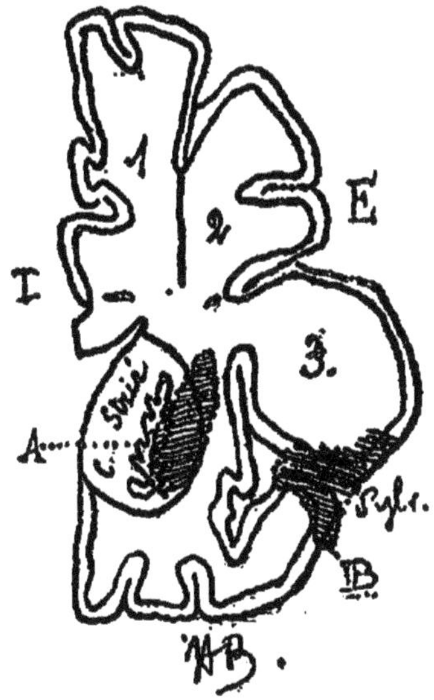

Fig. 53. — Coupe pédiculo-frontale dans le cas de Richer.

hémiplégie complète (y compris la face), et devient aphasique,

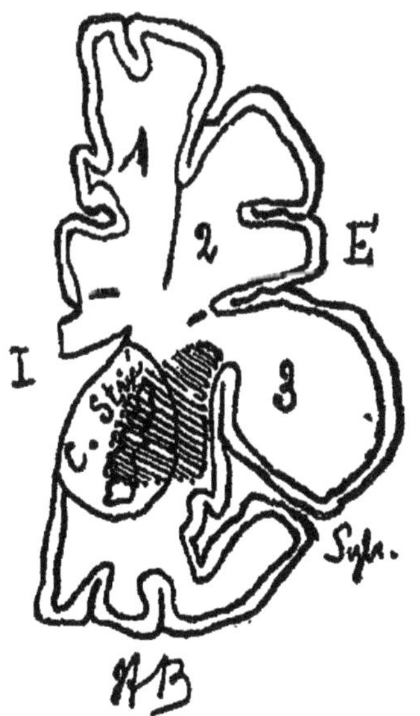

Fig. 54. — Cas de Decaudin.

par embolie de la sylvienne gauche. Intégrité apparente de la troisième frontale à gauche, mais ses communications sont coupées par le foyer représenté. (*Fig. 54.*)

Observation LXVII. Oulmont. (*Soc. anatomique*, avril 1877.) (*Fig. 55*).

Aphasie par lésion pédiculo-frontale d'origine hémorrhagi-

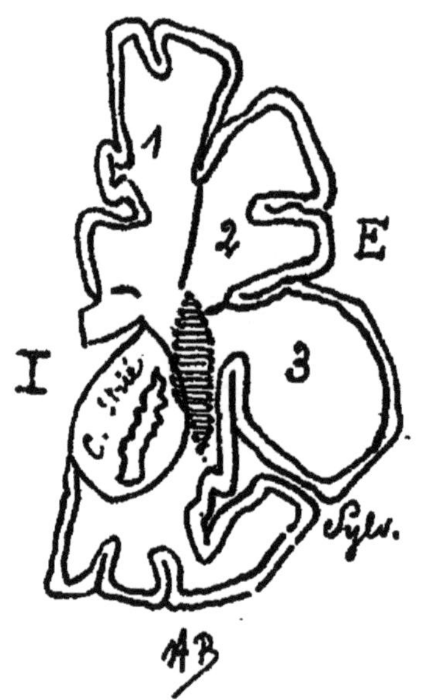

Fig. 55. — Cas de Oulmont.

que, le foyer linéaire s'étend juste sous la 3e frontale gauche.

Observation LXVIII. De Boyer. (*Soc. anatomique*, mai 1877.) (*Fig. 56*).

(Cette observation nécessiterait une longue description et une série de figures, aussi renverrons-nous le lecteur aux *Bulletins de la Société anatomique* et à son album de croquis, ne donnant qu'un court résumé de ce cas).

Ramollissement par embolie observé dès le début, destruction des communications de la troisième frontale gauche et des centres blancs par un foyer central étendu.

Aphasie, hémiplégie droite flasque, hémiplégie faciale, eschares précoces du côté paralysé.

Observation LXIX. Pitres. (*Soc. anatomique*, décembre 1875.) Ramollissement du centre ovale atteignant la substance blanche de la 3e frontale à gauche. Hémiplégie droite et aphasie.

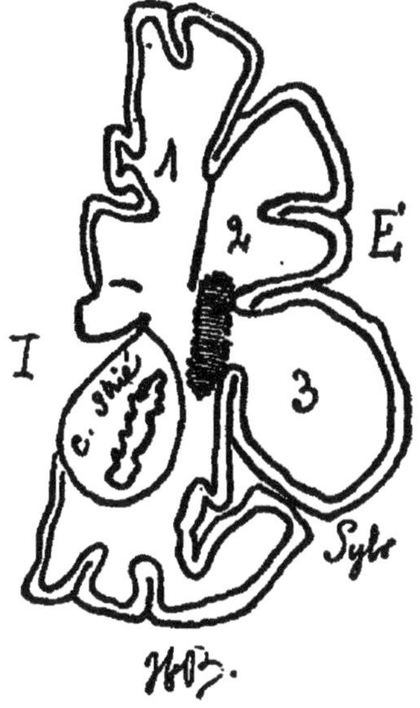

Fig. 56. — Cas de de Boyer.

OBSERVATION LXX. Bulteau. (*Soc. anatomique*, avril 1877.)

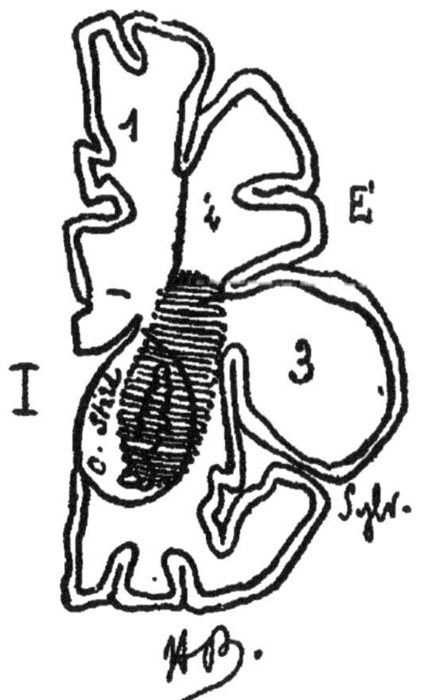

Fig. 57. — Cas de Richer.

Aphasie par ramollissement des faisceaux pédiculo-frontaux à gauche.

Observation LXXI. Mayor. (*Soc. anatomique*, juillet 1876.)
Aphasie par lésion profonde des centres blancs dans la troisième frontale gauche.

M. Charcot nous a procuré un cas semblable inédit. (Obs. de Richer, *Album de la Salpêtrière*.)

Observation LXXII. Richer. (*Service de M. Charcot*, 1878.) (*Fig. 57*).
Femme Len... Embarras de la parole, déviation des traits, paralysie de la face à droite; hémiplégie améliorée depuis trois semaines. Pas de contractures.
Il n'y a à la superficie qu'une teinte hémorrhagique diffuse des méninges (choc de Duret?)
La coupe pédiculo-frontale montre un foyer hémorrhagique dans le corps strié et le faisceau blanc sous-jacent à la troisième frontale gauche. Ce foyer va en s'éteignant sur la coupe pédiculo-pariétale.

Observation LXXIII. Déjerine. (*Soc. anat.*, janvier 1879.)
Cas analogue; aphasie suivie de guérison ; on retrouve à la coupe la trace d'un ancien foyer dans les faisceaux blancs sous-jacents à la 3e frontale gauche.

De ces onze faits semblables, on peut conclure que l'intégrité des faisceaux sous-pédiculo-frontaux inférieurs est nécessaire pour que le centre cortical du langage jouisse de ses manifestations; il est probable que, dans ces cas, le mécanisme d'association des idées et des mots est possible, mais que les mots ne peuvent être prononcés par suite d'une véritable mutité cérébrale. Le cas de Déjerine indique que cette lésion peut guérir, et cela se comprend bien, car on sait que dans les expériences, les nerfs sectionnés se régénèrent, du moment que l'écartement des bouts n'est pas trop grand et que l'on attend longtemps avant de sacrifier l'animal.

Comme pour les cas précédents, nous avons dressé des schémas représentant le centre probable d'après nos observations. Mais on remarquera, ici, que la figure est faite *par différence*, au lieu d'être, comme celle des cas latents, *par addition*; il nous importe, en effet, de connaître le *minimum de lésion nécessaire* à la production d'un symptôme, tandis que, dans les cas latents, il nous importait de

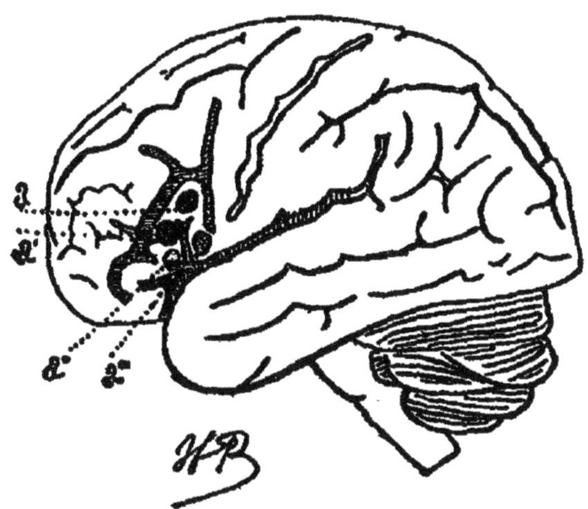

Fig. 58. — Schéma des lésions de l'aphasie par F. Gauche. (*Localisation certaine.*)

chercher le *maximum des lésions* compatibles avec l'absence de troubles moteurs.

La *Figure* 58 représente le centre cortical du langage;

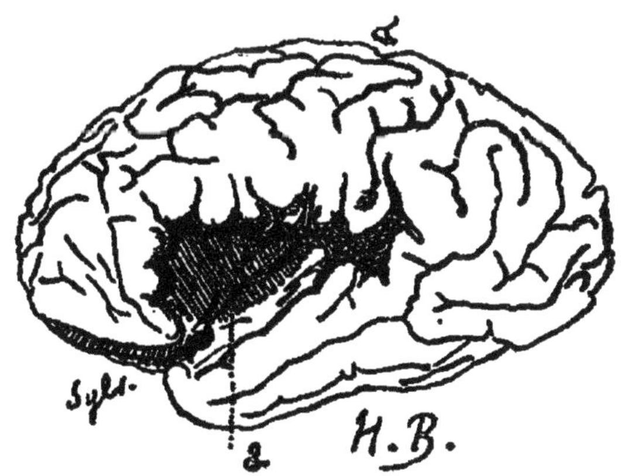

Fig. 59. — Schéma de l'aphasie par l'insula. (*Localisation à l'étude.*)

les lettres *a* et *a'* indiquent le centre normal, et les lettres *a''* et *a'''* l'extension ordinaire de ce centre.

La *Figure* 59 montre l'insula de Reil, considérée comme centre possible du langage, et, en tous cas, indique que

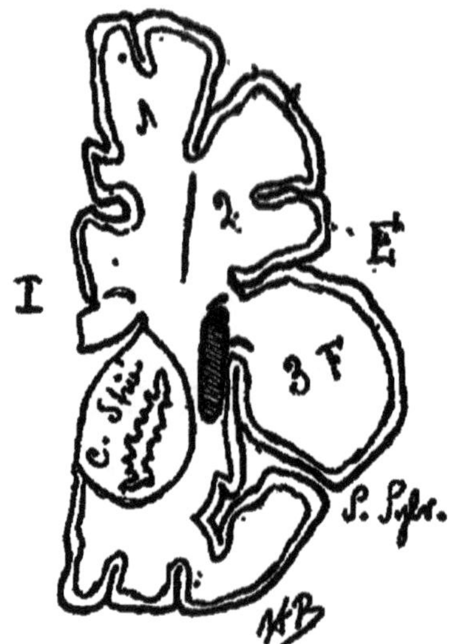

Fig. 60. — Schéma de l'aphasie par lésion des faisceaux sous-corticaux. (*Localisation certaine.*)

cette question doit être étudiée par des lésions observées en ce point.

La *Figure* 60 donne la coupe pédiculo-frontale et l'interruption nécessaire des faisceaux blancs pour que l'aphasie se produise : c'est une lésion démontrée, croyons-nous, par la série C de nos observations.

CHAPITRE V.

Etude de l'Aire motrice : Détermination de points moteurs par les cas d'épilepsie partielle.

Il nous faut démontrer maintenant que les troubles de la motilité correspondent à des lésions situées dans le périmètre de l'aire motrice. Pour faire cette étude, nous ne pouvons entrer dans le détail de tous les faits, ni discuter chacune des monoplégies à part et longuement, nous nous contenterons d'une énumération rapide et renverrons le lecteur aux ouvrages classiques pour ce qui a trait aux particularités de ces monoplégies (1).

Spasmes localisés.

Dès 1827, Bravais (2) signalait dans sa thèse l'épilepsie à forme hémiplégique et en décrivait trois types :

---

(1) Consulter surtout, pour les chapitres qui suivent :
Charcot et Pitres. — Ier mémoire, *Revue mensuelle*, 1877 ; 2e mémoire, *Revue mensuelle*, 1878 et 1879.
Grasset. — *Des localisations cérébrales*, 1878.
Maragliano. — *Rivista di freniatria e di med. legale*, 1878.
Ferrier. — *Gulstonian Lectures*, for 1878.
Rendu et Gombault. — Travail critique dans *Revue de Hayem*, 1876.
Rendu. — *Même recueil*, 1879.
(2) *Thèse de Paris*, 1827, n° 118.

1° Epilepsie hémiplégique débutant par la tête ;
2° Celle qui débute par le bras ;
3° Celle qui commence par la jambe.

Nous citerons aussi les faits de :

1. Parent-Duchâtelet (*thèse* 1821).
2. Demongeot (*thèse* 1827, n° 276).
3. Papavoine (*Journal hebd.*, 1830, p. 113).
4. Lallemand (T. III, p. 42 et p. 175).
5. Andral (*Clin.*, T. V, p. 392, 399, 477).
6. Charpentier (1837).
7. Becquerel (1840).
8. Berton (1842).
9. Legendre (1846).
10. Charcot et Vulpian (1855).
11. Baudot (1859).
12. Cruveilhier (*Anat. path.*, 8e livraison, pl. III).
13. Broca (*Soc. chir.*, 1867).
14. Liouville (*Soc. anat.*, 1869).
15. Villard (*Soc. anat.*, 1870).

A tous ces faits qui sont suffisamment précisés pour être inclus dans la zone motrice, il faut ajouter ceux cités par MM. Rendu et Landouzy dans leurs thèses inaugurales, et les séries de Hughlings Jackson.

Certaines observations sont à noter au point de vue de la localisation des centres isolés :

1. Jackson (*med. mirror*, 1869).
2. 3. 4. Charcot (3 cas) (Obs. I, II, III de la thèse de Lépine).
5. Jackson (*med. Times*, 1875).
6. Jackson (*med. Times*, 1875), deuxième cas.
7. Glicky (*Archiv. f. Klin. med.* Bd XVI, s. 463, 1875).
8. Mahot (*Prog. méd.*, 17 mars 1877).
9. Henrot (*Union méd. du Nord-Est*, Obs. XXIII de Charcot et Pitres).

Dans tous ces cas, des convulsions commençaient par

les doigts du membre supérieur et il y avait une lésion de la frontale ascendante du côté opposé.

Le siége de la lésion était dans le voisinage du précédent dans les cas suivants.

10. Jackson (Obs. IV, *Thèse de Lépine*).
11. Jackson (*Brit. med.*, 1873).
12. Bernhardt (*Arch. f. Psych.*, B[d] IV, s. 698).

Nous ajouterons à ces faits ceux qui ont porté sur le membre supérieur et sur le membre inférieur à la fois.

13. Bourneville et Charcot (*Soc. Biologie*, 1876).
14. Dreyfus (*Soc. Biologie*, 1876).
15. Landouzy (*thèse*, p. 200).

Dans ces trois cas la lésion siégeait sur le sommet des circonvolutions ascendantes et était à cheval sur le sillon de Rolando.

En ajoutant à cette liste les cas dans lesquels les convulsions ont débuté par la face, on possède déjà les éléments d'une statistique.

16. Hitzig (*Arch. f. Psych.*, B[d] III, s. 231).
17. Wernher (*Arch. f. Path. An.* LVI).
18. Verneuil (*Revue de Hayem*, 1876).
19. Gowers (*Brit. med.*, 1874).
20. Charcot et Ball (cités par Rendu, *Revue Hayem*, 1876).

Dans ces cinq cas les lésions sont prononcées vers le bas des circonvolutions ascendantes.

Mais les lésions situées au voisinage de cette région ont généralement produit des convulsions de la face et des membres du côté opposé, *quand elles siégeaient vers la partie moyenne des circonvolutions ascendantes.*

21. Byrom Bramwell (*Brit. med. Journal*, 1875).
22. Bernhardt (*Arch. f. Psych.*, B[d] IV, p. 598).
23. David (*Gaz. méd. de Paris*, 1874).

A ces faits nous pouvons ajouter ceux de :

24. Rosenthall (*Clinique du système nerveux*).
25. Burresi (cité par Rendu, *Revue Hayem*, 1879).

On voit donc que les cas sont assez nombreux pour permettre de se servir de l'épilepsie partielle comme argument en faveur des localisations cérébrales, et surtout en faveur d'une zone motrice, c'est ce que démontrent encore les faits récents dont nous donnons l'observation.

Observation LXXIV. Charcot et Pitres. (Obs. XIX du premier mémoire.) (*Fig. 61*, A).

Hémiplégie spasmodique gauche sans paralysie faciale. Plaque d'atrophie corticale par ramollissement, comme on le

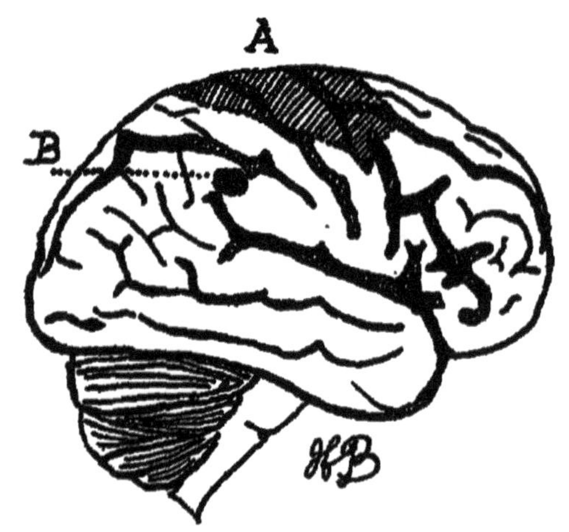

Fig. 61. — Cas de Charcot et Pitres, A ; cas de Seguin, B.

voit sur la figure, la lésion occupe le haut de la zone motrice et empiète un peu sur le pied de la 1re frontale.

Observation LXXV. Seguin. (*Americ. Neurol. Assoc.* 1877.) (*Fig. 61*, B).

Méningite cérébrale suppurée, abcès dans les deux hémisphères, spasmes épileptoïdes localisés dans la main, le bras gauche, la face à gauche, pas de paralysie, pas d'aphasie.....

Lésion sur le lobule pariétal inférieur près de la pariétale ascendante.

On remarquera le siége assez insolite de cette lésion, il faut se souvenir du grand rôle que joue la méningite dans les convulsions, et c'est à cause de faits semblables que nous n'accordons pas la première place à l'épilepsie partielle dans notre démonstration des centres précis. L'auteur américain remarque, du reste, que les membres n'étaient pas paralysés après ces attaques, ce qui est d'accord avec le siége de la lésion, située aux confins de la zone latente (une autre lésion *Fig.* 62 B est conforme à la loi de l'aphasie).

Observation LXXVI. Maygrier. (*Soc. anat.*, décembre 1877.) (*Fig.* 62, A).

Hémiplégie et épilepsie partielle à la suite d'une gomme de la substance corticale.

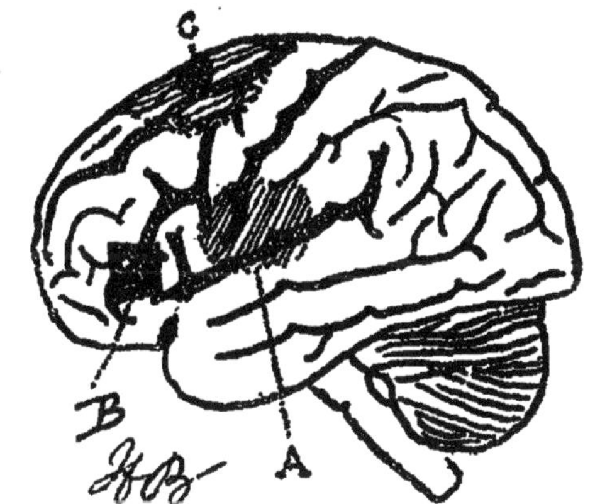

Fig. 62. — Cas de Maygrier, A; cas de Mossé, C.

Dans la profondeur la lésion occupe le faisceau pariétal moyen.

Observation LXXVII. Mossé. (*Soc. anat.*, décembre 1877.) (*Fig.* 62, C).

Il s'agit d'une fracture de la voûte du crâne ayant causé une perte de substance de la première frontale externe gauche (issue de matière cérébrale par la plaie) et sans symptômes (point noir de la figure 62, A).

Un foyer d'encéphalite se forma peu à peu autour et on finit par avoir des contractures intermittentes de forme hémiplégique à droite.

A l'autopsie on a trouvé un foyer entouré par une zone de méningo-encéphalite récente qui empiète sur la frontale ascendante et sur le pied de la première frontale.

L'extension de ce cas est montrée par la teinte ombrée qui accompagne le point central sur la figure 62 ; il est, du reste, évident que la méningite n'était pas aussi strictement limitée que le trait de notre figure. Ce cas ne nous semble rien laisser à désirer comme netteté, il montre le passage d'une lésion de la zone latente dans la zone motrice, s'accompagnant d'un changement total dans les symptômes observés à ces deux périodes de la maladie : il n'a pas la même valeur pour fixer le centre minimum du bras et de la jambe, mais nous aurons l'occasion de voir plus loin si les méningo-encéphalites ne sont pas trop peu circonscrites pour permettre, par leur seule étude, d'arriver à ce résultat.

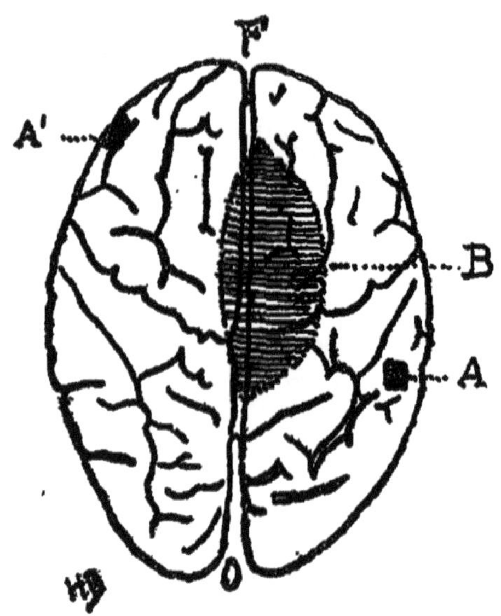

Fig. 63. — Cas de Seguin.

Le cas suivant de Séguin est aussi fort instructif.

Observation LXXVIII. Seguin. (*American Neurological Association*, 1877.) (*Fig. 63*).

Blessure du sommet du crâne au côté droit : ostéite consécutive, pachyméningite et lésion des circonvolutions sous-jacentes. Développement d'une tumeur sarcomateuse volumineuse dans l'hémisphère droit. Epilepsie, convulsions limitées au bras gauche, au cou, à la face. Hémiplégie gauche, pas de névrorétinite.

L'autopsie faite avec beaucoup de soin a montré une

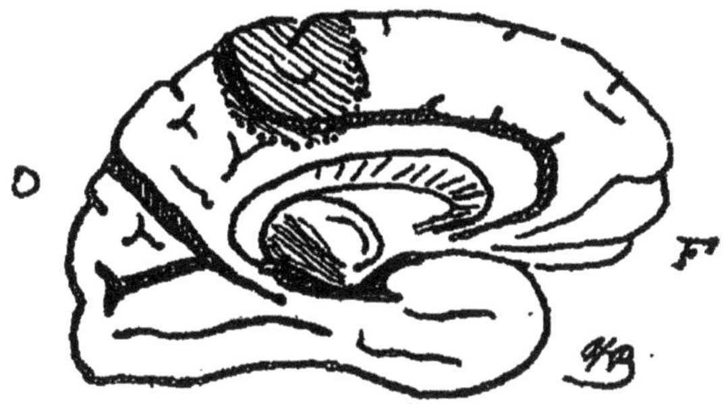

Fig. 64. — Cas de Bourneville.

grosse tumeur sarcomateuse à cheval sur le sillon de Rolando, pénétrant les centres blancs, jusqu'au voisinage du

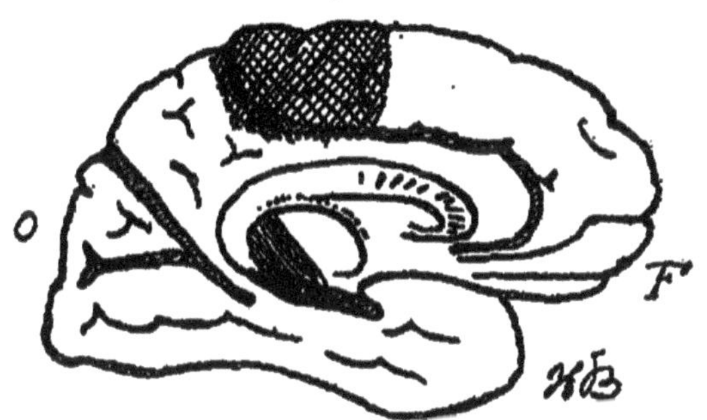

Fig. 65. — Cas de Charcot et Pitres.

ventricule latéral et pénétrée elle-même par le sinus longitudinal supérieur complétement oblitéré.

Observation LXXIX. Bourneville. (*Soc. anatomique*, juillet 1876.) (*Fig. 64*).

Hémiplégie infantile droite, suivie d'épilepsie partielle. Ancien foyer occupant le lobe paracentral ; adhérences sur la frontale et la pariétale ascendantes et sur le lobule pariétal supérieur. (Schéma 64, d'après la description.) Dégénération secondaire de la moelle.

Observation LXXX. Charcot et Pitres. (XVIIIe du premier mémoire.) (*Fig.* 65).

Hémiplégie infantile droite spasmodique. Epilepsie partielle, contracture des membres droits.

Atrophie du lobule paracentral gauche et d'un peu de l'avant-coin de ce côté.

Marqué sur le schéma de la *Fig.* 65, d'après la description.

Ces cas 79 et 80 sont dégagés des complications de la méningite aiguë, aussi sont-ils complétement d'accord avec la théorie des centres moteurs et leur localisation corticale est précisée avec le soin que mettent MM. Charcot et Bourneville dans leurs autopsies, nous renverrons pour le détail de ces deux observations importantes aux sources originales et au travail sur l'*épilepsie partielle* de M. Bourneville (1). A ces observations nous pourrons joindre encore celles qui suivent et que nous trouvons dans les journaux étrangers; nous les résumons à cause de leur longueur. Ce sont des cas étudiés en vue de la théorie de Ferrier, et qui semblent bien confirmer certaines de ses assertions.

Observation LXXXI. Byrom Bramwell. (*Edimburgh med. Journal*, 1878.)

Lésion située sur la circonvolution pariétale ascendante à un pouce au-dessus de la scissure de Sylvius (2); il y avait une petite destruction de la substance cérébrale et les convulsions observées dépendaient bien de l'irritation produite; c'était une lésion de décharge comme eût dit H. Jackson; « les convulsions étaient faibles, modérées et intenses selon les accès, mais elles débutaient toujours par le cou et la face, les deux yeux étaient fermés et le côté droit de la bouche tiré en bas dans un spasme tonique; les yeux étaient alors en partie ouverts, puis tournaient ainsi que la tête vers la droite... » des spasmes se manifestaient alors dans toute la

(1) *Iconographie photographique de la Salpêtrière*, par Bourneville et Regnard, t. II, 1878.

(2) Nous traduisons cette observation de l'*Edimburgh med. j.* de 1878, mais elle nous semble si conforme à celle publiée par le même auteur en 1875, n° du 28 août, dans le *Brit. med. journal*, et citée par Ferrier à la page 109 de ses *Gulstonian lectures*, que nous la croyons en double.

tête et le cou surtout à droite; dans les accès plus étendus, les convulsions se généralisaient en descendant au bras, puis à la jambe à droite, enfin dans la grande attaque, à ces convulsions de forme hémiplégique succédaient des attaques généralisées, mais dans lesquelles les conclusions prédominaient toujours à gauche.

La position de la lésion correspondait aux centres 11 et 13 de Ferrier, et était au voisinage de ceux marqués 10 et *a*.

Observation LXXXII. Byrom Bramwell. (*Même source.*)

Tuberculose aiguë, perte de la motilité des doigts et du pouce de la main gauche; convulsions unilatérales du côté gauche, sans perte de connaissance. Hémiplégie post-épileptique et aphasie. Foyer limité à la base de la circonvolution frontale ascendante et à la base de la pariétale ascendante, auprès de la fissure de Sylvius. La zone de méningite s'étend d'après la figure jusqu'au milieu de la frontale ascendante.

Observation LXXXIII. Glynn. (*Brit. med. Journal*, 28 septembre 1878. Obs. 3°.).

G. H. 13 ans: entre à l'hôpital pour une cécité qui date de cinq semaines... « à son entrée à l'hôpital, étant au lit, il a un petit accès convulsif dans lequel le bras gauche, la main gauche, et le côté gauche de la face étaient pris; ce bras était plus faible que le droit et devenait quelquefois rigide : il arrivait même quelquefois à la jambe gauche d'être prise de quelques mouvements. Il y avait de l'atrophie de la papille des deux côtés. Ce fait et l'étude de la forme des convulsions firent penser à l'auteur qu'il y avait une tumeur cérébrale à droite au voisinage des circonvolutions marginales... » ; à l'autopsie on trouva une large tumeur myxomateuse dans la substance blanche du cerveau, à droite, elle occupait la profondeur du sillon de Rolando à sa partie supérieure.

Les observations 60, 61, 64, 67 de la thèse de Landouzy sont aussi tout en faveur de la théorie moderne de l'épilepsie partielle, elles sont tirées de Glicky et de Jackson et données avec de grands détails.

De l'examen des cas précités, une première conclusion se dégage, c'est que les spasmes localisés ne surviennent jamais qu'à la suite des lésions de la convexité des hémisphères ou après une altération du lobule paracentral;

jamais la lésion de la face inférieure du cerveau ne s'est accompagnée de convulsions; dans les cas latents, nous avons vu Shaw décrire deux de ces lésions comme s'étant accompagnées de *perte de connaissance sans convulsions*, d'évanouissement (faintness) : ces lésions convulsives ont en plus un caractère commun, c'est de siéger aux abords de la zone motrice ou sur cette zone elle-même, d'être peu profondes et, l'irritation qu'elles déterminent causant l'exagération des propriétés excito-motrices des territoires cellulaires, il s'ensuit des spasmes, limités d'abord aux muscles qui dépendent du centre le plus proche ou sous-jacent, et s'étendant ensuite dans l'ordre descendant du vertex au pied du côté opposé à la lésion : si cette excitation s'exerce sur l'ensemble des zones motrices, la convulsion devient bilatérale, mais son point de départ est toujours signalé par la prédominance des convulsions du côté opposé à la lésion.

CHAPITRE VI.

Étude de l'aire motrice : détermination des centres au minimum par les cas de monoplégie et de leur extension par ceux de monoplégies associées.

Il existe un certain nombre de *monoplégies* distinctes, dans lesquelles un membre seul s'est trouvé paralysé, il en est un plus grand nombre qui se sont associées entre elles, par suite de l'extension d'une lésion unique sur deux centres corticaux contigus, nous les désignerons sous le nom de *monoplégies associées* (1).

Ces cas, quoique peu nombreux, surtout pour le membre inférieur, permettent de préciser le centre *minimum* d'un mouvement : en effet, si une lésion A produit un symptôme B, dans un nombre de cas suffisants, il est évident qu'elle fait partie d'un premier centre moteur, si une autre lésion C, produit un symptôme D, différent de B, elle fera partie d'un second centre moteur, différent du premier, et si une troisième lésion E, située en un autre point, ou en un point commun aux points A et C, produit le symptôme B et le symptôme D plus ou moins prédominants l'un par rapport à l'autre, cela n'enlève rien à la présomption de l'existence

(1) Nous aurions pu nous servir du terme de *symplégie*, si nous n'avions craint de paraître céder au désir de faire un mot nouveau, le mot *diplégie* ayant en clinique un sens différent de celui de monoplégies associées.

des centres déjà reconnus, mais cela veut dire qu'ils peuvent avoir un ou plusieurs points communs.

L'extension et la limite de ces centres seront reconnues par l'étude des monoplégies associées, on verra de combien il faut que la lésion A s'étende sur la lésion C pour s'accompagner de quelques phénomènes nouveaux ; enfin cette monoplégie associée réunie à l'ensemble des autres monoplégies donnera la paralysie totale, qui n'est que la somme des monoplégies.

C'est qu'en effet, lorsque nous fixons en un point de l'écorce du cerveau le centre des mouvements d'un membre, nous n'entendons pas pour cela que ce point est géométriquement limité, comme on le croirait d'après la vue d'un schéma des centres, nous pensons que de ce point partent les incitations motrices *maxima* pour un groupe musculaire déterminé, mais les points voisins de l'aire motrice peuvent avoir des propriétés analogues et plus atténuées, ce n'est qu'un peu plus loin qu'un nouveau centre fera déjà sentir son influence, qui ira en augmentant jusqu'à un point maximum : nous passerons donc en revue la série des monoplégies avant d'étudier l'hémiplégie totale.

a) Monoplégie du bras.

On connait un certain nombre de cas de paralysie du membre supérieur tout seul ; les premiers en date sont ceux de :

1. Huguenin (cité par Lépine, *Thèse d'agr.*, 1875).
2. Pierret (*Soc. anat.*, 1874).
3. Jackson (cas cité à l'épilepsie partielle).
4. Raymond (*Soc. biol.*, 8 avril 1876).
5. Reynaud (*Soc. anat.*, juillet 1876).
6. Mahot (*Soc. anat.*, 1876).
7. De Boyer (*Soc. anat.*, 1877).
8. Bourdon (*Bulletins Acad. méd.*, 1877).

9. Bourdon (*Bulletins Acad. méd.*, octobre 1877).
10. Chuquet (*Soc. anatomique*, novembre 1876).
11. De Boyer (*Soc. anat.*, avril 1877).
12. Oudin (*Revue mensuelle*, 1878).
13. Ringrose Atkins (*Brit. med.*, may 1878).

De ces faits il résulterait que c'est *surtout sur la frontale ascendante que l'on doit mettre le centre des mouvements isolés du bras* : nous aurions à citer comme se rattachant à cette monoplégie les cas concordants comme siége de :

14. Sabourin (*Prog. méd.*, 1877, p. 391).
15. Darolles (cité par Ferrier, p. 78, *Gulston. Lectures*).
16. Verneuil (cité par Bourdon, *Mém. acad. méd.*, 1877).

On pourrait aussi tirer quelques arguments pour la localisation des mouvements du bras, des faits d'atrophies des circonvolutions ascendantes à la suite des amputations, mais cette question étant encore peu connue, car la morphologie des circonvolutions à l'état normal est mal définie, nous craindrions de compromettre notre cause en y introduisant des arguments contestables pour beaucoup de personnes compétentes.

Dans les faits qui précèdent, et dans ceux dont nous donnerons tout à l'heure les observations, la lésion n'a pas toujours été strictement limitée à la frontale ascendante, elle s'est souvent étendue à la pariétale ascendante et l'observation de Reynaud y fixe le centre des mouvements de la main. Beger, cité par M. Rendu (*Revue de Hayem*, 1879, p. 318), a décrit dans un cas de monoplégie brachiale une altération de la pariétale ascendante ; les deux cas inédits de Decaisne, cités par M. Rendu, impliquent aussi une certaine extension du centre du bras ; c'est ce que nous avons indiqué dans nos schémas par les lettres B, E, m, qui se rapportent aux centres secondaires du centre brachial, selon que la paralysie portait sur la main, sur les extenseurs ou sur l'ensemble du bras.

Dans une thèse récente, M. Mallebay (1) combat cette localisation et donne plusieurs faits à l'appui de son opinion : une première observation, sans autopsie, doit être écartée pour cette seule raison, quant aux autres, elles comprennent une partie de celles que nous citions plus haut et quelques autres faits plus complexes et mal interprétés. Si M. Mallebay a voulu dire, comme M. Bourdon, que le centre du bras n'était pas limité à un point mathématique, nous sommes d'accord avec lui, mais nous ne saurions admettre ses conclusions quand il dit qu'il n'y a aucun rapport entre la forme de la paralysie et le siége de la lésion (page 57, ligne 6).

b) Monoplégie de la jambe.

On ne connaît que peu de monoplégies de la jambe, le plus souvent on trouve la monoplégie associée de la jambe et du bras ; presque tous les cas connus portent sur les faits traumatiques ou des atrophies de circonvolutions, aussi devons-nous, tout en les citant, rester sur une grande réserve à propos du centre de la jambe : une seule observation, inédite, que notre collègue et ami M. Derignac nous a communiquée et dont nous avons conservé la pièce, peut nous permettre de préciser *le point minimun de ce centre.*

Les cas auxquels nous faisions allusion sont ceux-ci.

1. Lœffler : (*Generalbericht übcr den Gesundheitsdienst im Feldzug gegen Danemark*, 1865).

Il s'agit d'une paralysie de l'extrémité inférieure gauche, par une fracture traumatique du haut du pariétal droit.

2. Lœffler. (*Même source.*)

Il s'agit d'une paralysie des deux jambes par une frac-

---

(1) *Des paralysies partielles du membre supérieur d'origine corticale* (*Thèse de Paris*, 1878, n° 284).

ture des deux pariétaux et une dépression de la suture sagittale en arrière.

3. Landouzy. (*Prog. méd.*, 1877, n° 33.)
Atrophie de la pariétale ascendante dans un cas de malformation ancienne et considérable du membre inférieur.

4. Luys. (*Soc. méd. des hôp.*, 1877.)
Trois cas d'amputation des membres inférieurs ; dans les trois cas, atrophie du point de jonction de la 2e frontale externe et de la frontale ascendante.

5. Landouzy. (*Thèse citée.*)
Paralysie de la jambe gauche par une lésion du haut de l'hémisphère droit.

6. Rendu. (*Thèse citée.*)
Paralysie de la jambe gauche par une lésion du lobule pariétal supérieur droit.

Ces faits sont encore peu nombreux pour préciser le centre, nous en dirons autant des cas de Haddon et de Goutgenheim, dont on trouvera les observations plus loin, il s'agissait de paralysies restant longtemps limitées à la jambe, gagnant ensuite le bras, et ces monoplégies associées du bras et de la jambe reconnaissaient pour cause une lésion du lobule paracentral et du haut des deux marginales.

Aussi avons-nous été très-reconnaissant à notre collègue et ami Derignac de son observation :

Observation LXXXIV. Derignac. (*Inédite.*) Bicêtre, service de M. Bouchard, septembre 1878.

Il s'agit d'un homme de 51 ans, non aphasique, non paralysé de la face, ayant eu une paralysie de la jambe droite, complète, incurable, accompagnée au début d'une paralysie partielle et rapidement guérie du bras droit ; il n'y eut ni contracture, ni convulsions, ni troubles oculaires, ni troubles sensoriels ou sensitifs, pas de rotation de la tête ni des yeux.

C'est donc une monoplégie associée du bras et de la jambe ayant persisté à la jambe et ayant disparu au bras.

Examen du cerveau (par de Boyer) : tout l'hémisphère gauche du cerveau nous a été remis, à un degré de durcissement par l'alcool assez prononcé. Cet hémisphère est parfaiment sain dans sa région frontale et dans son lobe occipital, le pied des frontales externes et celui des ascendantes est sain aussi : un foyer circonscrit de ramollissement cortical occupe tout le haut de la circonvolution pariétale ascendante et une partie du lobule pariétal supérieur, il est ocreux, profond au point de permettre d'y loger le bout du doigt ; il s'étend dans la profondeur sous la frontale ascendante qui est un peu affaissée au voisinage de ce foyer, il occupe aussi un peu du lobule paracentral, près de la scissure interhémisphérique, mais ce qui frappe dans ce cerveau, c'est que le foyer a *détruit le haut de la pariétale ascendante* et a comprimé et ramolli, *sans les détruire complètement, le tiers supérieur de la frontale ascendante et du lobule paracentral.*

Ainsi donc : lésion principale, destructive, irrémédiable, destruction du point moteur de la jambe ; lésion secondaire, de voisinage, non destructive et par conséquent curable, des régions voisines.

Ce fait, dont nous n'avons pas eu le dessin à temps pour ce travail, nous paraît établir d'une façon précise le centre des mouvements de la jambe.

c) Monoplégie de la face.

La monoplégie de la face s'observe assez nettement isolée, ou associée avec la monoplégie brachiale. Des premières observations recueillies il résultait que le centre des mouvements de la face se trouvait probablement au voisinage de la scissure de Sylvius, c'est aussi la conclusion que Landouzy tirait de ses observations (*thèse citée.*) Il remarquait, en effet, que la méningite tuberculeuse remontait sur la convexité après avoir envahi les bords de la fissure sylvienne, et qu'alors les convulsions de la face et ses paralysies précédaient celles des membres.

Sauf les cas un peu contradictoires de Byrom Bramwell, de De Beurmann, dans lesquels la paralysie faciale, associée à l'hémiplégie, dépendait d'une lésion du tiers moyen de la frontale ascendante vers la jonction de ce tiers moyen et du tiers inférieur, sauf les cas complexes de Palmerini qui seront étudiés plus loin, on peut dire que le plus ordinairement, la lésion qui cause la paralysie faciale siége dans le tiers inférieur des circonvolutions ascendantes : nous citerons à l'appui de cette assertion les cas de :

1. Wherner. (1873. Déjà cité.)
2. Hervey. (*Bull. Soc. anat.*, 1874.)
3. Pitres. (*Soc. Biologie*, 1876.)

(Cette importante observation, insérée dans le premier mémoire de MM. Charcot et Pitres, sera étudiée tout à l'heure.)

4. Hitzig. (*Archiv. f. Psychiatrie*, 1872, p. 231.)

Soldat français blessé par une balle au côté droit de la tête, pris bientôt de spasmes cloniques de la face, à gauche, auxquels succède une paralysie transitoire mais complète du côté gauche de la face et de la langue. Quelques convulsions cloniques du bras gauche furent aussi observées ; à l'autopsie on note un abcès de la frontale ascendante droite situé entre le sillon frontal perpendiculaire (prœcentral fissure) et le sillon de Rolando sur le bas de la circonvolution frontale ascendante, au voisinage de la scissure sylvienne qu'il n'atteint cependant pas (1).

5. Gowers. (*Patholog. transactions*, 1876, p. 35).

Il s'agit non d'un cas d'hémiplégie gauche suivi d'une amélioration graduelle, mais de la persistance d'une monoplégie faciale gauche de ce côté ; la lésion était dans ce cas un foyer hémorrhagique situé sous le sillon frontal perpendiculaire et qui avait comprimé les frontales externes et la frontale ascendante droite.

On pourrait, à ces cas, ajouter ceux de monoplégie associée du bras et de la face, cités par :

6. Dieulafoy. (*Gaz. Hôp.*, 1868, p. 100.)

---

(1) Ferrier. — *Gulstonian lectures*, p. 88, fig. 46 ; c'est dans cet ouvrage que nous avons aussi puisé le cas de Gowers.

Une monoplégie du bras droit et de la face à droite répondait à un foyer hémorrhagique de la frontale ascendante gauche sur son tiers inférieur.

7. Barlow. (Cité par Rendu. *Revue Hayem*, 1879, p. 319.)

Hémiplégie droite, paralysie faciale, avec gêne de la déglutition ; petits foyers situés le long de la frontale ascendante, vers sa base.

Ces faits que nous aurons à rappeler, à propos des monoplégies associées, n'ont rien de contradictoire; ils indiquent l'extension du centre du bras par rapport à celui de la face, mais ils n'empêchent pas de placer le centre des mouvements de la face au voisinage immédiat de la scissure de Sylvius, comme l'indique bien l'observation suivante de Seeligmüller.

8. Seeligmüller. (Cité par Rendu. *Revue d'Hayem*, 1879, p. 319.)

Ce fait concerne un malade, qui atteint d'abord de convulsions épileptiformes de la moitié de la face, est atteint bientôt de paralysie faciale: puis surviennent des secousses convulsives dans le bras droit, et finalement une paralysie complète de ce membre. L'autopsie révèle un sarcome de la circonvolution pariétale ascendante, ayant débuté par la partie inférieure de la circonvolution pour progresser ensuite vers son tiers supérieur.

d) Paralysies des muscles du globe oculaire.

Tandis que d'après les faits précédents, il nous semblait possible d'établir le siége de la lésion minima qui suffit à paralyser le bras, la jambe, ou la face, il nous paraît difficile de préciser à quelle lésion corticale correspondent les troubles de la motilité oculaire et la paralysie dissociée de la troisième paire.

Avant d'entrer dans le détail des observations, il est

nécessaire d'établir de quoi il s'agit : on peut observer la chute de la paupière associée ou non à l'hémiplégie ou à la monoplégie et survenant du côté opposé au siége d'une lésion corticale.

Mais il n'y a pas dans ce cas de troubles sensitifs, sensoriels ou trophiques, associés *nécessairement* au ptosis, qui peut du reste survenir pour bien d'autres causes qu'une lésion corticale du cerveau : on aurait donc tort de croire que le centre du *mouvement des yeux* correspond au *gyrus angularis*, et surtout en se basant sur les expériences de Ferrier, car jamais cet auteur n'a émis cette assertion; pour lui, comme pour Munk, dont nous citerons les travaux à propos des centres sensoriels, il y a sur le pli courbe un centre de *vision* dont la destruction cause la *cécité* accompagnée ou non de troubles réflexes de l'agencement des yeux ; l'origine corticale de la troisième paire serait même, selon M. Ferrier, au niveau du pied de la seconde frontale externe à côté du centre des mouvements de la tête : quelle que soit l'interprétation des faits cliniques, ils sont assez nombreux (1) et semblent indiquer, comme le dit fort bien Landouzy, qu'une des origines du releveur de la paupière doit être cherchée dans l'écorce du lobule pariétal. En tous cas, voici la liste des faits publiés à ce propos :

1. Grasset. (*Progrès médical*, 1876.)
2. Raynaud. (*Soc. anat.*, juin 1876.)
3. Landouzy. (*Arch. de méd.*, 1877.)
4. Dussaussay. (*Soc. anat.*, décembre 1876.)
5. Landouzy. (D'après le *Brit. med. Journal*, octobre 1876.)
6. Landouzy. (*Soc. anatomique*, mai 1877.)
7. Dreyfus. (*Soc. anatom.*, mars 1877.)

---

(1) Voir Landouzy. (*Thèse* 1876.)
Du même. — De la blépharoptose cérébrale (*Arch. gén. de méd.*, août, 1877.)

8. J. Rendu (de Lyon). (*Lyon méd.*, avril 1877.)
9. De Boyer. (*Soc. anat.*, 13 avril 1877.)
10. Pitres. (*Soc. anat.*, 1876.)
11. Lépine. (*Soc. anat.*, 1877.) (Ces deux auteurs citent des cas contraires à la localisation dans le pli courbe).
12. Oudin. (*Inédite*, voir plus loin.)

Ces observations sont reportées sur la fig. 75 que l'on trouvera à la fin de ce chapitre.

Nous croyons, en présence d'une localisation aussi peu certaine que celle du centre de la troisième paire, devoir nous en tenir aux conclusions de Landouzy, et dire comme lui, sous *toutes réserves :*

1° Une des origines du releveur de la paupière doit être cherchée dans la région postérieure du lobe pariétal ;

2° Cette origine ne confine pas immédiatement aux centres moteurs des membres, car on a ou on n'a pas, selon les cas, l'association du *ptosis* et des hémiplégies ;

3° Quel que soit leur point d'origine, ces faisceaux propres à l'élévateur de la paupière ont une origine corticale directe ou indirecte.

La déviation de la tête et des yeux est un symptôme fréquent dans les lésions cérébrales, on sait qu'elle se fait du côté de la lésion lorsque cette lésion siége au-dessus des pédoncules. On pourrait peut-être l'expliquer par l'antagonisme du centre resté sain dans l'hémisphère non touché, et dont l'action croisée entraîne la tête et les yeux du côté de l'hémisphère malade : on trouvera dans les *Gulstonian Lectures*, de M. Ferrier, plusieurs arguments en faveur de cette hypothèse et la relation de trois faits, sans autopsie, dans lesquels la seule déviation des yeux semblait concorder avec une destruction du centre oculo-moteur de la seconde frontale (p. 61, 62). Nous ne devons cependant pas oublier de signaler que, dès 1876, M. Landouzy avait proposé cette explication des déviations oculaires quand il disait à la page 82 de sa thèse : « La comparaison de ces faits nous a suggéré l'explication suivante, qui satisfait aux cas dans lesquels la déviation se produit du côté de la lésion et aux cas dans lesquels elle se produit du côté opposé. La rotation de la tête correspondrait dans les premiers à l'excitation du centre (rotateur de la tête) sur l'hémisphère malade; dans les seconds, à l'action sur l'hémisphère sain du centre rotateur resté sans antagoniste, le centre de l'hémisphère malade étant annihilé passagèrement ou définitivement. »

Le seul cas connu pour baser cette hypothèse sur un

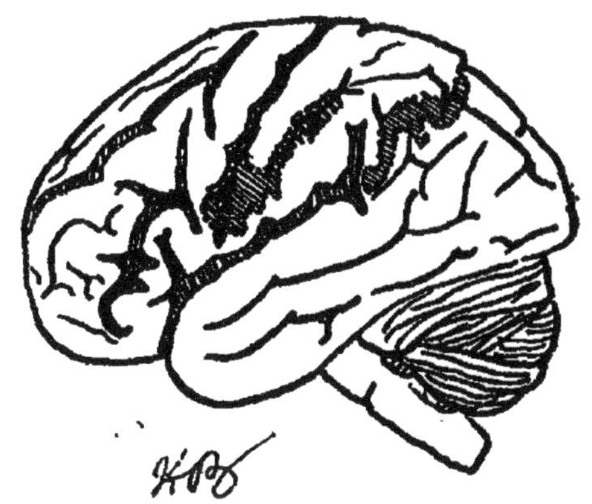

Fig. 66. — Cas de Ringrose-Atkins.

argument anatomique est celui de Chouppe, voici du reste l'indication de ces observations :

1. H. Jackson (*Lancet*, mai 1877).
2. Pr. Smith (*Opthalmic Hosp. Rep. VIII*).
3. Pr. Smith (*Opthalmic Hosp. Rep. IX*).
4. Carrol (de N.-Y.) (cité par Ferrier, p. 63 des *Gulst. Lect.*).
5. Chouppe (*Bul. Soc. Anat.*, 1871, p. 380).

Avant d'aborder l'étude des *monoplégies associées* il nous faut citer quelques observations à l'appui des assertions contenues dans les pages précédentes.

Observation LXXXV. R. Atkins. (*Brit. med. Journ.*, mai 78.) (*Fig. 66*).

Il s'agit d'une *monoplégie brachiale droite* survenue chez un homme de 83 ans, paralytique général, pris au cours de sa démence d'une attaque apoplectique, il reste paralysé du bras et de la main droite. La pupille gauche est plus dilatée que la droite, la main droite est contracturée, troubles trophiques du membre paralysé, eschares, etc.

Ramollissement cortical sous des adhérences de la pie-mère, au niveau du tiers moyen de la frontale ascendante gauche et surtout au niveau de la pariétale ascendante ; un autre foyer existe sur les bords du gyrus angularis, dépassant un peu la scissure interpariétale pour venir léser une portion du lobule pariétal supérieur.

Observation LXXXVI. Mahot. (*Soc. anat.*, décembre 1876.) (*Fig.* 67).

Paralysie du bras droit, datant de trois mois, chez un homme de 48 ans (non saturnin), et survenue à la suite d'une perte de connaissance et de convulsions. Attaques d'épilepsie

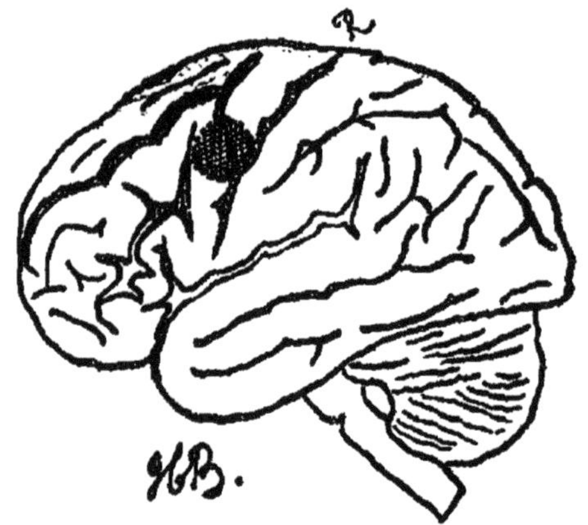

Fig. 67. — Cas de Mahot.

partielle limitées au bras droit. Paralysie faciale *plutôt devinée que constatée.* Gliôme cortical du tiers moyen de la frontale ascendante (marqué à ce niveau sur le schéma 67).

Observation LXXXVII. Charcot et Pitres. (11e Observation, *mémoire cité*) (*Fig.* 68). Cas de Pitres.

Paralysie faciale gauche permanente : paralysie très-légère et non permenente des membres. Pas de chute de la paupière, mais on ne sait si le malade avait ou non de la déviation conjuguée des yeux parce qu'il n'avait plus que des moignons d'yeux.

Ramollissement cortical étendu, occupant le lobule pariétal inférieur, le pli courbe, la scissure sylvienne et la scissure

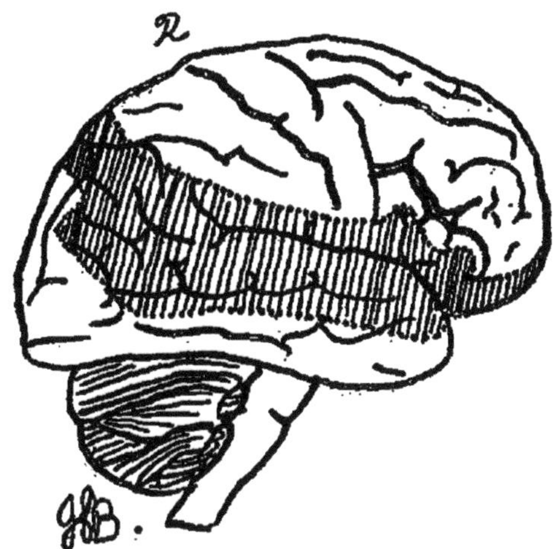

Fig. 68. — Cas de Pitres.

parallèle, il touche en outre le pied des deux marginales et de la frontale externe inférieure; ces lésions sont à droite.

Observation LXXXVIII. Martin. (*Soc. anatomique*, novembre 1876.) (*Fig. 69*, A).

Paralysie du bras et de la face à gauche. Ramollissement cor-

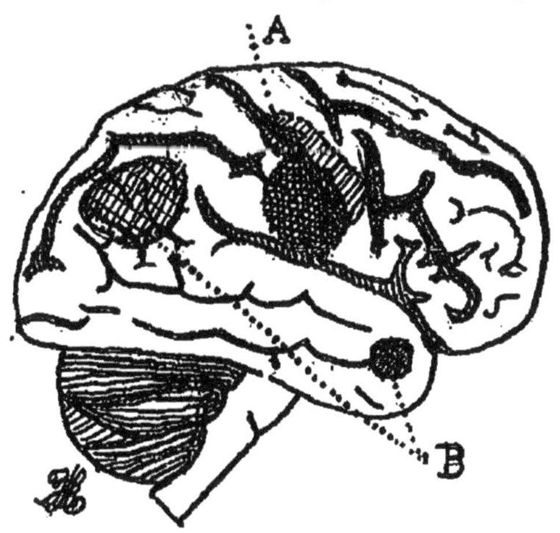

Fig. 69. — Cas de Martin, A; cas de Oudin, B.

tical apparent du tiers inférieur de la pariétale ascendante; il s'étend dans le sillon de Rolando, puis remonte couper les communications de la frontale ascendante dans sa partie moyenne et profonde. Rien aux noyaux gris ni aux faisceaux blancs ; le malade n'avait pas perdu connaissance au moment de son apoplexie.

Observation LXXXIX. Oudin. (*Inédite.*) (*Fig. 69, B*).

Nous devons à l'obligeance de notre collègue M. Oudin, la communication du schéma 69 B, relatif à un malade soigné chez M. Ollivier à Ivry, en 1877.

Déviation conjuguée des yeux sans paralysie : on trouve un ramollissement cortical en dehors des points moteurs, occupant le bout antérieur du deuxième sillon temporal, et un second situé juste sur le pli courbe et le lobule pariétal inférieur dans sa moitié postérieure.

Observation XC. Landouzy. (*Soc. anatomique*, décembre 1877.) (*Fig. 70*).

Hémiplégie brachiale légère et hémiplégie faciale inférieure, au cours d'une méningite tuberculeuse : ramollissement cortical

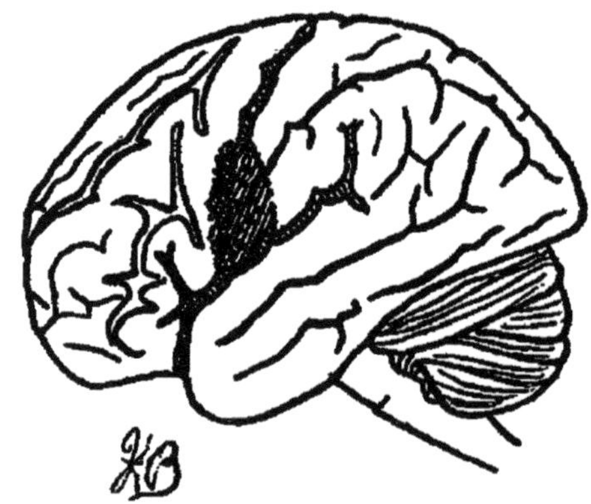

Fig. 70. — Cas de Landouzy.

à cheval sur la moitié inférieure du sillon de Rolando, occupant la moitié inférieure de l'épaisseur de la frontale ascendante en bas, et la moitié inférieure de la pariétale ascendante.

Observation XCI. M. Reynaud. (*Soc. anat.*, juillet 1876.) (*Fig. 71*).

Paralysie des extenseurs de la main sur l'avant-bras à gauche. Hémorrhagie du milieu du sillon de Rolando, au point marqué sur le schéma (album de la Société anatomique).

Les observations suivantes sont traduites et résumées d'un mémoire de M. Palmerini (*Archiv. Italiano per le*

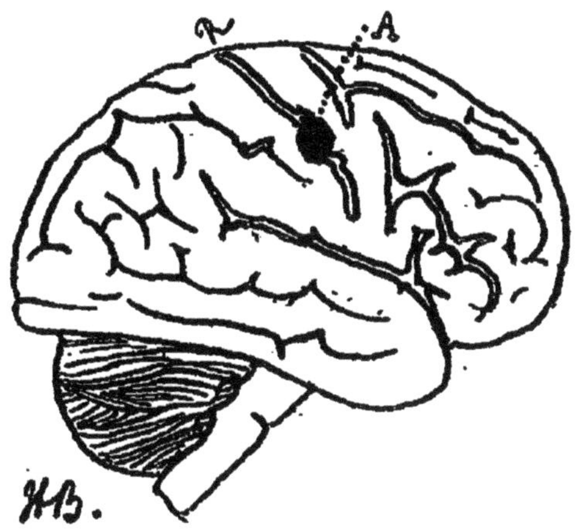

Fig. 71. — Cas de M. Reynaud.

malatie nervose fas° V et VI. 1877); il s'agit de trois cas de paralysies corticales incomplètes portant sur le membre

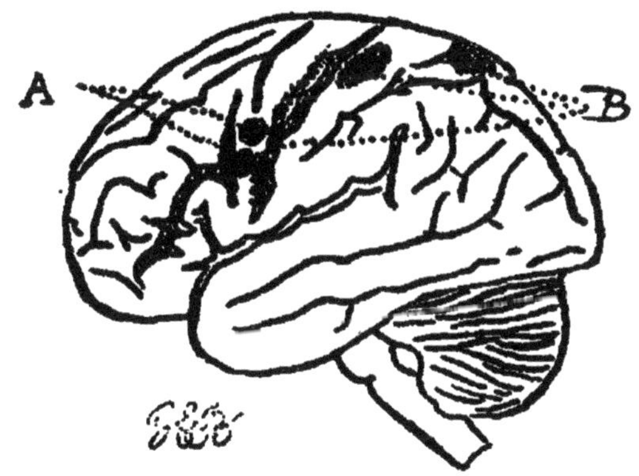

Fig. 72. — A, 1er cas de Palmerini. B, 2e cas de Palmerini.

supérieur et associées ou non avec des monoplégies du facial inférieur.

Observation XCII. Palmerini. (*Loc. cit.*, 1re Observation.) (*Fig. 72*, A).

Paralysie faciale à droite, hémiplégie à droite, bien plus prononcée au membre supérieur. Deux foyers de ramollissement siégent sur la frontale ascendante, sur le tiers moyen de la circonvolution et gagnent la profondeur.

OBSERVATION XCIII. Palmerini. (*Loc. cit.*, 2° Observation.) (*Fig. 72*, B).

Ramollissement cortical, observé à l'autopsie d'une idiote; il occupe toute la lèvre antérieure du sillon de Rolando à gauche (*Fig. 72, B, trait vertical*). La main droite et le bras droit sont absolument paralysés, la jambe l'est moins, très-légère paralysie faciale à droite.

N. B. — On remarquera sur la fig. 72 la trace de deux érosions superficielles, en B, qui expliqueraient la faiblesse de la jambe.

OBSERVATION XCIV. Palmerini. (*Même source*, 3° Observation.) (*Fig. 73*).

Ramollissement cortical, à l'union du tiers inférieur et des 2/3 supérieurs de la frontale ascendante. Paralysie faciale à

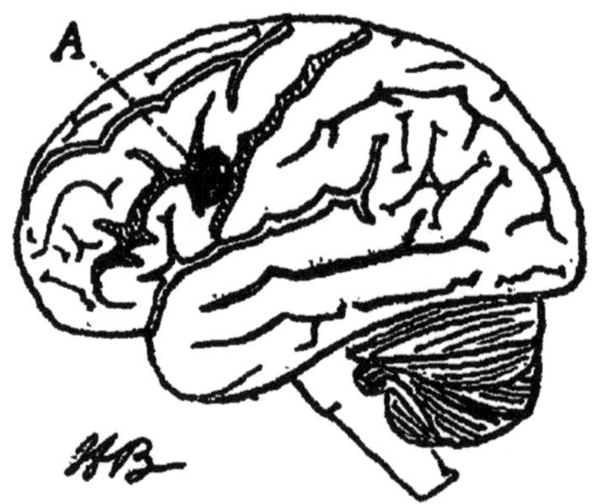

Fig. 73. — 3e cas de Palmerini.

droite, hémiplégie incomplète n'atteignant que peu la jambe droite, dont pourrait rendre compte un *ramollissement du centre de Vieussens* (1).

OBSERVATION XCV. Mossé. (*Soc. anat.*, janvier 1878.) (*Fig. 74*).

---

(1) Nous ne faisons ici qu'indiquer ces trois faits qui forment la base d'un travail assez étendu, renvoyant le lecteur pour les symptômes et le détail des autopsies à l'*Archivio italiano*.

Le cas suivant de Mossé est un des plus instructifs pour les localisations cérébrales ; il s'agit d'hémorrhagies cérébrales corticales et multiples siégeant en différents points des hémisphères et ayant donné lieu à de l'aphasie et à une monoplégie du bras et du facial inférieur : nous avons pointé ces foyers sur la pièce fraiche gracieusement mise à notre dispo-

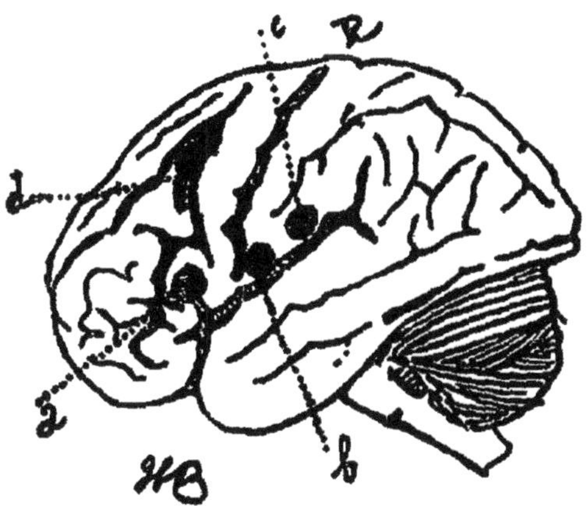

Fig. 74. — Cas de Mossé.

sition par M. Mossé ; les points de la *fig.* 74 indiquent le siége de la lésion la plus accentuée.

A. *rend compte de l'aphasie.*
B. *de la monoplégie faciale.*
C et D. *de la monoplégie brachiale, car les lésions* D *empiétaient plus sur la frontale ascendante que ne l'indique la figure.*

L'aphasie, dans ce cas, était absolue : tant par suite de la paralysie de la face et des lèvres que par suite de la perte de la faculté du langage.

Comme pour les chapitres précédents, résumons donc sous forme de schéma les points que nous croyons établis comme centres de mouvements.

La *fig.* 75 représente la superposition de 18 cas de ptosis rassemblés par Landouzy et des deux cas que nous avons observés avec Oudin ; sauf un seul, celui de Rendu de Lyon (représenté par le grand carré qui comprend la base des ascendantes), on voit que tous les points du lobule pariétal inférieur sont pris, et nous avons pu construire par une série de hachures verticales l'ensemble des points qui correspondent aux origines possibles de l'oculo-moteur commun : cela ne veut pas dire que nous fassions de ce grand périmètre un centre, seulement nous ferons remarquer qu'il correspond assez bien aux origines sensorielles du nerf optique selon Ferrier, et comme les observations sont pour la plupart, y compris la nôtre, muettes sur l'intégrité des fonctions visuelles, il nous est permis de supposer, sans la préciser, une relation entre le ptosis et un trouble des fonctions occulaires, le tout sous la dépendance d'une lésion du lobule pariétal inférieur : nous n'avons fait ce schéma que pour attirer l'attention des observateurs sur un important desideratum des localisations corticales : on remarquera que ce tracé est dans la zone latente, l'observation de MM. Charcot et Pitres l'indique assez (obs. 39 de cette thèse et I du premier mémoire de ces auteurs).

Le *schéma 76* indique la position des centres telle qu'elle résulte des observations d'épilepsie partielle et de monoplégies. Ce sont des points de *minimum*, représentant la lésion *minima* qui correspond à l'abolition permanente des fonctions d'un membre ou d'un groupe musculaire. On y voit en Z L une ligne ponctuée qui rappelle l'extension de la *zone latente* d'après les schémas précédents, elle comprend le tracé de la figure 75 relatif aux yeux : en T nous avons marqué le centre de déviation conjuguée d'après le cas de Chouppe ; en J le centre de la jambe d'après le cas de Dérignac ; en M la paralysie des extenseurs d'après l'observation de M. Raynaud ; en E le cas de Mahot, épilepsie partielle du bras ; en B le centre secondaire du bras d'après les observations citées nous admettons que le centre du bras comprend ces trois points : en F on voit le centre de la face ; nous n'avons pas marqué celui du langage puisque le dessin représente un hémisphère droit.

Il nous reste maintenant à voir quelle est l'extension de ces centres, quels sont leurs rapports l'un avec l'autre ou les uns avec les autres ; ce sujet, plus délicat encore que le précédent, ne peut être élucidé que par l'étude des monoplégies associées : nous entendons sous ce nom la coexis-

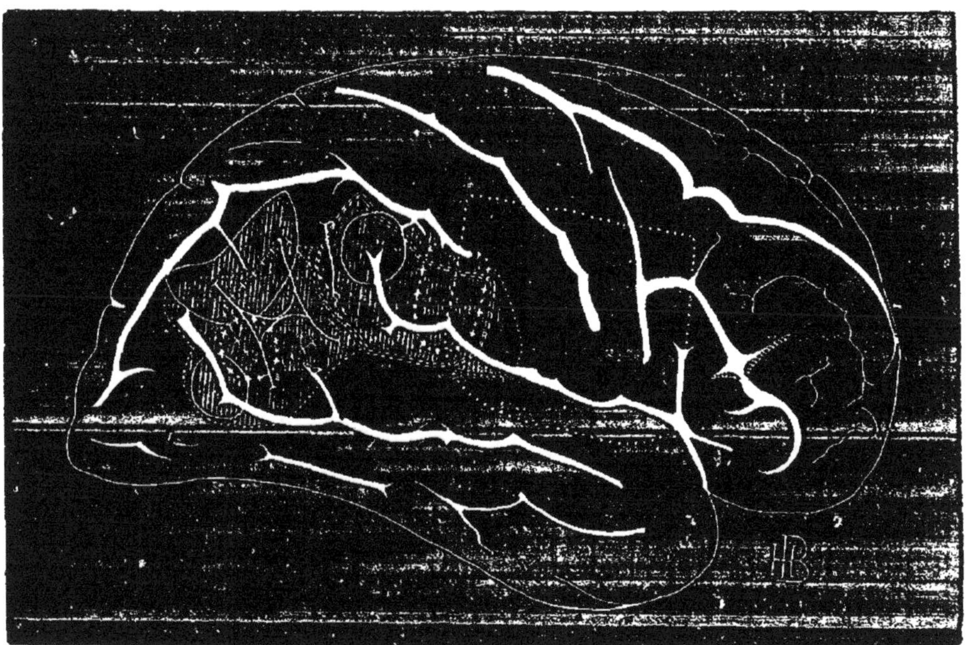

Fig. 75.

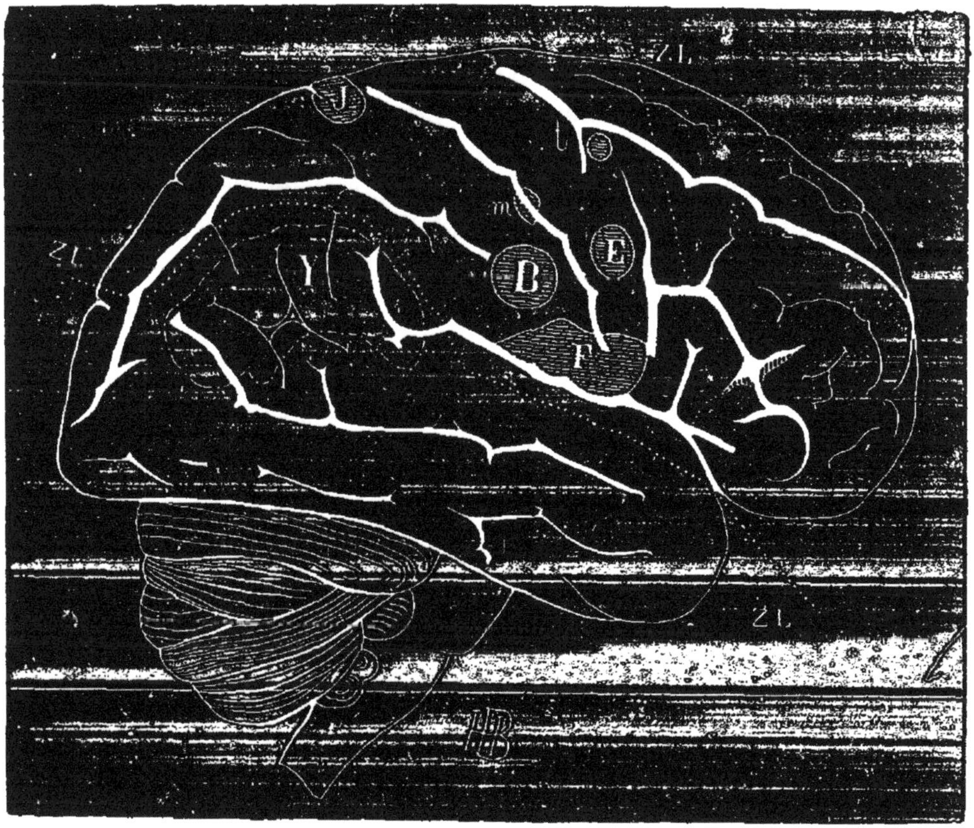

Fig. 76.

tence de deux monoplégies due à une lésion limitée et commune à deux territoires corticaux (1).

Un premier fait frappe quand on envisage ces lésions partielles de l'aire motrice, c'est qu'il y a des associations qui ne se font pas et d'autres qui sont fréquentes : ainsi, on n'observe jamais :

a) la paralysie de la jambe et celle de la face,
b) la paralysie isolée de la jambe et la perte du langage.

C'est déjà une présomption pour admettre que ces centres ne sont pas contigus : on observe au contraire :

a) la monoplégie associée du bras et de la face,
b) la monoplégie associée du bras et de la jambe,
c) la monoplégie associée de la face et la perte du langage,
d) les monoplégies associées du bras, du langage et de la face.

Ce qui indique déjà la fréquence de la monoplégie du bras associée à celles dépendant des autres centres.

C'est donc une présomption en faveur de la grande extension du centre du bras puisqu'il peut confiner à celui de la jambe et à celui de la face, situés aux deux extrémités du sillon de Rolando, l'un en haut, l'autre en bas ; et, en fait, c'est du bras qu'on se sert surtout. C'est le bras qui jouit chez l'homme des mouvements de préhension répartis entre les quatre membres et la queue chez le singe, et annulés chez le chien qui marche et ne saisit rien avec ses doigts. C'est encore le bras qui, par ses muscles fléchisseurs, nous aide à soulever les fardeaux, c'est lui qui, par les muscles de l'avant-bras et de la main, nous sert dans toutes les actions de la vie ; il est donc très-plausible, *a priori*, d'admettre un centre étendu pour des mouvements aussi

---

(1) Ce terme a été employé dans ce sens par MM. Charcot et Pitres. (*Revue mensuelle*, 1879, n° 2.)

complexes et aussi fréquents; quant à la jambe, elle a, chez l'homme, peu de fonctions distinctes de celles de la marche; ses orteils ne servent pas à la préhension; se fléchir et s'étendre voilà à peu près ses principaux mouvements; elle a besoin de force pour supporter le poids du corps, mais elle le fait d'une façon presque inconsciente, étant assez pourvue de filets médullaires pour soutenir le corps, ou le faire avancer, sans que quelquefois le cerveau ait à entrer en action : c'est ainsi que l'on peut marcher fort régulièrement en étant endormi et que, sauf les cas pathologiques, il n'en est pas de même pour les actions délicates qu'exercent les muscles du bras. Ces présomptions en faveur de la grande extension du centre du bras pourraient aussi s'appuyer sur des considérations tirées de l'embryologie : on sait que le développement de la surface du cerveau est tardif, que ses sillons ne se creusent qu'à partir du quatrième mois de la vie intra-utérine, et qu'à ce moment les centres moteurs sont peu différenciés (1) ; ce n'est que peu à peu, sous l'influence des grandes lois d'hérédité et d'adaptation qui régissent l'espèce humaine comme le reste des êtres organisés, que la différentiation se fait entre les centres ; il n'y a donc rien de singulier à supposer, au point de vue de la philosophie naturelle, que le centre du bras acquiert peu à peu ses propriétés et se développe en raison directe de l'exercice plus fréquent auquel nous soumettons notre membre supérieur, dès que nous prenons définitivement l'habitude de la station verticale. Le membre supérieur droit est celui dont se servent la plupart des hommes, pour des raisons anatomiques dans lesquelles nous n'avons pas à entrer, aussi la zone motrice est-elle plus accentuée à gauche, aussi le cerveau gauche, dans son ensemble, est-il plus actif que le cerveau droit, aussi est-il le siége de la faculté du langage.

Nous commencerons l'étude des monoplégies associées par celle de la paralysie du bras et de la face.

---

(1) Mémoire de Tarchanoff dans *Revue mensuelle* de 1878.

e) Monoplégie associée de la face et du bras.

Dans leur deuxième mémoire, MM. Charcot et Pitres (1) disent : « les lésions destructives du tiers inférieur de la pariétale ascendante déterminent une paralysie des muscles de la moitié opposée de la face et du membre supérieur du côté opposé. » Les observations que nous rapportons sont entièrement conformes à cette assertion, voici, du reste, les principaux cas connus :

1. Cruveilhier (*Anat. pathologique*, liv. XX, pl. IV).
2. Dieulafoy (*Gaz. hôpitaux*, 1868).
3. Troisier (*Soc. anat*,, décembre 1872).
4. Bernhardt (cité par Lépine, *Thèse agr.*, 1875, p. 145).
5. Martin (*Soc. anat.*, novembre 1875).
6. Cas de Palmerini (cité obs. 92).
7. Id. (cité obs. 93).
8. Id. (cité obs. 94).
9. Mossé (*Soc. anat.*, janvier 1878).
10. Frey (*Archiv. f. Psychiatrie*, 1875, p. 327).

On pourrait ajouter à ces observations les deux cas de MM. Proust et Terrillon, dans lesquels une monoplégie associée du bras et de la face a déterminé ces chirurgiens à appliquer le trépan.

11. Landouzy (*Soc. anat.*, 1877, p. 593).
12. Charcot et Pitres (Obs. XLIIIe du 2e *mémoire*).
13. Rosenthal (Obs. XLVIe du 2e *mémoire* de Charcot et Pitres).

---

(1) Charcot et Pitres. — *Nouvelle contribution à l'étude des localisations motrices dans l'écorce des hémisphères du cerveau.* (*Revue mensuelle*, n° 2, février 1879.)

14. Marchant (*France médicale*, 22 décembre 1877) (1).

f) Monoplégies associées du bras et de la jambe.

Il est très-fréquent, lorsque les lésions de la zone motrice sont partielles, de rencontrer la paralysie associée du bras et de la jambe, ordinairement, on observe cette paralysie comme l'indiquent encore MM. Charcot et Pitres (*loc. cit.*), à la suite de destruction du lobule paracentral, du tiers supérieur de la frontale ascendante et des deux tiers supérieurs de la pariétale ascendante ; en tous cas, *on peut admettre comme règle générale, que ces lésions siègent vers la partie supérieure de l'aire motrice et n'atteignent jamais le voisinage immédiat de la scissure de Sylvius.*

1. Lœffler (cité par Hitzig, Charcot, Grasset).
2. Jackson (*med. Times*, 1875).
3. Glicky (obs. citée).
4. Pitres (*Soc. Biologie*, janv. 1876).
5. Dussaussay (*Soc. Biologie*, févr. 1876).
6. Charcot et Bourneville (*Soc. Biol.*, janv. 1876).
7. Landouzy (*thèse citée*, XXIVe obs).
8. Charcot et Pitres (XVIe observ., *loc. citato*).
9. Charcot et Pitres (XVIIIe obs., *loc., citato*).
10. Henrot (*Union méd. du N.-Est*, mars 1877).
11. Laveran (*Soc. méd. des hôpitaux*, 1877).

---

(1) A ces cas il ne convient pas d'ajouter, comme nous l'avions d'abord fait, une de nos observations, nous l'avions intitulée *monoplégie brachiale* gauche par erreur, il s'agit en effet d'une paralysie du bras et de la jambe, dans laquelle la main et le bras furent pris de contracture secondaire, notre titre était mauvais, comme le font remarquer MM. Charcot et Pitres, dans leur deuxième mémoire (page 147) ; du reste nous n'avons jamais considéré cette observation comme un cas exclusif de monoplégie du bras et l'avions mise, au contraire, dans le mémoire qui a servi de base à cette thèse, au chapitre de l'hémiplégie sans paralysie faciale ; ce cas est bien comme le disent les auteurs précités, et comme nous nous en sommes assuré en consultant nos notes, un cas *d'hémiplégie dissociée avec contracture permanente du bras.*

12. Faisans (*Soc. anat.*, avril 1877).
13. Dreyfus (*Soc. anat.*, octobre 1879).
14. Langlet (*Union méd. du N.-Est*, mars 1877).
15. Gelpke (*Archiv. der Heilkunde*, 1876).
16. Sander (cité par Grasset et par Hayem).
17. M. Martin (*Soc. anat.*, décembre 1876).
18. Charcot et Pitres (obs. XXXVIIe, 2e *mémoire*).
19. Morelli (obs. XXXIVe du 2e *mémoire* de Charcot et Pitres).

Auxquels il faudrait ajouter deux cas intéressant les centres blancs (faisceaux fronto-pariétaux supérieurs).

20. Quenu (*Bulletins Soc. anat.*, 1877).
21. Ballet (*Gaz. méd. Paris*, 1878, p. 18).

Nous donnons quelques-unes de ces observations et les croquis qui s'y rapportent.

Observation XCVI. Mossé. (*Soc. anatomique*, mars 1878.) (*Fig.* 77, A).

Tumeurs cérébrales multiples surtout sur l'hémisphère gauche : symptômes un peu diffus, mais cependant prédominance des troubles de la sensibilité et surtout de la motilité dans les membres à droite, sans paralysie de la face : une de ces tumeurs occupe la première frontale près de son pied, trois autres le pourtour du sillon de Rolando en haut, une autre le lobule pariétal, enfin deux la partie postérieure de la deuxième temporale.

Observation XCVII. R. Atkins. (*Brit. med. Journal*, mai 1878.) (*Fig.* 77, B).

Femme de 62 ans, démente, tout à coup elle est frappée d'apoplexie à la suite d'une période d'agitation maniaque. Elle est paralysée des membres sans contracture et sans aphasie, elle n'a rien à la face.

A l'autopsie, on note l'intégrité des noyaux gris de la base et la présence d'une hémorrhagie méningée; au niveau du tiers moyen des circonvolutions ascendantes existe un caillot organisé qui adhère aux couches corticales.

Observation XCVIII. Berdinel (1). (*Soc. anatomique*, avril 1878.) (*Fig. 78*) (dessin fait d'après la pièce).

Une hémiplégie gauche graduelle fut amenée, sans para-

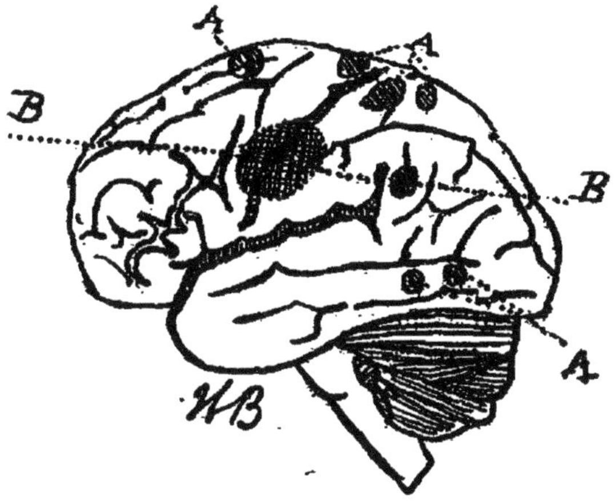

Fig. 77. — Cas de Mossé, A. Cas de Atkins, B.

lysie faciale, par des tumeurs sous-corticales n'intéressant

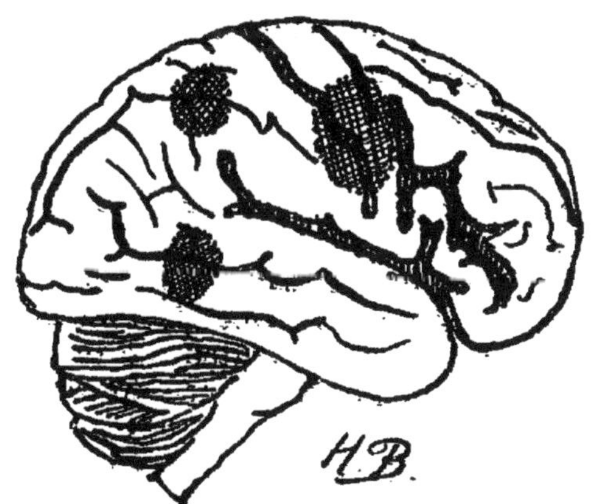

Fig. 78. — Cas de Berdinel.

nullement les noyaux gris; celle à qui l'on devait l'hémiplégie

---

Ce cas est un de ceux invoqués par M. Mallebay à l'appui de ses assertions, aussi avons-nous tenu à reproduire ce croquis qui a trait à une *hémiplégie* et non à une paralysie partielle, comme l'a cru cet auteur.

siégeait sous les deux tiers supérieurs de la frontale ascendante (coupe frontale), les deux autres étaient sur la coupe pariétale.

Observation XCIX. Ballet. (*Soc. biologie*, décembre 1877.) (Cf. deuxième mémoire de Charcot et Pitres, 1879).

Abcès du cerveau ; paralysie des membres du côté opposé, intégrité de la motilité de la face : il s'agit d'un enfant de 14 ans qui, à la suite d'une chute sur la tête, est resté paralysé. *Hémiplégie flasque sans paralysie faciale.* On trouve à l'autopsie un abcès de la face interne de l'hémisphère cérébral droit, il est saillant sur la surface cérébrale, mais on en suit les prolongements par les coupes classiques... « coupe frontale ; abcès ayant détruit les deux faisceaux frontaux supérieur et moyen, intégrité du faisceau frontal inférieur. Coupe pariétale : les deux faisceaux pariétaux supérieur et moyen sont détruits, le faisceau pariétal inférieur est sain. »

Nous avons tenu à reproduire ces deux faits quoiqu'il s'agisse de faisceaux blancs, mais c'est que leur importance est grande au point de vue de la dissociation de la paralysie; ces cas indiquent bien qu'un examen du cerveau doit être fait méthodiquement pour être probant, et qu'on trouve alors la raison de ce qu'on eut considéré sans cela comme un fait contradictoire.

Observation C. Langlet. (*Union médicale du N.-E.*, fasc. 3, 1877.) (*Fig. 79*, C).

Plaie du crâne et du cerveau au niveau de la pariétale ascendante droite, hémiplégie avec atrophie et contracture à gauche (1). Homme de 40 ans, chanteur de rue, atteint d'une... « infirmité siégeant sur le côté gauche du corps et consistant en une paralysie avec atrophie... » Cet homme a reçu, à l'âge de 7 ans, un coup de croc sur la région pariétale droite (cicatrice au point indiqué), depuis il est resté paralysé.

Atrophie prononcée des membres gauches, il existe une dif-

(1) Nous ferons remarquer pour cette observation qu'il y a dans le texte original une faute d'impression ; on dit en deux endroits que la paralysie siégeait *à droite*, par erreur, et les conclusions de l'auteur ainsi que sa description de l'atrophie des pyramides, indiquent bien qu'il s'agissait d'une hémiplégie *gauche*.

férence de longueur entre le gauche et le droit; la paralysie est presque complète, mais il n'y a ni anesthésie ni paralysie faciale.

Il existe une perforation crânienne non cicatrisée; cette lésion correspond à une cicatrice de la pariétale ascendante située... « à la jonction des deux tiers inférieurs et du tiers supérieur de la circonvolution et sur son versant postérieur.» L'ensemble de l'hémisphère droit est atrophié.

On note aussi dans cette observation une sclérose descendante de la moelle que l'on peut suivre depuis la plaie, car il en part un cordon fibreux oblique en bas et résultant sans doute de la cicatrice laissée, après pénétration, par l'instrument piquant.

Observation CI. Henrot. (*Union méd. N.-E.*, fasc. 3, 1877.) (*Fig. 79*, B).

Tubercules cérébraux de la partie moyenne de la circonvo-

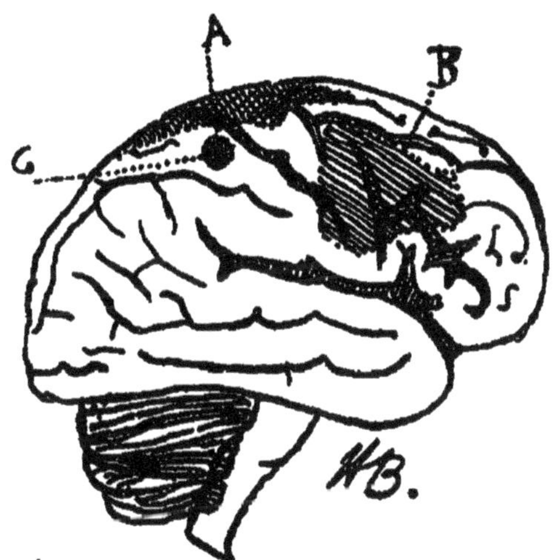

Fig. 79. — Cas de Pitres, A. Cas de Henrot, B. Cas de Langlet, C.

lution marginale antérieure et de toute la partie postérieure de la deuxième circonvolution frontale à droite : hémiplégie incomplète à gauche, parésie et ataxie (?) du membre supérieur gauche. (Ce cas a été cité déjà pour l'épilepsie partielle). Homme de 28 ans, pris sans raison d'une attaque épileptiforme commençant par le bras : après plusieurs attaques le malade devient tuberculeux des poumons et hémiplégique à gauche, sans paralysie faciale. *Autopsie :* ... « Masse tuberculeuse, placée en avant du sillon de Rolando, elle occupe toute la partie moyenne de la circonvolution marginale antérieure et atteint la partie postérieure de la seconde frontale... la tumeur a déformé en arrière le sillon de Rolando et comprime la partie inférieure de la pariétale ascendante... »

Observation CII. Pitres. (*Soc. anat.*, novembre 1875.) Album (*Fig.* 79, A).

Contracture, puis paralysie flaccide des membres à gauche, rien de facial. Ramollissement cortical du haut de la frontale et de la pariétale ascendantes, occupant le lobule paracentral et empiétant sur le lobule pariétal supérieur et sur la base de la première frontale externe, le tout à droite.

Observation CIII. Pitres. (*Soc. anat.*, avril 1876.) (*Fig.* 80, A). (Insérée dans le travail en commun avec M. Charcot.)

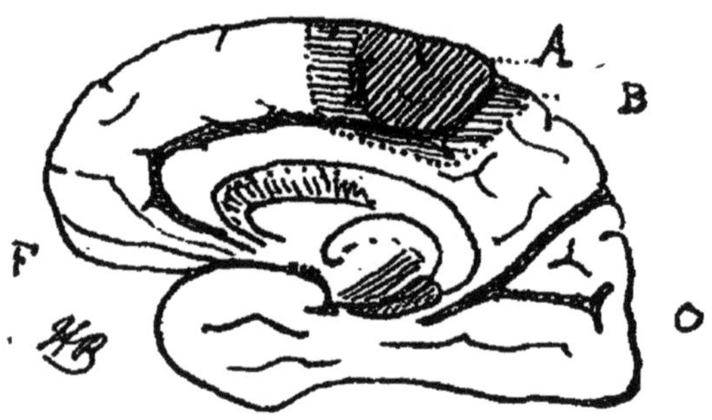

Fig. 80. — A, cas de Pitres. B, cas de Haddon.

Hémiplégie gauche limitée aux membres. Lésion du lobule paracentral à droite.

Observation CIV. Haddon. (*Brain*, juillet 1878, part. II.) (*Fig.* 80, B. et *Fig.* 81).

Il s'agit d'un Psammome qui occupe le lobule paracentral à droite et détermine peu à peu une hémiplégie gauche sans paralysie faciale; puis il envoie un prolongement à gauche qui vient un peu comprimer les circonvolutions marginales de ce côté; c'est alors que paraît une parésie du côté droit, sans rien de facial (observation très-importante que nous conseillons de lire dans ses détails).

Observation CV. De Beurmann. (*Soc. anat.*, mars 1876.)

Hémiplégie récente à droite, sans paralysie faciale : Foyer sous-cortical des faisceaux fronto-pariétaux supérieurs gauches, sans autre phénomène que des convulsions et des contractures tardives.

Observation CVI. Weiss. (*Soc. anatomique*, février 1878.) Malade ayant reçu sur la tête un éclat de meule. Les trois premiers jours le malade n'eut pas de symptômes, malgré l'issue de matière cérébrale par la plaie du frontal; puis il est pris par une série d'accidents méningés qui se terminent par une hémiplégie des membres à droite, avec contractures.

Autopsie. — Contusion du lobe frontal gauche (restée latente) :

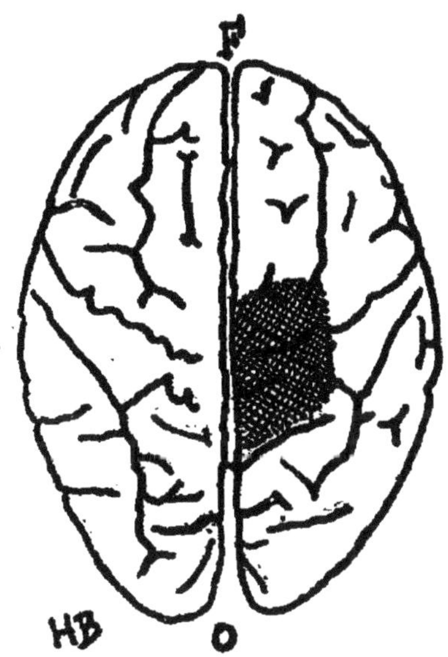

Fig. 81. — Cas de Haddon.

Méningite secondaire envahissant la frontale et la pariétale ascendantes en haut (alors est notée l'hémiplégie).

Voici encore là une observation bien concluante, divisée en deux actes, et comparable à celle de Mossé que nous avons signalée plus haut (cas latent).

Observation CVII. Richer. (Service de M. Charcot, 1878.) (Résumé d'une observation plus complète).

D'H..., femme de 76 ans, atteinte de ramollissement cortical et profond du côté gauche, siégeant sur le tiers moyen de la frontale et de la pariétale ascendantes comme centre, mais s'accompagnant de ramollissement superficiel plus étendu. (Obs. dans l'album de la Salpêtrière.) Hémiplégie droite des membres.

Observation CVIII. M. Martin. (*Soc. anatomique*, décembre 1876.)

Un malade avait reçu une tuile sur la tête, elle lui brisa le vertex et l'issue de la matière cérébrale se fit par la plaie ; coma, paralysie du bras et de la jambe à droite, absence complète de paralysie faciale à droite ou à gauche.

Trépanation : convulsions du côté paralysé le second jour après l'application du trépan.

La perte de substance comprenait 20 mill. de la frontale ascendante, 25 mill. de la pariétale ascendante, 5 mill. du lobule paracentral en avant et en haut et poussait un coin vers le 1/3 antérieur du lobule pariétal supérieur.

Observation CIX. de Boyer. (*Inédite.*) (*Fig. 82*, A).

Gr..., 56 ans (Bicêtre, service de M. Bouchard); malade atteint

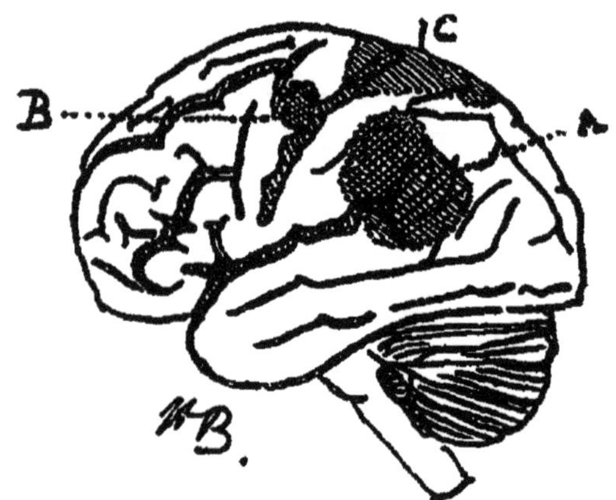

Fig. 82. — Cas de Boyer, A. Cas de Seguin, B. Cas de Dreyfous, C.

d'hémiplégie droite sans paralysie faciale ni chute de la paupière. Un ramollissement cortical très-accentué, gagnant en profondeur siége juste sur le lobule pariétal inférieur ; il s'étend en avant jusque sur la pariétale ascendante dont il occupe la partie moyenne et postérieure. (La lésion des faisceaux blancs était plus profonde et gagnait le sillon de Rolando, sur la figure on ne l'a pas représentée pour ne pas faire de confusion avec les deux autres cas.)

Observation CX. Seguin. (*Americ. neurological Association*, 1877.) (*Fig. 82, B*).

Femme de 54 ans, paralysée tout à coup du côté droit sans aphasie et sans paralysie faciale (ce dont Seguin s'est assuré lui-même) : pas de perte de connaissance, la jambe a encore moins de mouvements que le bras.

Ramollissement peu coloré à la surface, ressemblant à un ulcère..., « more like an ulceration... » de la frontale ascendante gauche ; ce ramollissement descend verticalement jusqu'au voisinage du ventricule. Pachyméningite cervicale mais bon état de la moelle.

Observation CXI. Dreyfous. (*Soc. anatomique*, décembre 1877.) (*Fig. 82, C*).

Hémiplégie droite graduelle, sans paralysie de la face. Ramollissement à gauche, occupant le lobule paracentral et le haut de la frontale ascendante.

L'étude détaillée des monoplégies et des monoplégies associées nous a montré, dans la plupart des cas au moins, que le bras était pris, soit isolément, soit avec la jambe, soit quelquefois avec la face ; il nous faut donc expliquer, si faire se peut, comment le centre du bras s'étend le long de la frontale ascendante : on pourrait supposer : *a*) soit que le bras a un centre très-bas, au voisinage de celui de la face, et un ou plusieurs autres centres en contact avec celui de jambe ; *b*) soit que le bras et la jambe sont surperposés comme centre, dans la même couche, ou dans deux couches différentes de substance grise ; qu'il y a des associations cellulaires (*fédérations* de Carville et Duret), qui sont distinctes physiologiquement, mais qui sont presque toujours atteintes ensemble par les lésions un peu étendues de l'écorce du cerveau ; *c*) soit la pénétration du centre du bras et de celui de la jambe par leur pourtour, avec un maximum pour la jambe, en haut et en arrière du sillon de Rolando, et un maximum pour le bras, en avant et vers le tiers moyen de ce même sillon : cette pénétration pourrait du reste se faire par des mélanges en proportions variables des éléments cellulaires qui président aux mouvements d'un des deux membres ; elle pourrait être causée par des affleurements différents des faisceaux blancs sous-jacents ou par la décussation des faisceaux blancs de la jambe et de ceux du bras, surtout sur la partie supérieure des circonvolutions ascendantes.

Le terrain anatomique et physiologique nécessaire à pa-

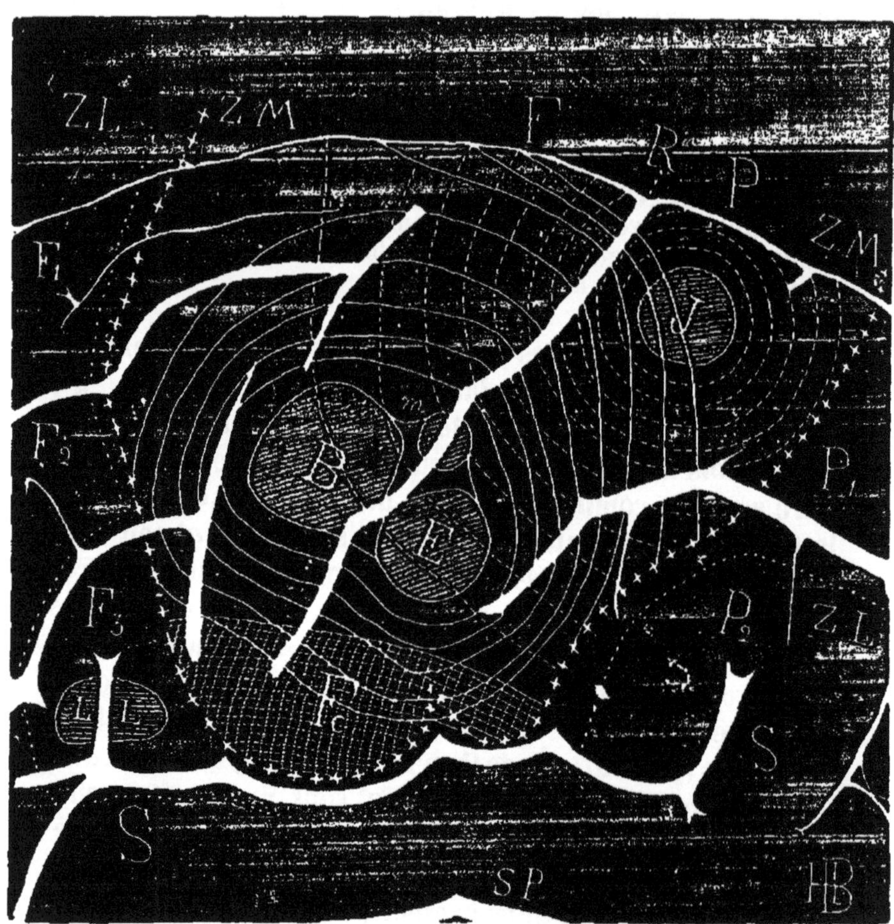

Fig. 83. — S, scissure de Sylvius ; S P, scissure parallèle ; P 2, lob. pariétal inférieur ; P 1, lob. pariétal supérieur. — R, sillon de Rolando ; F, frontale ascendante ; F 1, 1re frontale, F 2. 2e frontale ; F 3, 3e frontale ; P, pariétale ascendante. Fc, centre de la face (quadrillage) ; B, E, m, centres secondaires du bras, ses irradiations en lignes pleines recouvrent en partie celles en lignes pointillées du centre de la jambe, marqué J. — L, centre du langage : la ligne de croix Z M marque la zone motrice, et celle de points Z L, la zone latente.

reille détermination nous fait du reste absolument défaut ; nous pouvons cependant, grâce aux faits cliniques, donner une représentation figurée de cette dernière hypothèse.

La *Fig. 83* est en effet construite d'après le principe des lieux géométriques et est destinée à établir l'hypothèse de la superposition du centre du bras à ceux de la face et de la jambe : voici en quoi elle consiste :

On a représenté toute la *zone motrice* d'un hémisphère gauche (*ligne de croix* Z M) ; elle s'arrête en bas à la *Scissure de Sylvius* S qui passe par le plan de projection : en avant on a indiqué le pied des trois frontales externes pour pouvoir montrer le *centre du langage* L ; en arrière on a indiqué le *lobule pariétal supérieur* P_1, le *lobule pariétal inférieur*, P_2 ; les limites de la *zone latente* (*ligne ponctuée* Z L) circonscrivent celles de la zone motrice ; le *sillon de Rolando*, R, sépare la *frontale ascendante*, F, de la *pariétale ascendante*, P.

En bas le centre Fc correspond à *la face*, il est quadrillé pour permettre de voir les traces du *centre du bras*, (B. E. m) ; pour la même raison le centre T, de, la *jambe* est entouré de cercles concentriques pointillés.

On a supposé le centre du bras, formé de trois centres secondaires (réunis entre eux par un trait plein).

Du centre du bras, supposé le centre du maximum des symptômes moteurs du bras, pour une lésion corticale minima, on voit partir dix cercles concentriques espacés de façon à représenter des actions décroissantes du centre du bras, telles que la 5e ligne, par exemple, indique une action plus prononcée que celle de la 6e mais moins prononcée que celle de la 4e, etc. ; du centre de la jambe on a aussi fait partir des cercles de diffusion en nombre égal, mais dont l'écartement est de plus en plus prononcé, qui s'arrêtent au niveau des centres du bras et n'atteignent ni celui de la face, ni celui du langage.

Telle que cette figure est construite, elle jouit des propriétés suivantes qui permettent de lui superposer presque tous les schémas étudiés plus haut :

1° Elle comprend presque toute l'aire motrice et ne la dépasse pas, sauf du côté du lobule paracentral (que l'on n'a pas projeté sur le plan de la figure pour éviter la confusion).

2° Elle laisse en dehors des irradiations du bras une partie du centre de la face sur laquelle siégent les lésions de la paralysie isolée de la face.

3° Elle laisse en partie libre le centre de la jambe.

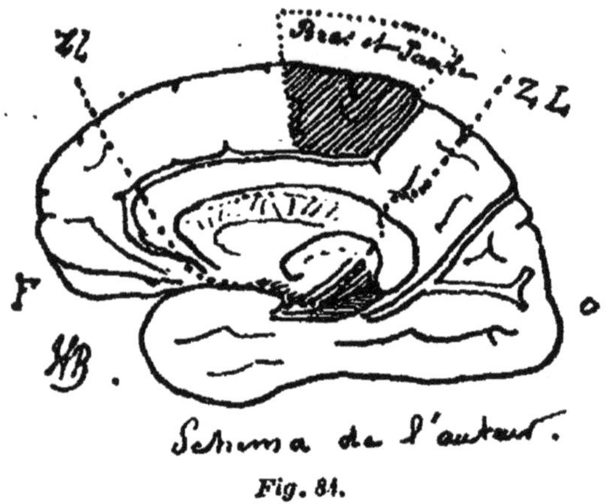

Fig. 84.

4° Elle comprend sur les circonvolutions ascendantes

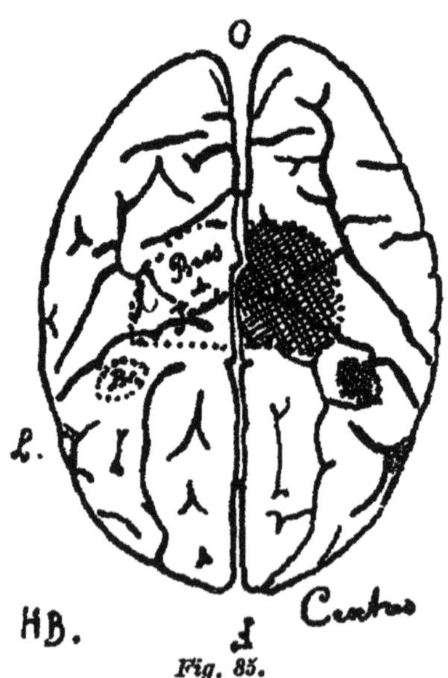

Fig. 85.

plusieurs points sur lesquels on ne voit que les irradiations du bras, et ces points correspondent à la monoplégie brachiale.

5° La monoplégie associée du bras et de la face siége d'ordinaire aux points où la figure montre la superposition des irradiations du bras et du centre de la face.

6° La monoplégie associée du bras et de la jambe siége d'ordinaire sur les points où le schéma montre les entre-croisements de lignes pleines et de lignes pointillées, en nombre égal.

7° Enfin, dans le cas d'hémiplégie incomplète se dissociant, on voit que la lésion siégera près du centre qui agit sur les muscles dont la paralysie persiste, puisque c'est là qu'il y a le moins d'irradiation des centres voisins.

Nous ne donnons du reste ce schéma que comme un moyen commode d'indiquer par un procédé graphique, par des courbes déterminées, l'action décroissante d'un centre, nous n'avons nullement l'intention de donner cette figure comme une explication des centres corticaux; ce n'est même pas une hypothèse que nous offrons, c'est une simple réunion de lieux géométriques.

La position minima des centres est répétée sur les figures 84 et 85, nous les donnons vus de la face supérieure du cerveau et par la face interne d'un hémisphère, car le plus souvent jusqu'à présent, nous les avons indiqués sur des faces convexes du cerveau ; nous aurons encore à revenir sur cette face interne à propos de l'hémiplégie totale, nous avons déjà montré, à propos des cas latents, qu'entre le lobule paracentral et la zone latente il restait un grand espace libre, et dans lequel on n'observe que rarement des lésions isolées, c'est cette zone que nous proposons de considérer comme *neutre* pour le moment, quoique les plus grandes probabilités soient en faveur de l'extension de la zone latente jusque près le lobule paracentral.

CHAPITRE VII.

Etude de l'Hémiplégie totale.

Les cas dans lesquels les paralysies d'origine corticale sont complètes sont loin d'être rares, et ce serait à tort que

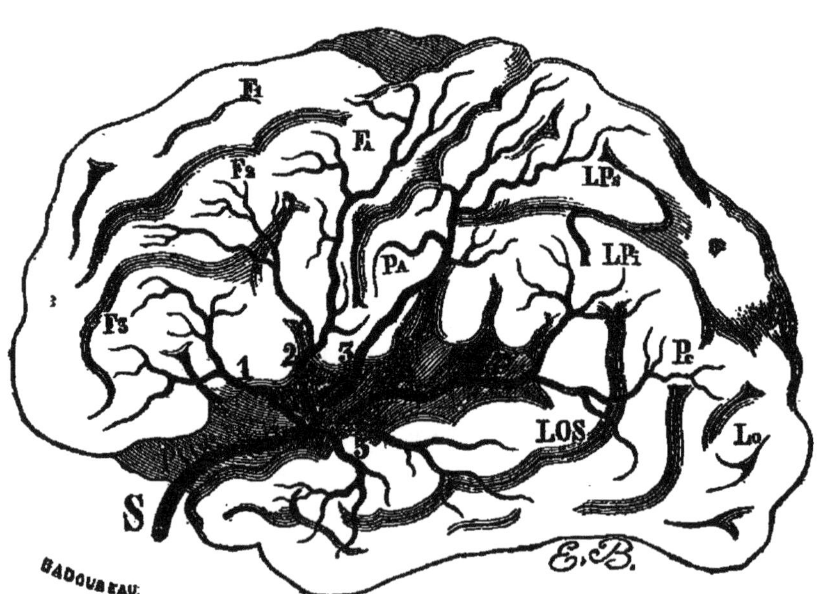

Fig. 86. — Branches de la sylvienne.

l'on croirait, selon quelques auteurs étrangers, que le propre de la paralysie corticale est d'être de forme monoplégique et surtout curable ; il existe au contraire un grand nombre d'observations dans lesquelles il y eut une sclérose descendante de la moelle qui causait l'hémiplégie incurable avec contracture permanente, limitée quelquefois à un membre, il est vrai, ce qui ne rendait pas moins le malade infirme. Il suffit, pour qu'une lésion entraîne la paralysie des membres et celle de la face, qu'elle réalise une des trois conditions suivantes :

1° Que l'ensemble de l'aire motrice soit atteint.

2° Que plusieurs lésions occupent ses différents centres.

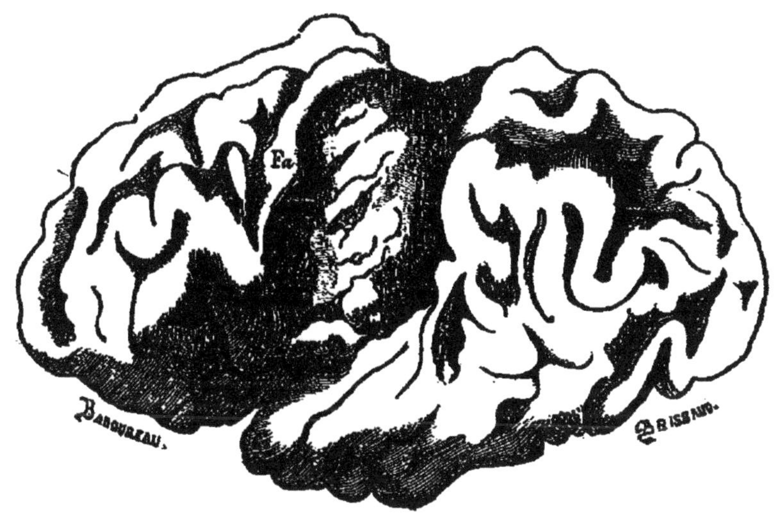

Fig. 87. — Hémiplégie complète : destruction du champ cortical de la sylvienne.

3° Que la lésion unique occupe le bas des marginales et remonte jusqu'aux deux tiers de leur hauteur.

Souvent enfin, dans le cas de lésion de l'hémisphère gauche, l'aphasie se joint à l'hémiplégie complète.

L'aire motrice correspond au champ vasculaire sylvien, qui est représenté dans la *Fig. 86*, empruntée aux *leçons de M. Charcot*, ainsi que la *Fig. 87* qui montre un cas de destruction presque complète de son territoire cortical, et est très-démonstrative de la lésion de l'hémiplégie complète.

Sauf un cas contraire, celui de Mancini, que MM. Charcot

et Pitres récusent dans un tout récent mémoire (1), on observe dans les lésions étendues de l'aire motrice la perte des mouvements du bras, de ceux de la jambe et du facial inférieur.

Tels sont les cas souvent cités de MM. :

1. Charcot (obs. VI, *thèse d'agr.* de Lépine).
2. Duret (obs. XVII, *même source*).
3. Landouzy (*thèse citée*, obs. 64e).
4. Dreyfus (*soc. Biologie*, mars 1876).
5. Charcot et Pitres (obs. VIe, *loc. cit.*).
6. Brun (obs. VIIIe de Charcot et Pitres).
7. Charcot et Pitres (obs. VIIe, *loc. cit.*).
8. Charcot et Pitres (obs. IXe, *loc. cit.*).
9. Charcot et Pitres (obs. XVIIe, *loc. cit.*).
10. Charcot et Pitres (obs. XXXIXe, *loc. cit.*).
11. Glicky (*Deutsches Arch. f. Klin. medicin.*, octobre 1876), cité par Landouzy, Ferrier (étudié à l'épilepsie partielle).
12. Bramwell (*Edimb. med. journ.*, August. 1868), cité déjà pour l'épilepsie partielle.

Nous citerons celles de ces observations qui sont accompagnées de figures.

Observation CXII. Charcot et Pitres. (Obs. VII, *premier mémoire.*) (*Fig. 88*).

Femme de 70 ans; déviation conjuguée des yeux et de la tête à droite. Paralysie des membres et de la face à gauche. Ramollissement cortical étendu en arrière du sillon de Rolando, il occupe le pied de la pariétale ascendante et le sommet de cette circonvolution, mais il en respecte une portion à la région moyenne : il occupe aussi le lobule pariétal supérieur et le lobule pariétal inférieur en totalité, puis les deux tiers postérieurs de la première circonvolution temporale et la moitié postérieure du lobule de l'Insula.

Rien aux centres.

(1) *Revue mensuelle*, février 1879, p. 130.

Sclérose latérale descendante de la moelle dans ce cas comme dans la plupart des observations suivantes.

Observation CXIII. Charcot et Pitres. (VIII° du *premier mémoire.*) (*Fig. 89*).

Femme de 72 ans, hémiplégique à gauche depuis quatre ans.

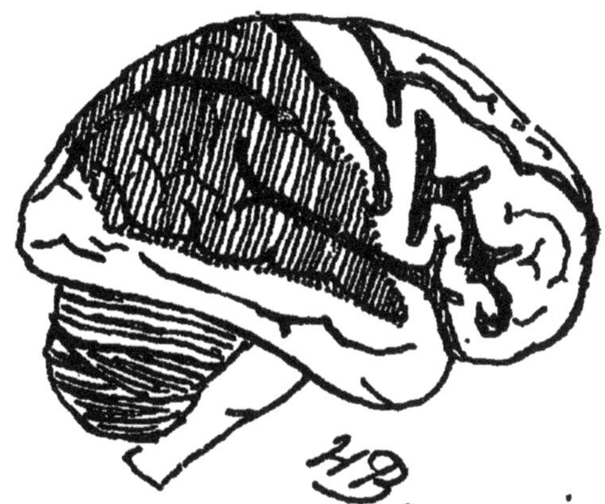

Fig. 88. — Charcot et Pitres.

Contracture secondaire marquée dans le membre supérieur

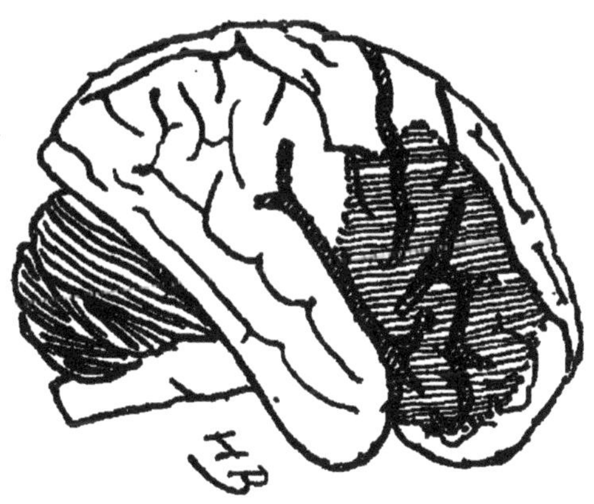

Fig. 89. — Charcot et Pitres.

qui est toujours à demi-fléchi et très-rigide : elle est moins forte dans le membre inférieur. Paralysie faciale gauche marquée.

Plaque jaune, corticale, sur l'hémisphère droit et occupant :

1° les deux tiers inférieurs de la circonvolution frontale ascendante ; 2° la moitié inférieure de la circonvolution pariétale ascendante; 3° les trois quarts postérieurs de la deuxième et de la troisième circonvolutions frontales ; 4° les circonvolutions du lobe de l'insula en totalité. Rien aux centres gris.

Observation CXIV. Dreyfus. (*Soc. anatomique*, octobre 1876.) (*Fig. 90*).

Hémiplégie droite, bornée d'abord au membre supérieur, avec contractures douloureuses. Aphasie. Anesthésie secondairement. Attaques convulsives et rémissions. Affection à marche progressive dont la nature et le siége avaient été diagnostiqués pendant la vie.

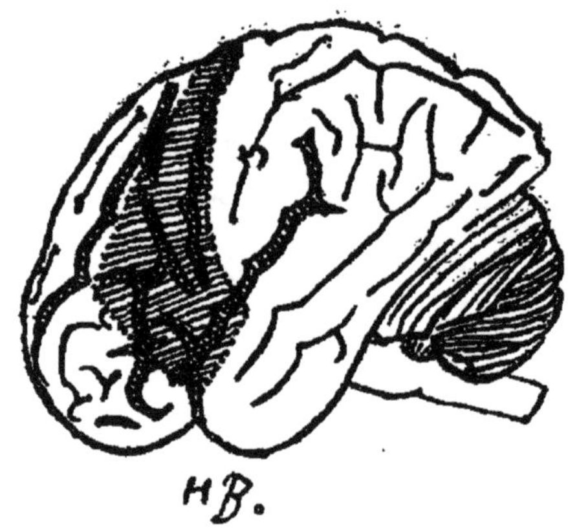

Fig 90. — Dreyfus-Brissac.

Ramollissement cortical occupant la frontale ascendante, partie de la pariétale et le pied de la deuxième et de la troisième circonvolutions frontales à gauche.

Observation CXV. Richer. (*Service de M. Charcot*, 1878.) Obs. *inédite*. (*Fig. 91*.)

Femme paralysée à droite de la face et des membres; aphasie, plusieurs attaques.

Vaste ramollissement occupant la position indiquée par la *figure 91*.

Observation CXVI. Richer. (*Inédite*.) (*Service de M. Charcot*, 1878). (*Fig. 92*, A et B.)

Femme paralysée à droite de la face et des membres, sans aphasie.

Le ramollissement cortical *gagne en profondeur*, il coupe les

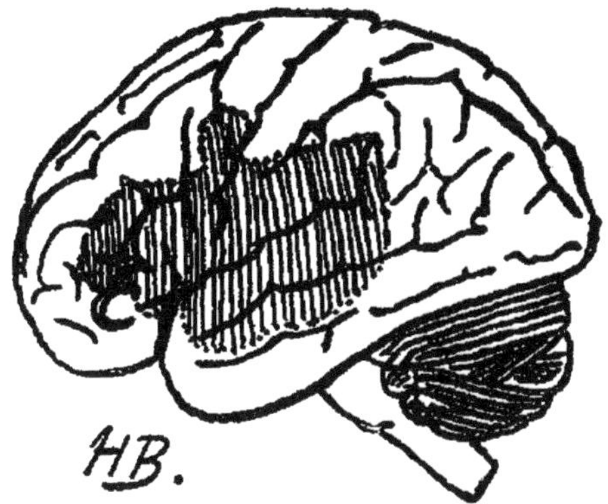

Fig. 91. — Richer.

deux tiers inférieurs des marginales : en plus de ce ramollis-

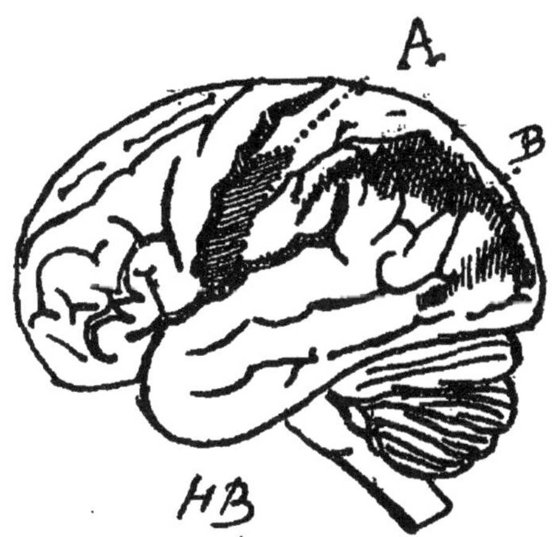

Fig 92. — Cas de Charcot, A. Cas de Richer, B et A.

sement semblable à celui du cas de Charcot et Pitres (obs. CXVII) il existe un autre ramollissement cortical marqué B sur la figure.

OBSERVATION CXVII. Charcot et Pitres. (Obs. XVIIe *du 1er mémoire.*) (*Fig.* 92, A).

Femme de 79 ans, malade depuis deux ans dans le service elle parlait bien mais était sourde. Paralysie faciale droite, légère, paralysie avec forte contracture secondaire des membres supérieur et inférieur du côté droit : sensibilité conservée.

Ramollissement cortical ayant détruit les deux tiers inférieurs de la pariétale ascendante du côté gauche ; le foyer de ramollissement est très-exactement limité à cette circonvolution ; il s'arrête en avant au fond du sillon de Rolando, et n'atteint pas en arrière le lobule pariétal inférieur. Rien aux noyaux gris, mais sclérose descendante de la moelle.

Observation CXVIII. Richer. (*Service de M. Charcot*, 1878.) (*Fig.* 93).

Femme R..., hémiplégie droite, contracture secondaire au bout de neuf mois (poing fermé).

Ramollissement dans le domaine de la cérébrale antérieure,

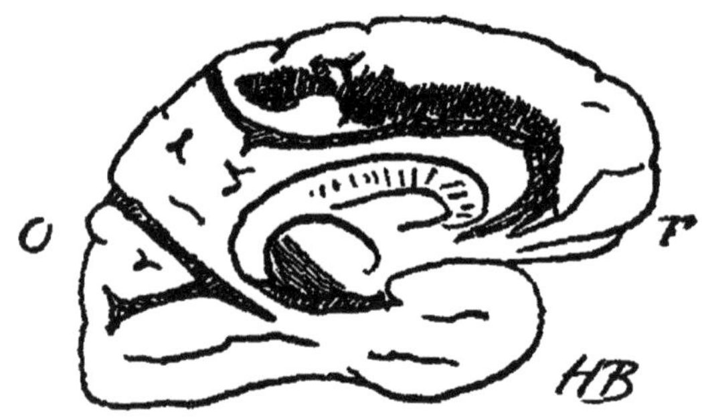

Fig. 93. — Richer.

occupant une ligne étendue au-dessus de la scissure calloso-marginale dont elle suit les contours et gagnant le lobule paracentral sur lequel elle se termine

Sclérose descendante du pédoncule et de la pyramide antérieure à gauche.

Observation CXIX. Landouzy. (*Soc. anat.*, mai 1877.)

Hémiplégie faciale inférieure gauche, hémiplégie des membres à gauche. Chute de la paupière supérieure gauche, rotation de la tête à gauche.

Adhérences et ramollissement de l'écorce pariétale droite, ramollissement des fibres sous-corticales pariétales droites et de la partie inférieure des deux marginales.

Observation CXX. Richer. (*Service de M. Charcot*, 1878.)

H..., 65 ans; femme paralysée à droite de la face et des membres; sans aphasie, cris continuels, contracture de la main droite.

Un ramollissement cortical et profond occupe : 1° la partie antérieure de la seconde frontale gauche; 2° les deux tiers inférieurs de la frontale et de la pariétale ascendantes; 3° le lobule pariétal inférieur et les deux tiers postérieurs de la première circonvolution temporale.

Observation CXXI. Dussaussay. (*Album Soc. anatomique*, décembre 1876.)

Abcès cérébral ayant profondément altéré l'écorce du cerveau, hémiplégie de la face et des membres.

Dans ce cas la plus grande quantité de l'écorce manquait en avant du lobule pariétal (voir le croquis fait sur les indications de M. Charcot, dans l'album de la Société).

Nous ajouterons aux observations qui précèdent un certain nombre de faits dont nous avons eu connaissance au cours de ce travail, et qui se sont trouvés omis dans les chapitres précédents, ainsi que plusieurs observations qui nous sont personnelles.

Observation CXXII. Dreschfeld. (*Lancet*, 1877.)

Epilepsie partielle du bras gauche et de la face à gauche. Gomme des méninges occupant le milieu du sillon de Rolando et ayant causé un ramollissement superficiel (fig. donnée par Ferrier).

Observation CXXIII. Dumontpallier. (*Gaz. hôp.*, 1878, p. 32.)

Paralysie des deux membres du côté droit, sans paralysie faciale, causée par une lésion du lobule paracentral et du haut des ascendantes à gauche.

Observation CXXIV. Faisans. (*Soc. anatomique*, avril 1877.)

Paralysie des deux membres du côté gauche, sans paralysie faciale. Amas de granulations tuberculeuses occupant le lobule paracentral et le haut des ascendantes à droite.

Observation CXXV. Lépine. (*Soc. anat.*, avril 1877.)

Hémiplégie gauche complète, causée par une vaste plaque

jaune qui occupe le pied de la 2e frontale et empiète sur la frontale, tandis que le second foyer occupe la frontale ascendante et le lobule pariétal à droite.

Observation CXXVI. Barthélemy. (*Soc. anat.*, avril 1877.)
Hémiplégie gauche, puis hémiplégie droite; correspondant à des foyers d'encéphalite développés dans le cours d'une syphilis grave, et répandus dans les coupes faites sur la région fronto-pariétale des deux côtés; les lésions sont plus anciennes dans le centre ovale de l'hémisphère droit.

Observation CXXVII. Beger. (*Archiv. d. Heilkunde* Zweiter H. 1878.) Cas de Wunderlich, cité *in extenso* par l'auteur allemand.

Epilepsie partielle de la face et du bras droit se terminant par des attaques plus intenses et par une *parésie* du membre inférieur droit.

Lésion du milieu des deux circonvolutions ascendantes par une tumeur de la dure-mère, elle occupe surtout la marginale antérieure (cas à étudier sur le schéma, p. 110 du mémoire original).

Observation CXXVIII. Morelli. (Obs. II, citée dans *le deuxième mémoire* de MM. Charcot et Pitres : tirée de *Lo Sperimentale*, 1878.)

Epilepsie partielle à laquelle s'ajoute plus tard une hémiplégie droite. Tumeur étalée sur la région fronto-pariétale de l'hémisphère gauche.

Les observations suivantes ont été prises par nous pendant notre internat à Bicêtre, chez notre excellent maître, M. Bouchard.

Observation CXXIX. De Boyer. (*Inédite* et résumée.) (*Fig. 94*).

Hémiplégie complète, contracture du bras gauche, accès épileptiformes ; le malade est borgne de l'œil gauche ; *pouls lent* (33-36); *température basse* (36° 7, rectale).

Légère atrophie de l'ensemble du lobe droit, atrophie du chiasma des nerfs optiques et de la couche optique à droite (côté de l'atrophie cérébrale) : ramollissement festonné, curieux comme limites. (Elles sont exactement représentées *Fig. 94*.) Sur la face inférieure du cerveau, il comprend le champ vasculaire de la sylvienne, rarement touché sur cette face. Sur la face interne de l'hémisphère droit, on le voit remonter de la scissure de Sylvius sur la pariétale et la fron-

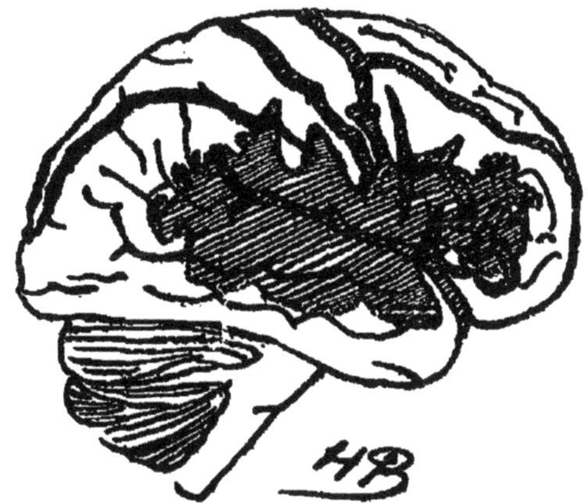

Fig. 94. — De Boyer.

tale ascendantes et occuper les circonvolutions temporales ainsi que la moitié antérieure du lobule pariétal inférieur.

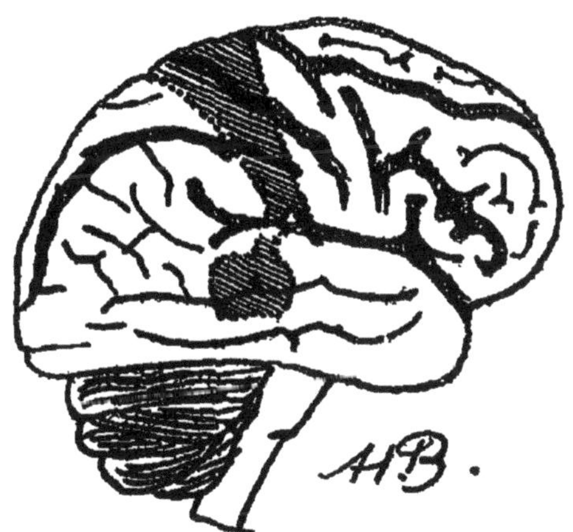

Fig. 95. — De Boyer.

Observation CXXX. De Boyer. (*Soc. anat.*, mai 1877.) (*Fig. 95*) (1).

(1) Nous tenons à reproduire cette observation, car nous lui avions donné

Gard..., âgé de 58 ans, entré le 11 avril 1877, dans le service de M. Bouchard, à Bicêtre ; en 1872, ce malade a eu une attaque d'apoplexie, il se trouvait en omnibus quand il perdit connaissance, il reprit bientôt ses sens et n'eut ni embarras de la parole, ni perte de la sensibilité. *Une hémiplégie gauche complète se produisit à cette époque, sans être accompagnée de paralysie faciale :* au bout de quatre à cinq jours la motilité revint dans la jambe, mais le bras gauche fut dès lors paralysé ; la contracture tardive s'établit peu à peu sans date précise, elle existait au commencement de 1877, quand ce malade est entré à l'hospice de Bicêtre.

Cet homme ayant subi une contusion du grand trochanter, il y a quelques semaines, a été soigné dans le service de chirurgie de M. Terrier, où l'on a constaté le même état, et en plus une contracture passagère de la jambe gauche, attribuée au traumatisme.

Le malade est actuellement atteint de contracture du membre supérieur gauche, avec flexion de la main sur l'avant-bras ; poing fermé et atrophie des muscles de l'avant-bras. Quand on écarte le membre du corps ou que l'on cherche à en étendre les segments, on provoque un tremblement de ce membre. Il n'y a pas de diminution de la sensibilité.

Le 11 avril 1877, le malade est pris d'une forte diarrhée et d'une broncho-pneumonie, dont il meurt le 20 avril.

Jamais il n'avait eu de paralysie faciale, ni de déviations oculaires ; sa parole était facile et son intelligence nette.

Autopsie. — Broncho-pneumonie double, sclérose des reins qui sont kystiques. Rien au foie ni à la rate, rien aux organes génito-urinaires ; catarrhe intestinal.

Cerveau. — Les artères cérébrales sont saines, pas d'anévrysmes miliaires, les artères de la pie-mère sont oblitérées du côté droit ; cette membrane est épaissie par places, ce qui lui donne un aspect gris sale. Le cerveau est asymétrique, très-développé du côté gauche. Il n'y a pas d'asymétrie cérébelleuse ou pyramidale, la moelle paraît aussi symétrique.

L'hémisphère gauche est sain, creusé de sillons profonds,

---

un titre mauvais, à une époque où le terme de monoplégie n'avait pas le sens restreint qu'il a depuis les travaux de MM. Charcot et Pitres ; il s'agit d'une monoplégie associée du bras et de la jambe, sans paralysie faciale, et dans laquelle la dissociation de l'hémiplégie partielle a amené une *prédominance* de la paralysie sur le bras gauche et une contracture secondaire. Ce cas loin d'être contraire aux localisations cérébrales est donc confirmatif du centre de la face, on verra par ses détails comment il vient à l'appui des faits énoncés précédemment.

le lobe paracentral et l'avant-coin sont très-élevés, très-incisés; les scissures occipitales sont très-développées; la surface de ce lobe est évidemment beaucoup plus considérable que celle du cerveau normal; le champ cortical est beaucoup plus prononcé que du côté droit.

L'hémisphère droit est atrophié aux dépens des deux marginales en haut et de T_1, T_2 : le lobule paracentral est très-surbaissé et on n'y rencontre pas la trace des deux marginales. Cette atrophie est causée par une plaque jaune ancienne, correspondant à la distribution vasculaire des deux branches ascendantes de la sylvienne droite. Rien dans les centres gris; rien dans la moelle à la vue. (Depuis, cette moelle nous a montré une sclérose descendante du cordon antéro-latéral gauche.)

Observation CXXXI. De Boyer. (*Soc. anatomique*, avril 1877.) (*Fig. 96*).

Atrophie partielle et croisée du cerveau et du cervelet. Ra-

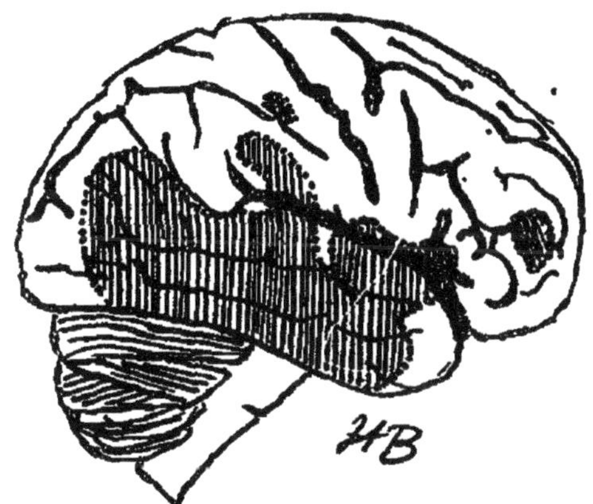

Fig. 96. — Cas de de Boyer.

mollissement cortical à droite : hémiplégie gauche, chute de la paupière gauche; ancienne hémiplégie droite guérie; destruction du territoire sylvien prononcée au pli courbe et sur la frontale ascendante à droite; lésions corticales anciennes à gauche, un foyer de ramollissement dans la moelle à droite (la *fig. 96* ne suffit pas expliquer cette observation très-complexe, et dans laquelle l'explication des symptômes fut donnée par l'examen des coupes méthodiques du centre ovale).

Nous ne citerons que pour mémoire les deux faits d'atrophies des circonvolutions qui suivent :

Observation CXXXII. De Boyer. (*Soc. anat.*, avril 1877.)

Atrophie des marginales chez un amputé (trente ans après l'opération).

Observation CXXXIII. De Boyer. (*Soc. anat.*, décembre 1877.)

Atrophie des membres datant de l'enfance et atrophie des marginales avec dégénérescence de la moelle.

(Les *Bulletins* de la Société anatomique donnent, par erreur, les mesures du côté droit pour celles du côté gauche.)

Observation CXXXIV. De Boyer. (*Soc. anatomique*, mai 1877.) (*Fig. 97* et *fig. 98*).

Nous terminons cette série de faits par le résumé d'un cas

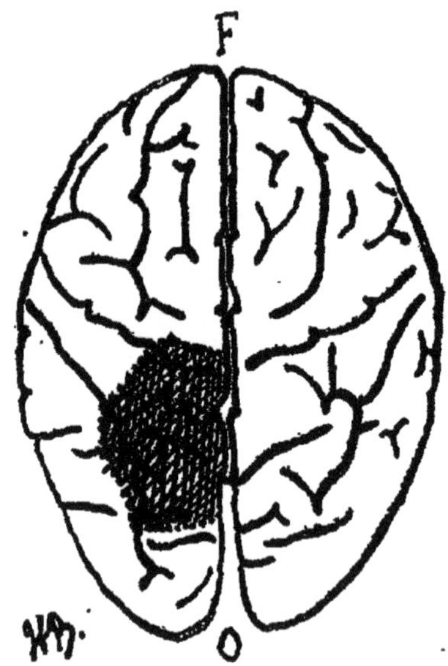

Fig. 97. — Cas de de Boyer.

fort instructif dans lequel on put retrouver sur un cerveau la trace de trois hémiplégies différentes.

Psammome de l'arachnoïde ayant causé une hémiplégie persistante; hémiplégie de l'autre côté, due à un ancien foyer d'hémorrhagie; nouvelle hémiplégie survenue par inondation ventriculaire du côté de la tumeur (la coupe frontale *Fig. 98*, montre bien ces trois lésions). Nous renvoyons pour les détails de ce fait aux *Bulletins* et à *l'Album* de la *Société anatomique*.

Nous avons donc maintenant les éléments nécessaires pour donner un schéma général des centres et de l'aire motrice.

La *Fig.* 99 représente une face externe droite, on y voit

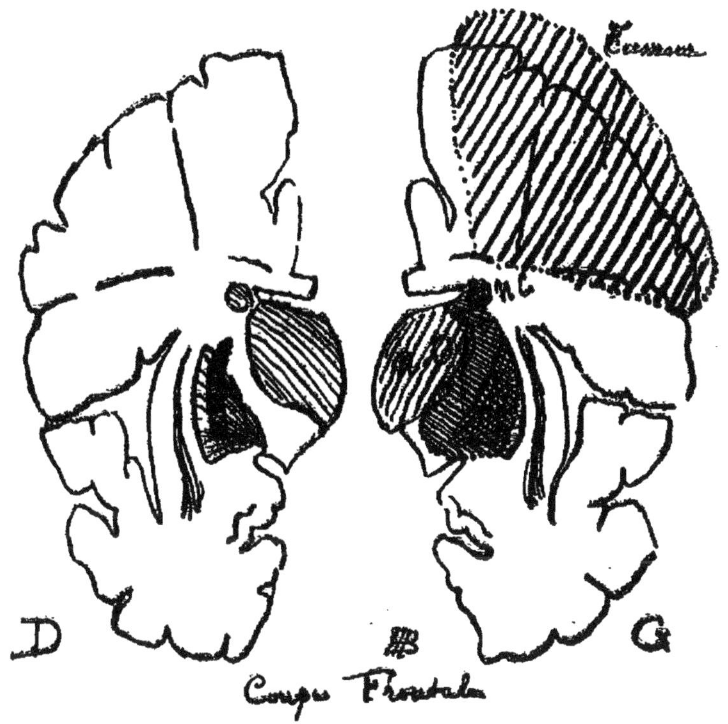

Fig. 98. — Cas de de Boyer.

l'extension de la zone latente *ZL*, et la superposition de la zone motrice *ZM*, représentant l'hémiplégie totale avec paralysie faciale ; elle laisse sur le lobule pariétal supérieur un espace qui la sépare de la limite supérieure et postérieure de la zone latente, nous n'avons pas de lésions isolées de ce point, nous n'en connaissons donc pas les fonctions, mais il est possible que la zone motrice s'étende en arrière sur ce lobule, jusqu'au niveau du milieu de l'avant-coin, comme on le voit sur la *Fig.* 100. Les différents centres ont été marqués sur la *Fig.*99, comme sur la *Fig.* 76 ; on y a ajouté un petit triangle marqué *H*, et qui correspond

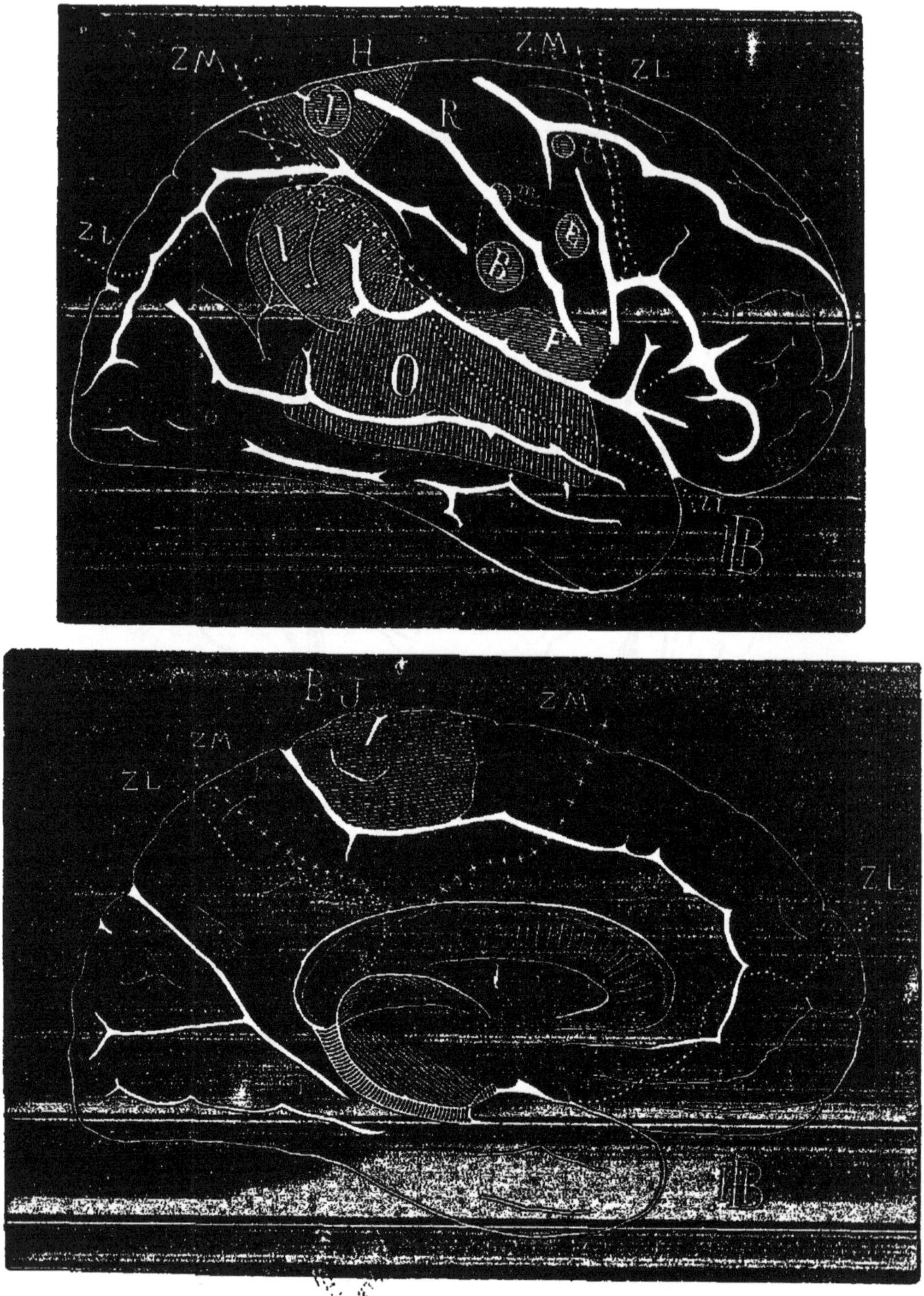

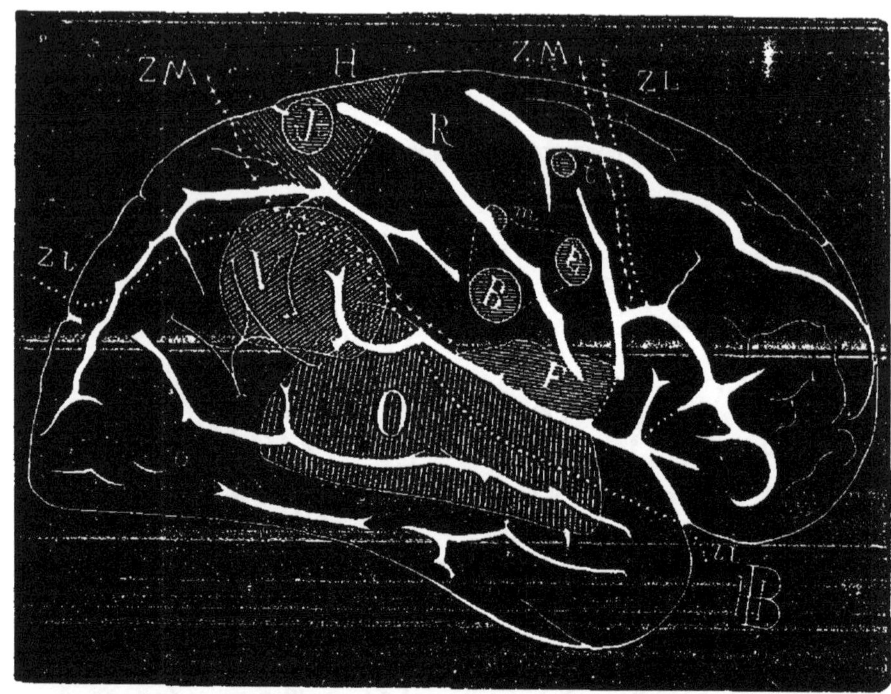

Fig. 99 et *100*. — Schéma de l'auteur pour la face interne et la face externe d'un hémisphère. *Superposition de l'aire motrice à l'aire latente.*

à l'hémiplégie, sans paralysie faciale, telle qu'elle a eu lieu dans le cas de Moutard-Martin, où des mesures précises ont montré que le lobule paracentral et cette partie des marginales étaient seuls atteints. En *V* nous avons indiqué le siége du centre sensoriel de la vue selon Ferrier, d'après les observations qui seront indiquées au chapitre suivant, et en *O* on a représenté l'extension des lésions dans les cas de Vernicke, cités aussi plus loin, et dans lesquels l'ouïe avait été troublée.

La *Fig. 100* représente aussi la superposition de la zone motrice *ZM* à la zone latente *ZL*. On voit que nous avons fait dépasser un peu cette zone motrice au-delà du lobule paracentral, ce qui est hypothétique pour le moment, mais il semble probable que les lésions qui siégeront dans ces points pourront s'accompagner de troubles de la motilité, car elles atteignent presque toujours tout ou partie du lobule paracentral : les lettres *BJ* indiquent sur la face interne de l'hémisphère le point qui correspond à l'hémiplégie sans paralysie faciale, tel que cela ressort de plusieurs des observations précitées. Une grande lacune existe sur ce schéma, c'est entre la limite maxima de la zone motrice en avant et celle de la zone latente : il nous semble probable que toute cette partie de la figure rentrera dans la zone latente, mais faute de faits, nous l'avons laissée telle que sur notre schéma.

On voit que la position de nos centres diffère un peu de celle que leur assignent les auteurs. C'est ainsi que la *Fig. 101* donne, selon M. Duval (1), les points qui correspondent aux mouvements du bras et de la jambe au voisinage l'un de l'autre ; le centre des mouvements de la tête est marqué sur la 1re frontale, tandis que nous le mettons sur la seconde ; il y est question du centre des mouvements des lèvres, pour lesquels nous n'avons pu fixer de points, enfin, les mouvements de la face ne sont pas indiqués, tan-

(1) Article *nerveux* du *Dictionnaire de Jaccoud*.

dis que ceux des yeux sont placés sur le pli courbe : telles

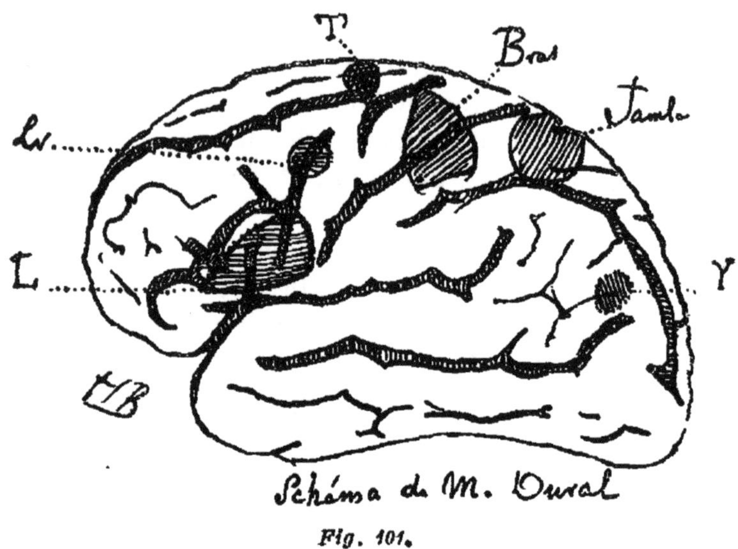

Fig. 101.

sont les principales différences qu'on remarquera entre ce schéma et les nôtres.

Nous différons encore plus de la *Fig. 102* qui donne les

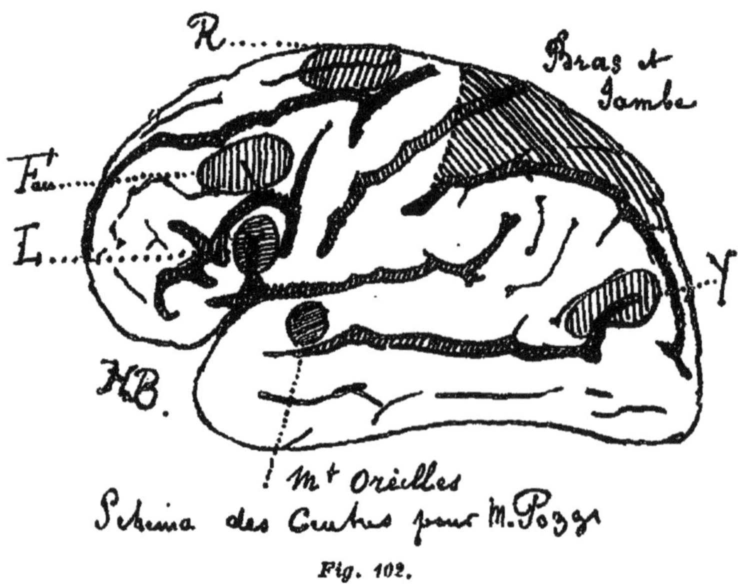

Fig. 102.

centres selon M. Pozzi (1) ; le centre de rotation de la tête est placé selon cet auteur sur le pied de la première frontale; le bras et la jambe réunis s'étendent, croyons-nous, beaucoup trop en arrière ; il n'y a pas de centre isolé du bras, mais la différence capitale entre ce schéma et les nôtres, c'est que le centre de la face occupe le pied de la seconde frontale, au lieu de siéger au bas du sillon de Ro-

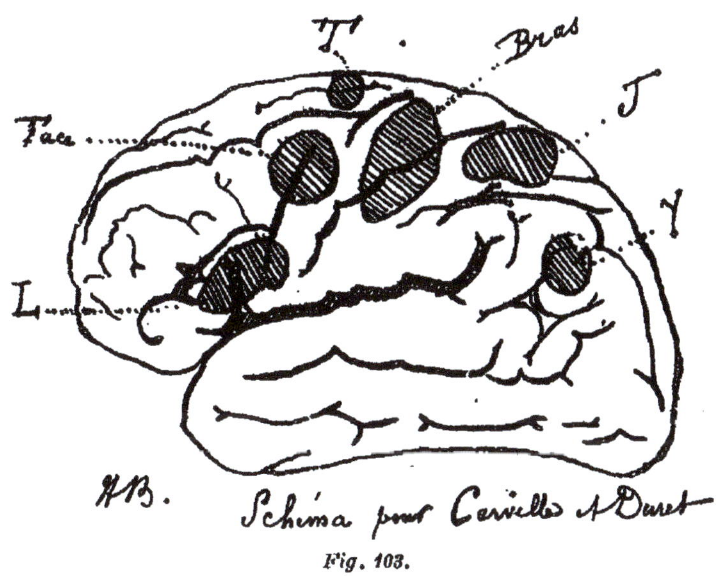

Fig. 103.

lando : les mouvements des oreilles et ceux des yeux sont placés selon les indications de Ferrier.

Le schéma 103 représente chez l'homme la position des centres corticaux, selon la planche de MM. Carville et Duret (2) : là encore nous trouvons le centre de la face placé sur le pied de la seconde frontale ; il y a un centre isolé de la jambe et un centre du bras qui sont comparables à ceux de nos schémas ; le centre de la face de MM. Carville et

(1) *Archives générales de médecine*, Avril 1877.
(2) *Archives de Physiologie*, 1875.

Duret est aussi celui des paupières, il mériterait peut-être d'être conservé pour ces dernières; mais nous croyons avoir bien établi que le centre de la face, celui dont la destruction amène la paralysie faciale, siége au bas du sillon de Rolando.

La *Fig. 104* donne les centres selon M. Ferrier, elle doit être comparée aux *Fig.* 7 et *8*, qui représentent les points similaires chez le singe et à la description desquelles nous

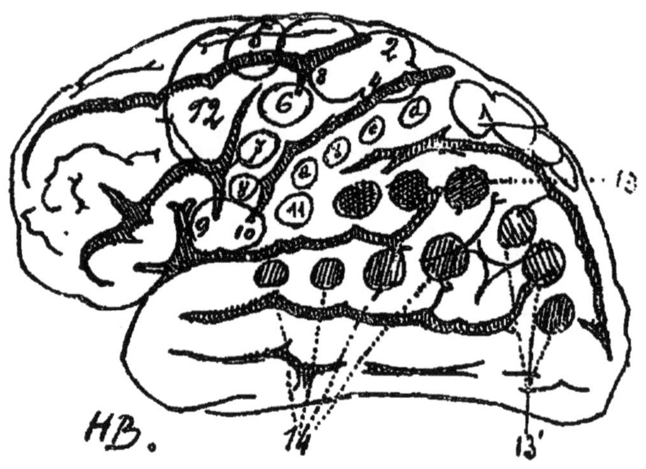

Fig. 104.

renverrons pour l'explication des numéros : ici les centres 9, 10, 11 sont d'accord avec nos schémas, il s'agit de la parole et des mouvements de la bouche et de la langue; de même le centre 1 représente la jambe isolée, et a, b, c, d, commandent à des mouvements partiels du bras; du reste M. Ferrier a donné cette figure non comme la représentation exacte des faits observés, mais comme un schéma à vérifier ou à modifier selon les données de la clinique.

CHAPITRE VIII.

Discussion des faits relatifs aux centres sensitifs, sensoriels et vaso-moteurs.

Il nous reste à nous occuper de quelques données beaucoup moins précises, de celles qui ont trait à l'existence hypothétique de centres vaso-moteurs ou sensoriels.

Sur des chiens curarisés et chloroformés, l'excitation de la substance corticale du cerveau a paru produire l'élévation de la température dans les membres du côté opposé; Eulenburg et Landois, qui ont observé ces phénomènes, ont aussi noté des troubles oculo-pupillaires et l'exagération de la sécrétion salivaire : Hitzig se range à cet avis et conclut à l'existence de centres vaso-moteurs corticaux; M. Vulpian, M. Bochefontaine, dans diverses communications, ne croient pas à ces centres, Kuessner les nie ; c'est ce qui résulte de ses recherches (1), faites sur les lapins, en employant le procédé des injections interstitielles; il paraît donc plausible d'admettre avec M. Bochefontaine, que l'action exercée sur la substance grise dans les expériences d'Eulenburg et Landois, se transmet au bulbe et de là au grand sympathique, quel que soit le point du cerveau excité; le fait clinique n'en reste pas moins établi, d'une différence de température entre les membres sains et ceux du côté pa-

---

(1) *Centralblatt*, 10 novembre 1877.

ralysé, et d'une élévation de la température de la tête à l'état normal pendant le travail intellectuel, quelle que soit sa cause et que ce soient la pulpe cérébrale, les méninges, ou les téguments qui soient le siége de cette congestion physiologique (1).

Comme l'indiquait déjà M. Lépine dans sa thèse d'agrégation, il n'est pas rare de voir la température plus élevée du côté paralysé que du côté sain, et cela surtout dans le bras paralysé, mais on peut aussi observer cette élévation thermique sans que la paralysie soit prononcée c'est ce qui résulte d'une observation de M. Glynn (2), dans laquelle l'élévation de la température était telle qu'il fallut recourir aux affusions froides : à la mort du malade on trouvait une tumeur au voisinage de la terminaison de la fissure de Sylvius. Il ne faudrait pas conclure d'un fait isolé à l'existence d'un centre cortical de température, aussi n'insisterons-nous pas sur ce point.

L'existence de centres corticaux de la sensibilité générale et spéciale semble plus évidente à M. Ferrier (3), qui se base principalement sur l'étude de l'hémianesthésie telle qu'elle résulte des recherches de Türck et de celles de MM. Charcot et Veyssière ; cependant l'absence d'observations précises ne permet pas de localiser la sensibilité dans une région donnée du lobe temporal ou du lobe occipital. Il est probable que le système de projection des fibres sensitives se termine à la périphérie du cerveau, à sa partie postérieure et inférieure, peut-être peut-on supposer que ces tractus blancs sont en relation avec les cellules solitai-

---

(1) On consultera pour cette question du moment les ouvrages suivants : H. Rosenthal. *Recherches sur l'influence du cerveau sur la température du corps*, Berlin, 1877. — Broca. *Thermométrie cérébrale* (septembre 1877). *Revue scientifique*. — Maragliano. *Ricerche sulla temperatura cerebrale* (*Soc. med. della Liguria*, mars, 1878). — Gray. *On cerebral Thermometry* (*Journal of nervous and mental sciences*, juillet, 1878). —Bert, Franck, cités plus haut. (*Soc. Biologie*, 18 janvier 1879.)

(2) *Brit. med. journal*, nº 926, 28 septembre 1878, page 472. (Case II.)

(3) *Localisation in cerebral disease*, p. 111.

res de Meynert, qui, dans ces régions du cerveau, se trouvent isolées dans une substance nerveuse granuleuse, mais cependant les faits cliniques de ramollissement de ces régions, tels que ceux que nous avons étudiés dans les cas latents, semblent le plus souvent ne pas s'être accompagnés d'anesthésie : il faut dire que les observateurs ont pu négliger cette recherche, ou que les malades ont peut-être récupéré leur sensibilité et présenté de l'anesthésie seulement pendant un temps variable ; il est possible, en effet, que les voies de la sensibilité soient plus indifférentes que celles de la motilité, c'est ce qui résulterait de ces faits dans lesquels l'application de l'aimant ou celle d'un solénoïde peuvent rendre la sensibilité à un membre sans pour cela modifier en rien sa paralysie de la motilité.

M. Ferrier serait disposé à faire de la région de l'hippocampe le siége de la sensibilité générale, son principal argument est tiré de ses expériences sur le singe et de l'examen des faits de M. Hutchinson (1). Ce dernier auteur a cru reconnaître que dans les traumatismes crâniens, la contusion du lobe sphénoïdal s'accompagnait de troubles de la sensibilité tactile du côté opposé du corps. Nous croyons qu'il est prudent, quant à présent, d'attendre des faits nombreux avant de se prononcer ; nous en dirions autant des centres sensoriels, si quelques observations récentes ne nous déterminaient à examiner cette question de plus près. Ce sont celles de :

A). Baumgarten (cité par Rendu, *Revue Hayem*, p. 325, 1879). Un homme était atteint d'hémiopie latérale gauche, sans autre symptôme. A l'autopsie les tubercules quadrijumeaux, les bandelettes optiques et les nerfs optiques furent trouvés sains. Kyste apoplectique... « du lobe occipital droit, du volume d'un marron, recouvert par les trois circonvolutions occipitales ramollies... »

B). Bastian. Fürstner (cités par Ferrier, *Gulst. Lect.*, p. 132).

---

(1) *Medical Times and Gazette*, 1875, p. 165.

Ces deux auteurs ont vu la perte unilatérale de la vision survenir du côté opposé aux lésions du lobe occipital. (Thrombose de la cérébrale postérieure, cas de Bastian ; méningo encéphalite chronique, cas de Fürstner).

C). Glynn. (*Brit. med. journal*, 1878, p. 473.)

La première observation de Glynn montre un malade atteint de cécité complète et subite, et chez lequel un caillot de la cérébrale postérieure gauche avait causé un ramollissement étendu des lobes occipital et temporo-sphénoïdal à gauche.

D). Glynn (*même source*, obs. IV, p. 473, résumé).

Jeune fille de 18 ans, bien conformée, ayant une douleur de tête, des vomissements et des accès convulsifs. A l'examen ophthalmoscopique, on lui trouve une névrite papillaire double, et l'attention étant portée sur ces phénomènes oculaires, on s'assure qu'elle voit moins bien de l'œil gauche dont les muscles sont parfois paralysés au point de causer de la diplopie; elle se plaignait aussi de bruits dans l'oreille gauche... « le 5 juin il y eut un peu de ptosis de la paupière gauche et la pupille gauche était plus contractée que la droite : la malade se plaignait d'une violente névralgie à gauche au-dessus de l'oreille, en ce point le cuir chevelu était tuméfié. Le 11 juin, après d'intolérables bourdonnements d'oreille à gauche, on vit survenir un groupe d'herpès sur l'aile gauche du nez; la malade raconte qu'elle ne voit avec son œil gauche rien de coloré, elle ne peut reconnaître personne avec cet œil, et n'entend pas le bruit d'une montre mise au contact de son oreille gauche : l'angle gauche de la bouche est un peu tombant. 14 juin. — Le goût est aboli, ainsi que l'odorat... » Une amélioration se fit cependant sentir, grâce à l'emploi de l'iodure de potassium, et le reste de l'histoire de cette malade semblait indiquer qu'il s'agissait d'une hystérique, à en juger par la description de ses accès, lorsque le 9 août, après s'être plainte d'un fort mal de tête, la malade mourut subitement.

A l'autopsie on trouva... « les circonvolutions affaissées et un abcès circonscrit, de deux pouces de long, comprenant la partie antérieure de la première circonvolution temporo-sphénoïdale, s'étendant en dedans et en bas vers la base du cerveau... »

E). Wernicke (cité par Ferrier, *Gulst. Lectures*, p. 133).

Dans un cas de surdité verbale, il y avait un ramollissement par thrombose de la première et d'une grande partie de la seconde circonvolution temporo-sphénoïdales de l'hémisphère gauche (*Fig. 99*, O).

F). Broadbent (*Medic. chirurg. transactions*, 1872.)

Dans un cas de cécité verbale, il y avait une lésion de la première circonvolution temporale, peu prononcée, et surtout un ramollissement étendu à l'extrémité supérieure de la scissure de Sylvius. (*Fig. 99*, V.)

G). Kohler et Pick. (Beitrag zur Lehre von der Localisation der Hirnfonctionen. *Prag. Viertjhchr. f. d. prackt. Heilk.* 1879, 141e vol.)

Ces auteurs citent deux observations de perte de la parole et de l'ouïe. 1er cas : Perte de la parole et de l'ouïe chez une vieille femme ; on trouve à l'autopsie les méninges opalescentes sur le lobe temporal gauche et les circonvolutions du lobe temporal gauche assez ramollies, ainsi que la troisième frontale gauche ; comme Kussmaul, Kohler et Pick séparent l'aphasie de la surdité verbale. (*Worthaubeit.*)

2e cas : Il s'agit d'un buveur de 37 ans, atteint à deux reprises d'hémiplégie droite et d'aphasie ataxique (Kussmaul). Ce malade entend, sans comprendre, mais *la mimique* est comprise : à l'autopsie on trouve que la dure-mère mesure jusqu'à 5 mill. du côté gauche ; il y a de la pachyméningite et un caillot qui comprime le lobe temporal et la troisième frontale du côté gauche.

H). Magnan. (*Soc. Biologie*, 19 janvier 1879.)

Sarcôme comprimant la troisième frontale gauche et l'insula et ayant disséqué la circonvolution ; le *langage intérieur* est conservé, mais le *langage d'expression* est perdu... « ce malade savait bien désigner du doigt les objets dont il entendait le nom, mais il ne pouvait les nommer lui-même... » Donc, selon M. Magnan, on distinguera l'appareil d'idéation de celui de l'élaboration de la parole.

Ces faits sont trop peu nombreux, trop dissemblables, pour permettre de préciser le siége des centres sensoriels ou même pour autoriser à admettre leur existence, tout ce que l'on peut en déduire, c'est qu'il faudra désormais chercher dans les régions temporales et occipitales du cerveau s'il n'existe pas des lésions dans les cas de surdité, de cécité, et dans ces troubles singuliers de la parole que les Allemands comprennent sous les noms de *cécité et de surdité verbales*. On ne doit pas se dissimuler la difficulté de pareilles recherches, faites sur des malades ordinairement âgés, chez lesquels il est difficile d'apprécier un symptôme subjectif, ou qui se trouvent atteints de cécité ou de surdité pour toute autre cause qu'une lésion cérébrale. Il faudrait du reste se garder de voir, dans ces centres de perception, des centres moteurs, en particulier pour le globe oculaire, et distinguer les paralysies oculaires vraies du strabisme grâce auquel les malades arrivent à se servir de la portion de leur champ visuel restée libre.

Cette théorie des centres sensoriels, basée sur les expériences de M. Ferrier, a été reprise en Allemagne par M. Munk qui semble l'avoir fait dévier de son sens primitif, en y introduisant des considérations psychologiques que nous ne pourrions discuter sans sortir de notre sujet et dépasser les limites de ce travail ; nous renverrons pour leur analyse détaillée aux extraits que M. Duret en a publiés dans le *Progrès médical* de 1879, numéros 9, 10 et 11.

CONCLUSIONS

Nous n'avons pas joint à ce travail l'étude des cas réputés négatifs, soulevés contre la doctrine des localisations cérébrales, parce que ces faits sont peu nombreux et n'ont, pour la plupart, qu'une précision topographique apparente : en les supposant même tous également bien observés, ils ne peuvent être probants et détruire la valeur positive des 130 observations et des 230 cas cités au cours de ce travail. Nous n'avons pas non plus indiqué les cas de trépanation guidés par les localisations cérébrales, car notre intention n'était pas de faire l'étude des indications et des contre-indications du trépan, malgré tout l'intérêt qui se rattache à cette question chirurgicale.

Les conclusions qui suivent ne portent donc que sur les 360 faits de lésions corticales dont il est question dans les pages qui précèdent :

I. La détermination des centres moteurs à la surface du cerveau est facilitée par l'emploi de la méthode graphique. On doit donner la préférence à la méthode des schémas qui permet de multiplier des figures toutes comparables entre elles : l'auteur recommande les *schémas reportés* comme pouvant s'appliquer à tous les besoins de la clinique.

II. Il faut avoir soin d'indiquer de quelle nomenclature on se sert, choisir de préférence celle de Ecker comme plus simple, et avoir toujours en vue le champ cortical sur lequel siége une lésion ; c'est un moyen commode d'en contrôler les limites exactes.

III. L'existence de points spéciaux dont l'excitation cause des mouvements, ou dont la destruction s'accompagne de paralysie, est admise par la plupart des physiologistes (sauf par M. Brown-Séquard), mais les auteurs, tout en reconnaissant l'existence de certains mouvements provoqués, varient fort sur l'interprétation des expériences. La grande cause de divergence entre ces opinions provient de ce que l'on n'est pas encore exactement fixé sur les propriétés de la substance grise, ni sur ses connexions avec les faisceaux blancs sous-jacents: on pourrait cependant tirer de la différence de texture des circonvolutions quelques présomptions au point de vue de la différence probable de leurs propriétés physiologiques.

Dans ses expériences sur le singe, faites par ablation, M. Ferrier nous semble avoir répondu : *a*) aux objections de ceux qui voulaient qu'on ne pût conclure des animaux à l'homme ; *b*) à celles que l'on aurait pu tirer de l'emploi de l'électrisation et de son action sur les centres basilaires ; l'ablation d'une région se rapprochant beaucoup de sa destruction par ischémie dans les cas cliniques.

IV. Les lésions cérébrales ne déterminent pas fatalement des symptômes moteurs, cela dépend des points où elles siégent.

Ces *cas latents* sont aussi utiles à connaître que ceux qui ne le sont pas ; grâce à eux on peut circonscrire l'aire des points non moteurs et, *par différence*, avoir déjà une démonstration de l'existence et du siége d'une *aire motrice* sur la face externe et au milieu de l'hémisphère cérébral.

Un cas s'accompagnera de d'autant moins de symptômes moteurs qu'il siégera plus loin du sillon de Rolando ; ainsi :

Tous les points de la face inférieure des hémisphères du cerveau peuvent être atteints de lésions latentes (sauf nécessairement le cas où le jeu des vaisseaux de la base serait entravé).

Il n'y a d'exception que pour l'origine de la scissure de Sylvius.

a) face inférieure : La zone des cas latents s'étend sur la face inférieure du cerveau, sur tout le lobe temporo-occipital, assez souvent sur le lobe orbitaire frontal, il y a constamment intégrité du territoire sylvien.

b) face supérieure : Les points où une lésion cérébrale peut ne pas donner de symptômes comprennent les deux tiers antérieurs du territoire de la cérébrale antérieure, toute l'étendue de celui de la cérébrale postérieure, *mais le territoire sylvien est toujours respecté* dans ce cas.

c) face interne : Les cas latents s'étendent sur le champ de la frontale interne antérieure, sur celui de la frontale interne moyenne, mais seulement sur sa moitié antérieure.

Ils occupent tout le coin, la moitié postérieure de l'avant-coin, toutes les circonvolutions temporales.

Ils respectent le lobule paracentral, et il est probable qu'ils n'occupent que rarement la circonvolution crêtée et la partie antérieure de l'avant-coin, au voisinage du lobule paracentral.

d) face externe : Les cas latents occupent le domaine de la cérébrale antérieure et celui de la cérébrale postérieure.

Ils peuvent, sans donner lieu à l'hémiplégie, occuper le champ de la pariéto-occipitale ; quelquefois il se produit, dans cette région du pli courbe, des symptômes moteurs du côté des yeux, sans paralysie des membres.

Ces conclusions ne sont valables que pour ce qui a trait à la motilité.

L'AIRE LATENTE respecte donc le territoire sylvien et celui de la frontale interne moyenne à sa partie postérieure ; ce sera donc sur ces champs vasculaires que siégeront les centres moteurs, s'ils siégent quelque part.

Les expériences de Ferrier viennent à l'appui de cette démonstration, car elles consistent en ablations des lobes frontaux et occipitaux du singe, ensemble ou séparément, sans que des symptômes paralytiques aient été observés.

Par ses rapports avec les champs vasculaires, par la détermination expérimentale, par la circonscription des cas cliniques, il nous semble démontré déjà par la zone latente *que les centres occuperont le pourtour du sillon de Rolando et l'origine de la scissure de Sylvius.*

V. La localisation la plus certaine et la première en date, celle de l'aphasie, est prouvée par les faits chirurgicaux de fracture du crâne, d'encéphalocèle acquise, de trépanation basée sur l'existence de l'aphasie.

Il existe trois lésions correspondant à l'aphasie :

a) Lésion de l'écorce de la troisième frontale gauche (*certaine*);

b) Lésion de l'insula de Reil à gauche (*à l'étude*);

c) Lésion des faisceaux blancs pédiculo-frontaux de la troisième frontale à gauche (*certaine*).

Il résulte de ces faits que la troisième frontale gauche rentre dans l'aire active psycho-motrice, et que la troisième frontale droite dépend de la zone latente.

Pour centrer un point psycho-moteur, on doit chercher le *minimum* de lésion nécessaire pour abolir exclusivement ses fonctions.

En procédant ainsi, on voit que l'*aire du centre du langage correspond au tiers postérieur de la troisième frontale gauche, tout autour de la branche ascendante de la scissure de Sylvius, mais surtout sur le pli sourcilier et sur le pied même de la circonvolution.*

VI. On peut rechercher les centres moteurs à l'aide des faits d'*épilepsie partielle.*

Elle n'a jamais lieu dans les lésions de la face inférieure du cerveau.

Ses modes divers de début peuvent indiquer le siége probable des centres, mais, dans ces cas, il faut tenir compte des altérations des méninges et de la poussée qui accompagne l'accès; aussi les centres sont-ils surtout déterminés par l'étude des monoplégies.

VII. L'étude des cas de *monoplégie* est seule capable de permettre de préciser le siége exact d'un centre et son point de maximum physiologique.

L'étude des cas de *monoplégies associées* indiquera l'extension d'un centre, soit que cette action d'un centre moteur sur l'autre ait lieu par une superposition des bords de deux centres contigus, soit que les faisceaux blancs dérivés de deux centres voisins subissent entre eux une décussation dans le centre ovale de l'hémisphère.

On peut observer isolément : l'aphasie, la monoplégie faciale, la monoplégie brachiale, plus rarement la monoplégie crurale; on peut aussi voir le ptosis, et la rotation de la tête d'un côté, accompagnée ou non de la déviation des yeux.

On observe la *monoplégie associée* : de la parole et de la face, de la face et du bras, du bras et de la jambe, mais jamais, avec une seule lésion circonscrite, on n'a observé celles de la face et de la jambe, ou de la parole et de la jambe.

Le centre du bras occupe donc l'espace qui sépare le centre de la face de celui de la jambe.

Son extension est considérable, aussi trouve-t-on souvent la monoplégie du bras seul associée aux autres monoplégies, surtout à celle de la jambe, ce qui constitue alors l'*hémiplégie incomplète*, sans paralysie faciale.

VIII. *Les centres s'échelonnent de bas en haut, depuis l'insula jusqu'au lobule paracentral, le long du sillon de Rolando, et correspondent à l'ordre descendant des masses musculaires qu'ils mettent en mouvement.*

Ainsi le centre de la face est le plus inférieur et correspond au haut du corps, le centre de la jambe occupe au contraire le sommet du sillon de Rolando,

On peut fixer *le centre minimum* dans les points suivants :

1. LANGAGE : *troisième frontale gauche dans son tiers postérieur.*

2. FACE : *le bas de la frontale et de la pariétale ascendantes.*

3. BRAS : *le tiers moyen de la frontale et de la pariétale ascendantes.*

4. JAMBE : *le tiers supérieur de la pariétale ascendante.*

5. Les origines cérébrales de la *troisième paire* peuvent occuper différents points du pli courbe et du lobule pariétal inférieur.

6. Les *mouvements de rotation de la tête* peuvent avoir un centre situé sur le pied de la seconde frontale.

Ces deux derniers centres sont loin d'être démontrés :

IX. Il est difficile de dire jusqu'où s'étend le centre du bras, car une partie de son territoire est commun à celui du centre de la jambe ; d'autre part les mouvements isolés du bras et de la jambe sont la règle et la monoplégie brachiale existe réellement ; on peut donc supposer :

a) Soit l'existence d'un centre commun au bras et à la jambe et de centres isolés pour certains mouvements du bras et de la jambe.

b) Soit la superposition, dans deux couches différentes de substance grise de deux centres ; l'un, pour la jambe, s'étendant vers le lobule pariétal, l'autre pour le bras, descendant vers le tiers moyen de la circonvolution frontale ascendante.

c) Soit le mélange dans la même couche des parties élémentaires du centre du bras et de la jambe, ou des faisceaux blancs qui en dérivent, avec un maximum pour le bras en bas, et un maximum pour la jambe en haut.

X. Quelle que soit la réalité d'une de ces trois hypothèses, il n'en résulte pas moins que tous les centres sont compris dans la zone motrice, comme l'indique l'étude *de l'hémiplégie complète,* affectant les membres et la face et répondant à tout le territoire sylvien.

La lésion qui résulte de cette oblitération de la sylvienne est superposable à l'espace circonscrit par les cas latents : la démonstration de l'aire motrice est donc complète.

XI. Il existe cependant deux zones que nous appellerons *neutres*, pour ne pas préjuger de leurs fonctions, et occupant l'une le lobule pariétal supérieur, l'autre le voisinage du lobule paracentral, c'est-à-dire la moitié antérieure de l'avant-coin et une partie de la circonvolution crêtée.

Les observations de lésions isolées de cette zone manquent pour établir si elle est motrice ou non, il est probable cependant que ces points rentreront dans la zone latente.

XII. Un des caractères anatomo-pathologiques constants des lésions corticales est de s'accompagner de dégénération secondaire des cordons latéraux de la moelle.

XIII. L'atrophie d'un centre, secondaire à la disparition du membre correspondant ou à l'arrêt de ses fonctions, n'est pas assez certaine pour avoir d'autre valeur que celle d'une présomption en faveur de l'existence de ce centre.

XIV. Les centres sensitifs et sensoriels de l'écorce du cerveau paraîtraient siéger dans la zone qui reste latente pour la motilité, mais on ne possède pas assez de faits pour pouvoir établir leur existence et à plus forte raison leur siége précis.

XV. Les centres vaso-moteurs sont encore moins prouvés que les précédents.

XVI. Cliniquement on peut observer les paralysies suivantes, correspondant à une lésion corticale unique.

1° La perte du langage;
2° La paralysie de la face;
3° Celle du langage et de la face;
4° Celle du bras;
5° Celle du bras et de la face;
6° Celle du bras et la perte du langage ;
7° Celle du bras, de la face et la perte du langage;
8° Celle de la jambe;
9° Celle de la jambe et du bras;
10° Celle de la jambe, du bras et de la face ;
11° Celle de la jambe, du bras et la perte du langage;
12° Celle de la jambe, du bras, de la face et la perte du langage.

XVII. On ne peut observer, avec une lésion corticale unique et ne s'étendant pas en profondeur :

1° La paralysie de la jambe et de la face;
2° La paralysie de la jambe et la perte du langage.

PLANCHE

RELATIVE AUX CONCLUSIONS

EXPLICATION DE LA PLANCHE

Cerveau vu du côté gauche, on a écarté les lèvres de la scissure de Sylvius pour indiquer la position du centre de l'insula (pointillé clair).

L'ombre répandue sur le lobe frontal et sur le lobe temporal indique que ces régions sont dans la *zone latente*; à cette zone il faut joindre celle représentée en demi-teinte sous le trait BB ; ce lobule pariétal a été ainsi désigné pour rappeler qu'on y a placé des centres sensoriels marqués E, pour la sensation visuelle des yeux, selon Ferrier.

La *zone motrice*, qui occupe le milieu de la figure est laissée en clair, sauf ses centres.

B. Centre de la jambe : autour de lui s'étend le centre commun au bras et à la jambe, dont l'extension est marquée par la ligne ombrée qui passe en dessous des centres M et PR.

C. Centre du bras (extension).

PR. Centre du bras (préhension).

M. Centre de la main.

Au-dessus de ces trois points le centre pointillé indique la situation possible du centre des mouvements de rotation de la tête.

Le pied de la troisième frontale porte les centres de l'aphasie mis en trois endroits pour indiquer que les lésions portent tantôt sur l'un ou l'autre de ces points D.

Le centre A de la face est situé tout à fait en bas de la zone motrice.

Enfin les lignes DB et BB représentent la superposition d'un cas d'hémiplégie totale sur la zone motrice (1).

---

(1) Nous sommes redevable de cette figure au talent de notre ami M. Bassan, qui a bien voulu la dessiner et se charger d'en surveiller l'exécution, rendue difficile par la diversité des tons à rendre et du relief à conserver.

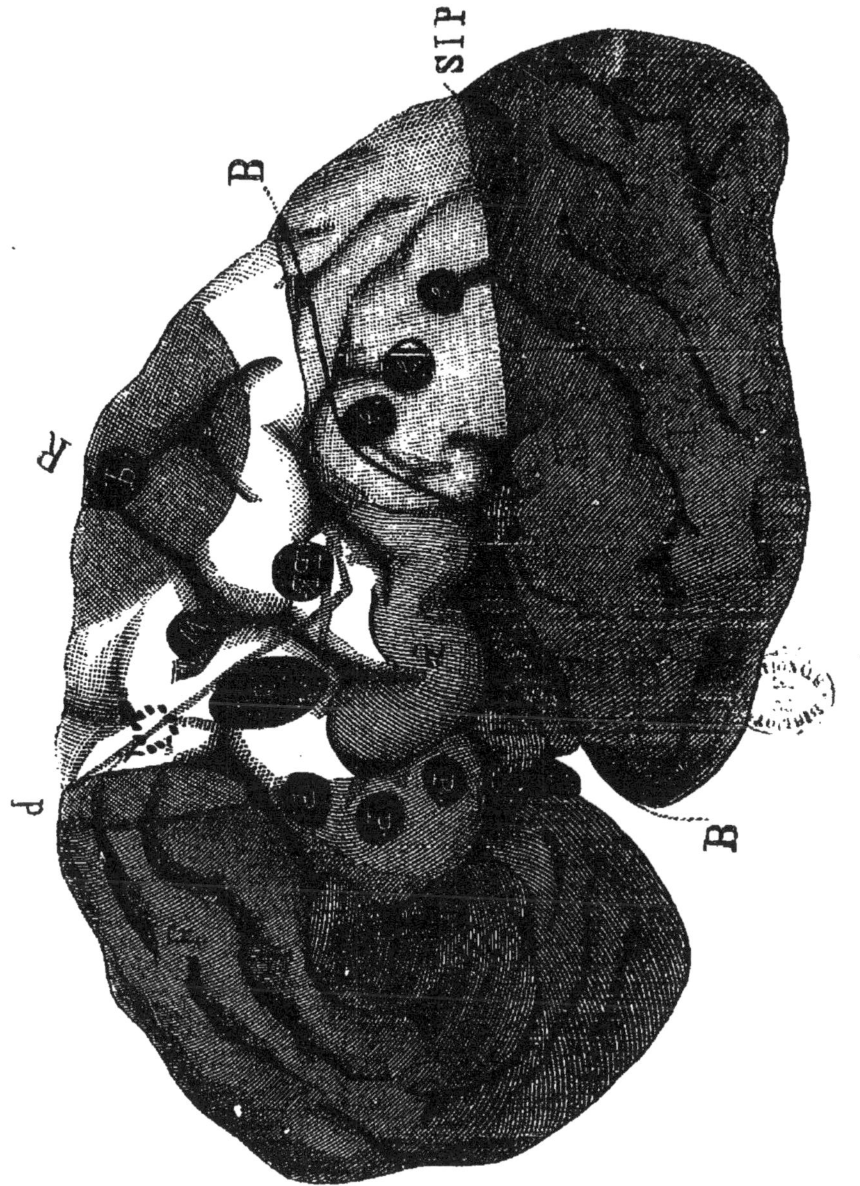

INDEX BIBLIOGRAPHIQUE

(Pour les circonvolutions cérébrales exclusivement.)

A

Abercombrie. Maladies de l'encéphale et de la moelle épinière. (*Trad. Gendrin.*) 2e éd. Paris, 1835.

Albertoni. Influence du cerveau sur la production de l'épilepsie. In : *Compte-rendu des recherches expérimentales faites dans le laborat. de physiol. de l'Université de Sienne, dirigé par Pietro Albertoni.* Brochure en italien de 75 p. (Milan, 1876.)

Albertoni et Michieli. Sui centri cerebrali di Movimento. (*Sperimentale*, 1876).

Alexander. Fracture du crâne avec enfoncement. Trépanation secondaire, abcès cérébral. (*Lancet*, vol. II, p. 426, 1877.)

Alix (E.). Sur le cerveau à l'état fœtal. (*Bullet. Soc. d'anthropol.*, 5 avril 1877.)

Allen (H.). Anatomie du cerveau. (*Philad. medical Times*, déc. 1876.)

Althaus. Pronostic de l'Hém. cérébrale. (*Arch. f. Psychiatrie und Nervenkrankheiten*, Bd, VIII. H. I, 1877.)

Althaus. Un cas de chorée compliqué d'épilepsie, etc. (*Brit. med Journal*, 19 janvier 1878.)

Andral. *Clinique médicale.* 3e éd. (Tome V, mal. de l'encéphale, p. 391 et 531).

Archambault. Méninges. (Pathologie) (In. *Dict. encycl. des sc. méd.*, 2e série, T. VI).

Archambault. Paralysie du mot. oc. commun. Hémiplégie gauche. (*Progrès méd.*, 22 septembre 1877.)

Arloing. Détermination des points excitables du manteau des animaux solipèdes ; application à la topographie cérébrale. (*Revue mensuelle*, n° 3, mars 1879.)

Arndt. Un cas de tumeur cérébrale. (*Arch. f. Psych.*, vol. IV, p. 432, 1873.)

Arndt. Des espaces lymphatiques du cerveau et de la moelle. (*Berlin, klin. Wochenschrift*, 1875, n° 16, p. 210.)

Arndt. Aphorismes sur l'anat. path. des organes centraux du syst. nerveux. (*Arch. f. path. Anat. und Physiol.*, t. LXI, p. 508.)

Arndt. Anat. path. des org. centraux du syst. nerveux. De l'état criblé. (*Archiv. f. path. Anat. und Physiol.*, t. LXIII).

Arndt. De certaines différences remarquables de la structure du cerveau de l'homme. (*Arch. f. path. Anat.*, tome LXII, p. 235, 1878.)

Arnold. Bemerkungen über den Bau des Hirns und Rückenmarks, etc. (Zurich, 1858.)

Arnold (A.-B.). Convulsions et paralysie à la suite d'une tumeur cérébrale. (*Philadelphia med. and surgical reporter*, XXVIII, février 1876.)

Atkins (Ringrose). Revue semestrielle sur l'anat. et la physiol. du syst. nerveux; localisat. céréb. (*The Dublin Journal of med. sc.*, p. 50, juillet 1877.)

Atkins (Ringrose). Rapport sur les lésions trouvées dans un cas de folie aiguë terminée par la mort en une semaine. (*Journal of mental science*, juillet 1875.)

Atkins (Ringrose). Cas de localisations cérébrales. (*Brit. med. journal*, mai 1878.)

Augé. Hémiplégie faciale : paralysie de la 7e paire. (*Thèse de Paris*, 1878.)

B

Bacheler. Ramollissement cérébral. Tub. du cerveau et de la moelle. (*Boston Med. and S. journal*, février 1877.)

Baillarger. (*Annales médico-psychol.*, 1863.)

Balfour. Lésions du cerveau chez les aliénés. (*Journal of mental science*, avril 1874.)

Balzer. Tumeur céréb. comprimant le lobe frontal gauche; aphasie. (*Bullet. de la Soc. anat.*, 1874, p. 783.)

Banks. On the loss of Language in cerebral disease. (*Dublin Quarterly Journal*, 1865.)

Bar. Aphasie et hémiplégie faciale passagère; hémorrhagie cérébrale dans la deuxième circonvolution frontale gauche. (*France médicale*, 25 septembre 1878.)

Baraduc. (*Bullet. de la Soc. anat.*, mars 1876, et *Progrès médical*, 19 août 1876, p. 598.)

Baréty. De quelques modifications pathologiques, etc., siégeant du côté de la paralysie. (*Soc. biologie*, juillet 1873.)

Barkow. Comparative Morphologie des Menschen und der Menschenähnlichen Thiere, III, Thl. Erläuterungen zur Skelet, und Gehirnlehre. Breslau, 1845 (Pl. XII et XIII, Negergehirne), cité par Ecker.

Barlow. Cas de double hémiplégie. (*Brit. med journal*, p. 243, 19 août 1876.)

Barlow. Hémiplégie double chez un enfant de 10 ans. (*Brit. med. Journ.*, 28 juillet 1877.)

Barthélemy. (*Soc. anat.*, 1877, avril.)

Bartholow. On aphasia. (*The Clinic*, 28 juin 1873.)

Bartholow. Experimental investigation into the functions of the human brain. (In *American Journal of the medical sciences*, avril 1874.)

Bastian (Ch.). On paralysis from brain disease in its common forms (Cité par Ferrier.)

BATEMAN. *Journal of mental science*, 1868, (2e obs. et 7e obs.)
BATEMAN. On aphasia, or lost of speech, etc. 1870.
BATTY TUKE. Sur l'histologie pathologique du cerveau et de la moelle chez l'aliéné (*Brit. and foreign me dico-chir., Review*, avril et juillet 1873).
BATTY TUKE. Un cas d'hypertrophie de l'hémisphère cérébral droit avec atrophie du côté gauche du corps (*Journal of Anat. und physiol.*, n° XII).
BATTY TUKE et JOHN FRASER. Case with a lesion involving Broca's circonvolution, without Broca's aphasia (*Journal of mental science*, april 1872. London).
BAUMANN. Deux cas de syphilis cérébrale (*Inaug. Diss.* Würzburg, 1877).
BAUMGARTEN. Hémiopie nach Erkrankung der occipitalen Hirnrinde (*Centralblatt für die mea Wiss*, mai 1878, p. 369).
BAZY. Atrophie des circonvol. de l'avant-coin droit chez un vieillard atteint d'atrophie de l'avant-bras et de la main du côté gauche (*Bull. Soc. anat.*, juin 1876).
BEALE KUYS. Cas de ramollissement rouge du cerveau (*Lancet*, 18 janvier 1873).
BECOULET et GIRAUD. Note sur le cysticerque du cerveau (*Annales méd. psychol.*, nov. 1872).
BEGER. Beitrag zur Pathologie der Grosshirnrinde besonders des Gyrus prœcentralis (*Arch. der Heilk.*, XIX, h, 2, s. 97, 1878).
BEGER. Trois cas négatifs, dont deux de Samt (*Même source*).
BELL (J.-R.-F.). Tumour in the right anterior lobe of the cerebrum (*Proceedings of the Path. Soc. of Philadelphia*, 1871. T. III, p. 155).
BELL. Observation de traumatisme cérébral (Coup sur le front, sans paralysie localisée autre qu'un ptosis de la paupière supérieure gauche). Guérison graduelle (*Edin. bmed. J.*, p. 682, février 1878).
BENEDIKT. Applicat. de la crânioscopie et de la crâniométrie à la pathol. cérébrale (*Berlin Klin. Wochenschr*, n° 32, p. 457, 1877).
BENNET (H.). Un cas de tumeur cérébrale simulant une hystérie (Contraire aux localisations, p. 114, *the Brain*, fasc. I, 1878).
BENSON (H.). Affect. cardiaque, embolie cérébrale, ramollissement avec aphasie (*Dublin journal of med. Sc.*, mai 1876, p. 483).
BERGER (P.). Article Cerveau du *Dict. Encyclop. des S. Méd.*
BERGER (P.). Revue critique sur les localisat. cérébrales (*Archives de physiologie*, 1874, n°s 2 et 3).
BERKELEY HILL et RIVINGTON. Traumatismes crâniens avec lés. cérébrales (7 obs.) (*Med. Times and Gazette*, vol. II, p. 638, 1877).
BERLIN. Contribut. à l'étude de la sclérose cérébro-spinale disséminée (*Deutsches Archiv. fur Klin. Med.*, XIVe vol., p. 103, 1874).
BERNHARDT. Un fait curieux d'affection encéphalique (*Berlin. Klin. Wochenschr.*, n° 40, p. 581, octobre 1877).
BERNHARDT. Historische Notiz, etc. (*Archiv. für Psychiatrie*, IV, 2 Heft., p. 480).
BERNHARDT. Klinische Beitrage zur Lehre von den oberflachen Affectionen des Hirns beim Menschen (*Archiv. für Psych. und Nerv*, 1873-1874, t. IV, p. 698).
BERNHARDT. Note sur la déviation conjuguée des yeux (*Arch. f. path. Anat. und Physiol.*, LXXI, p. 123).
BERNHEIM. Contribution à l'étude des localisations cérébrales (*Rev. méd. de l'Est*, p 225, 1877).
BERTRAND (Eginhard). Notes historiques sur l'aphasie. (Ce sont des observ.

empruntées à la clinique de Larrey) (*Berlin, Klin. Wochenschr.*, n° 2, p. 24, 1877).

BERTRAND. Des lésions des méninges cérébrales sous l'influence de la syphilis (*Th. de Paris*, 1874).

BETZ. Anatomischer nachweis zweier Gehirn-Centra (*Centralblatt*, 1874, p. 37 et 38).

BEURMANN (de). Hémiplégie ancienne,etc, Foyer dans les circonvolut.pariétales gauches (*Bullet. de la Soc. anat.*,1875, p. 783).

BEURMANN (de). Tumeur cérébrale (*Bullet. de la Soc anat.*, p. 347, 1876).

BIGELOW. Cas du carrier américain (Crow bar case) (*American Journal for medic. Sc.*, july 1850, complété par HARLOW, *Massachussetts med. Soc.* june 3, 1868).

BILLOD. Contribut, à l'étude de l'aphasie (*Annales médico-psychol.* mai 1877).

BILLOD. Sur l'aphasie (*Soc. de méd. légale*, 12 novembre 1877).

BINSWANGER. Pathogénie de l'atrophie cérébrale uni-latérale, acquise dans l'enfance (*Th. Inaug*, Bâle, 1875).

BISCHOFF. Die Grosshirnwindungen des Menschen mit Berücksichtigung ihrer Entwicklung bei den Fötus und ihrer Anordnung bei den Affen (Aus den *Abhandlungen. der K. bair. Akademie der Wissenschaften*, II Cl. X, Bd, Abthlg. avec 7 pl., Munschen, 1868).

BJÖRKEN. Cas de syphilis cérébrale (*Upsala läkarefören förhandl*, VIII, n° 6, 1874).

BLANQUINQUE. (*Gaz. hebdomad.*, 1871, n° 33.)

BOCHEFONTAINE. Contractions de la rate, des intestins, de la vessie, par l'excitation électrique du cerveau (*Soc. de Biologie*, juillet 1875).

BOCHEFONTAINE. Etude expérimentale de l'influence exercée par la faradisation de l'écorce grise du cerveau sur quelques fonctions de la vie organique (*Archiv. de physiol*, p. 140, 1876).

BOCHEFONTAINE. Sur quelques particular. des mouv. réflexes déterminés par l'excitation mécanique de la dure-mère crânienne (*Comptes rendus de l'Ac. des Sciences*, 7 août 1876).

BOCHEFONTAINE. Sur les excitations de certaines parties de l'encéphale (*Soc. Biologie*, 9 février 1878).

BOCHEFONTAINE et VIEL. Expériences montrant que la méningo-encéphalite de la convexité du cerveau détermine des symptômes différents suivant les points qui sont atteints (*Soc. de Biologie*, 15 décembre 1877, et *Ac. des Sciences*, 24 décembre 1877).

BOESE. Fall von Cysticercus des Gehirns (*Berl. Klin. Woch.*, 1877, n° 25, p. 364).

BOLL. Histologie et histogénèse des centres nerveux. Berlin 1875, 138 pages (*Arch. f. Psych.* et in *Centralblatt*, 1873, n°s 13 et 14).

BON (LE). Recherches sur l'inégalité des régions correspondantes du crâne (*Comptes rendus de l'Ac. des Sciences*. mars, 1878 et *Congrès d'Anthropologie*, 1878, août).

BONIS (de) Phénomènes épileptiformes dans un cas de tumeur cérébrale (*Annali clin. de l'Ospedale incurab. di Napoli* (1re année, fascic. 2, 1876)

BORDIER. Revue critiq. des localisat. cérébrales (*Revue d'anthropologie*, 1877, p. 265).

BOUCHET. Sur l'épilepsie (*Annales médico-psychol.*, 1853, t. V, p. 209).

BOUCHET et CAZAUVIEILH. (*Archiv. gén. de méd.*, 3e année, 1825, t. IX, p. 510 ; et 4e année, 1826, t. X, p. 5).

BOUCHUT. De l'aphasie chez les enfants (*Gaz. des hôp.*, 1877, n° 30).

Bouchut. Atlas d'ophthalmoscopie médicale et de cérébroscopie. Lésions du nerf optique, de la rétine et de la choroïde, produites par les maladies du cerveau et de la moelle et par les maladies constitutionnelles (1 vol. in-4°, Paris, 1876).

Boudet. De l'hémorrhagie des méninges (*Thèse*, 1839, Paris).

Bouillaud. Traité de l'encéphalite. Paris, 1825.

Bouillaud. Nouvelles recherches cliniques sur la localisation dans les lobes cérébraux antérieurs de l'action par laquelle le cerveau concourt à la faculté psycho-physiologique de la parole (*C. rend. de l'Acad. des Sciences*, 30 juin et 7 juillet 1873).

Bouillaud. Nouvelles considérations sur la localisation des centres cérébraux régulateurs des mouvements coordonnés du langage articulé et du langage écrit (*Comptes rendus, Ac. Sciences*, août, 1877; *Bulletins Ac. Méd.*, n° 45, 1877).

Bouillaud. Considérations nouvelles propres à confirmer la localisation dans le cervelet du pouvoir coordinateur des mouvements de la locomotion (*Comptes rend. de l'Acad. des Sciences*, 21 juillet 1873).

Bourceret et **Cossy**. Gomme du cerveau (*Bullet. de la Soc. Anat.*, 1873).

Bourdon. Recherches cliniques sur les centres moteurs des membres (*Bul. Ac. Méd.*, 2e série, t. VI, n° 43, 1877).

Bourneville. Hémiplégie infantile, suivie d'épilepsie partielle ; état de mal épileptique ; mort, foyer ancien intéressant les circonvol. frontale et pariétale ascendantes et le lobule paracentral (*Bull. Soc. Anat.*, juillet 1876).

Bourneville. Contribut. à l'étude des localisations cérébrales : obs. d'hémiplégie cérébrale infantile spasmodique (épilepsie partielle) (*Soc. de Biologie* et *Gaz. méd.*, nos 50 et 51, 1876).

Bourneville. *Progrès médical*, 1er nov. 1873 ; n° 16, 1879.

Bourneville Etudes cliniq. et thermométriques sur les malad. du syst. nerveux (2e fascicule, 1873).

Bousquet. Abcès du volume d'un œuf de poule, sans troubles bien nets, dans les circonvolutions frontales antér. droites (*Bulletins Soc. anat.*, 1877, p. 512).

Boyd (Robert). Cavités anormales du cerveau chez l'homme sain et chez l'aliéné (*Lancet*, 3 mai 1873).

Boyd. Table of the Weights of the human body and internal organs (*Philos. Transact.*, London, 1861, vol. CLI, part. I, p. 261).

Boyer (H. de). Trois cas latents (*Soc. anat.*, mars 1877; novembre 1877; janvier 1878).

Du même. Aphasie par l'insula (*Soc. anat.*, juin 1877); aphasie par lésion des faisceaux sous pédiculo-frontaux (*Soc. anat.*, mai 1877).

Du même. Deux paralysies du bras (*Soc. anat.*, avril 1877); troubles oculaires (*Soc. anat.*, avril 1877).

Du même. Trois cas d'hémiplégie sans paralysie faciale (*Soc. anat.*, avril, mai 1877); Deux cas d'atrophies de circonvolutions (*Soc. anat.*, avril et décembre 1877).

Bramwell. Unilateral convulsions and hemiplegia depending from a circumscribed lesion of central convolutions (*Brit. med. journal*, 1875, p. 275).

Bramwell. Cas de convulsions et d'hémiplégie unilatérales avec lésion corticale limitée (*Brit. med. journal*, p. 290, septembre 1877).

Bramwell (Byrom) Cases of intracranial tumour (*Edinburgh medical journal*, août 1878).

BRAUN. Contribution à l'étude de l'excitabilité électrique du cerveau (*Eckhard's Beiträge z. Anat. und Physiol.*, 2e série, Band VII et *Centralblatt*, 1874, n° 29).

BRAVAIS. Recherches sur les symptômes et le traitement de l'épilepsie hémiplégique (*Th. de Paris*, 1827, n° 118).

BRIGIDI. Sur une altération particul., non décrite des centres nerveux (*L'Imparziale di Firenze*, n° 20, 1876. Analysé in : *Lo Sperimentale*, février 1877).

BRISTOWE. Tumeur hydatique du cerveau (*Lancet*, 17 mai 1873).

BROADBENT. (*Brit. and foreign med. Chir. Review*, april 1866).

BROADBENT. On the cerebral mechanism of speech and thought (*Med. chir. Transact.*, vol. 55).

BROADBENT. On the cerebral convolutions of a deaf and dumb woman (*Journal of Anatomy and Physiology*, 1870. vol IV, p. 225).

BROADBENT. Apoplexie progressive; contribution à la localisation des lésions cérébrales (*Lancet*, p. 866, 17 juin 1876).

BROADBENT. De la respiration de Cheyne-Stokes dans l'Hém. cérébrale (*Lancet*, 3 mars, p. 307, 1877).

BROADBENT. Des localisations cérébrales (*Congrès de Genève*, séance du 10 septembre. (*Corr. Blatt. f. Schw. Aertze*, n° 21, p. 655, 1er novembre 1877).

BROADBENT. Hémiplégie gauche et hémianesthésie, accompagnées d'aphasie (*Med. Times and Gaz.*, 17 nov. 1877, p. 556).

BROADBENT. Cas de convulsions chez un homme atteint de syphilis et traité par la saignée (*Med. Times and Gaz.*, 29 déc., p. 712, 1877).

BROCA (P.). Note sur la distinction et la disposition des circonvolutions frontales des hémisphères cérébraux (*Bull. Soc. anat.*, 1861, T. XXXVI, p. 330).

Du même. Sur la structure spéciale des circonvolutions inférieures du lobe occipital du cerveau : existence constante du *ruban rayé* de Vicq d'Azyr (*Bull. Soc. anthr.*, 1861, T. II, p. 313).

Du même. Sur les rapports anatomiques des divers points de la surface du crâne et les diverses parties des hémi-cérébraux (*Bull. Soc. anat.*, 1861. T. XXXVI, p. 340).

BROCA. Sur le principe des localisations cérébrales (*Bull. Soc. d'anthropologie*, T. I, p. 190 et 309).

Du même. Remarque sur le siège de la faculté du langage articulé et observations d'aphémie (*Bull. Soc. anat.*, 1861, p. 330, 398; 1863, p. 379, 393 et *Bull. Soc. anthrop.*, 1863, p. 200; 1865, p. 377; 1866, p. 377 et 396).

BROCA. Procédé pour la momification des cerveaux (*Bull. Soc. anthr.*, T. XI, 1865).

Du même. Sur la topographie cérébrale et sur quelques points de l'histoire des circonvolutions (*Acad. de médecine*, 8 août 1876; *Gaz. hôpitaux*, 1876, p. 741; *Revue d'anthrop.*, T. V, 1876, n° 2).

BROCA. Thermométrie cérébrale (*Revue scientifique*, sept. 1877).

BROCKMAN Atrophy of the right hemisphere of cerebrum, left side of cerebellum and left half of the body (*Journ. of anat. and physiology*; un cas semblable de Howden. IX, p. 288).

BROUARDEL. Des complications qui sont la conséquence de la carie du rocher (*Bull. de la Soc. anat.*, 1867).

BROUARDEL. (*Bull. de la Soc. médicale des hôpit.*, 1873, p. 91).

BROWN-SÉQUARD. Sur une modification spéciale de la nutrition dans une partie limitée du corps, etc., in (*Journal de la physiologie de l'homme et des animaux*, T. III, 1860, p. 167).

Brown-Sequard. Origine et signification des symptômes des maladies du cerveau (*The Boston medic. and surgical Journal*, décembre 1872)

Brown-Sequard (Analyse d'une leçon de). Sur le mécanisme des symptômes des maladies du cerveau (*Boston med. and surg. Journal*, mai 1873).

Brown-Sequard. Sur la physiologie du cerveau (*Philadelphia med. and. surg. reporter*, juin 1874).

Brown-Sequard. De la transmission héréditaire des effets de certaines lésions du syst. nerveux (*Lancet*, 2 janvier 1875, p. 7).

Brown-Sequard. Sur les localisations cérébrales (*Boston med. and surgical Journal*. vol. XCIII, 29 juillet 1875).

Brown-Sequard Recherches sur l'excitabilité des lobes cérébraux (*Arch. de Physiol. normale et path.*, 2e série. T. II, 1875, p. 854).

Brown-Sequard. Expériences sur la cautérisation du cerveau (*Soc. de Biologie*, 6, 13, 20 et 27 nov. 1875).

Brown-Sequard (Analyse d'une leçon de). Sur les localisations cérébrales (*Soc. de Biol*, 27 nov. 1875).

Brown-Sequard. Leçons sur les paralysies consécutives aux maladies cérébrales (*Brit. med. Journal*, 4, 11 août, et 2 sept. 1876).

Brown-Sequard. Leçon d'ouverture sur la physiol. du cerveau, envisagée au point de vue de la pathologie (*Lancet*, 15 juillet 1876, p. 75).

Brown-Sequard. De l'anesthésie consécutive aux lésions du cerveau (*Dublin journal of med. science*, janvier 1877, p. 1).

Brown-Sequard. Physiologie et pathologie des diverses parties de l'encéphale (*Archives de physiologie*, mars, avril 1877).

Du même. Cours oral de 1878-79, au Collége de France.

Brown-Sequard. Lecture on the appearance of paralysis on the side of a lesion in the Brain (*Lancet*, janv. 1877, p. 2, 76, 159).

Du même. Lectures on the physiological Pathology of the Brain (*Lancet*, 1878, p. 153, 225, 573, 611).

Brun. (*Revue mensuelle*, p. 121, 1877).

Buchwald. Mode anormal d'écriture observé chez des aphasiques avec hémiplégie droite (écriture à rebours comme vue au miroir) (*Berlin. Klin. Wochenschr*, n° I, p. 6, 1878).

Bulteau. Ramollissement cérébral et aphasie (*Soc. anat.*, avril 1877).

Burdach (C.-F.). Vom Baue und Leben des Gehirns (3 Bd. mit 10 Tafeln, Leipsig, 1819). En 1826, deuxième édition.

Burckhardt (G.). Etude des centres fonctionnels du cerveau ; leurs relations avec la psychologie et la psychiatrie (Tirage à part du *Zeitschrift f. Psychiat.*). Berlin, 1877.

Burney-Yeo. A case of large tumour of the left cerebral hemisphère with remarkable remissions in the symptomes (*The Brain*, p. 2, july 1878).

Barresi. Tubercolosi della zona eccitabile dell' emisfero cerebrale dextro (*Sperimentale*, 1877).

Butterlin. De l'hémiplégie syphilitique (*Th. de Paris*, 1872).

Butzke (Victor) de Moscou. Studien uber den feineren Bau der Grosshirnrinde (Etudes sur la structure intime de l'écorce du cerveau (*Archiv. f. Psychiatrie und Nervenkr*, III° vol, 3e fascic., p. 575, 600. 1872).

Buzzard (T.). On paralysis, convulsion and other nervous affections in syphilitic subjects (*Lancet*, 22 fév. et 8 mars 1873).

Du même. (*Trans. of the clin. Soc. of London*, 1878. 205-212).

C

CADIAT. Note sur la circulation cérébrale (*Soc. de Biologie*, 18 novembre 1876).

CALLENDER. *St-Barth. Hosp. Rep.*, 1867 et 1869 et *London med. Chir. Transact.* 1871, cité par Wernher (*Virch. Archiv* LVI, p. 304).

Du même. (*St-Barth. hosp. rep.*, 1869, vol. V, p. 26).

CALMEIL. De la paralysie considérée chez les aliénés. Paris, 1826.

Du même. Traité des maladies inflammat. du cerveau. Paris, 1859.

CALORI. Del cervello nei due Tipi Brachicefalo e dolichocefalo italiani, 1870.

CARADEC. Observation de fracture du crâne avec enfoncement du pariétal gauche, pouvant servir à élucider l'histoire des localisations cérébrales (*Gaz. hebd.*, 25 octobre 1878).

CARPANI. Focos multiples de reblandeciemiento de las circunvoluciones cerebrales; abscesos epileptiformes (*Revista de medicina y cirurgia practicas*. Anno III, num. 55; Madrid, 1879).

CARVILLE et DURET. Critique expérim. des travaux de Fritsch, Hitzig, Ferrier (*Soc. de Biolog.*, 20 décembre 1873 et 3 janvier 1874).

CARVILLE et DURET. Recherches et critique expérimentale sur l'existence des centres pour les mouvements volontaires dans l'écorce grise cérébrale, et sur les rapports de ces centres avec les noyaux gris de la base de l'encéphale (*Soc. de biologie*, 10 octobre 1874).

CARVILLE et DURET. Sur les fonctions des hémisphères cérébraux (*Arch. de physiologie*, mai juillet 1875).

CATON. Des courants électriques du cerveau (*Brit. med. journal*, 28 août 1875, p. 278).

CECCHERELLI. Richerche sopra l'encefalite traumatica (Firenze, 1878).

CHARCOT. (*Archives de physiologie*, 1868).

CHARCOT. Leçons sur les malad. du système nerveux, 1872-73 et *Progrès médical*, 1875, n°s 4 et 6.

CHARCOT. Leçons professées à la Faculté (*Progrès médical*, 1875).

CHARCOT (J.-M.). Cours d'anatomie pathologique de la Faculté, 1875-1876; Discussion à la Soc. de Biologie (*Gaz. méd.*) 1876; *Revue scientifique* n° 20 (2° série. 11 novembre 1876).

CHARCOT. Leçons sur les localisations dans les maladies du cerveau, faites à la Faculté de médecine de Paris, en 1875 (Paris, 1876, tirage à part).

CHARCOT. De l'épilepsie partielle d'origine syphilitique (*Progrès médical* n°s 2 et 4, 1877).

CHARCOT et GOMBAULT. Note sur un cas de lésions disséminées des centres nerveux chez une femme syphilitique (*Archives de physiologie*, 1873, n°s 1 et 2).

CHARCOT et PIERRET. *Archives de physiologie* (1872-74).

CHARCOT et PITRES. Contribution à l'étude des localisations dans l'écorce des hémisphères cérébraux (*Revue mensuelle*, janvier, février, mars, mai, juin 1877).

CHARCOT et PITRES. Nouvelle contribution à l'étude des localisations motrices dans l'écorce des hémisphères du cerveau (*Revue mensuelle*, n° 11, 1878 et n° 2, 1879).

CHAUVEL. Syphilis ancienne ; carie nécrotique de l'ethmoïde ; infiltration purulente des lobes antérieurs du cerveau (*Soc. de chirurgie*, 1876, p. 714).
CHAVANIS. Obs. de ramollissement rouge de la 2e circonv. temporo-occipitale (*Lyon méd.*, juillet 1877).
CHAVANIS. Observation d'H. cérébrale ancienne, limitée au pli courbe et à son lobule avec pachyméningite consécutive (*Lyon méd.*, 1er juillet 1877).
CHEVALIER. Exposé comparatif des diverses doctrines émises sur les localisations cérébrales (*Thèse de Paris*, 1878).
CHOUPPE. Note sur un cas de tumeurs lipomateuses de l'encéphale (*Archiv. de physiol*, 1873, n° 2).
CHOUPPE. Méningo-encéphalite, rotation de la tête et déviation conjuguée (*Bullet. de la Soc. anat.*, XLVIe année, t. XVI, p. 380).
CHRISTIAN. De la nature des troubles musculaires dans la paralysie générale des aliénés (*Revue méd. de l'Est*, n° 1, 1878).
CHRISTIDIS. Sclérose du cerveau et de la moelle (*Inaug. Dissert.*, 1875, Wurtzbourg).
CHROSTEK (de Vienne). Contributions nouvelles à l'étude de l'aphasie (*Œsterreich zeitschrift f. prakt. Heilk*, août 1872).
CHROL. Commotion cérébrale ; aphasie passagère (*Centralbl. f. Chirurgie*, n° 21, 1874).
CHUDZINSKI. Anatomia Porownawcza zwojow mozgowych. Paris, 1878, in-4° avec planches (Traduction sous presse ; cet intéressant ouvrage donne la morphologie comparée des circonvolutions chez les mammifères d'après les moulages faits par l'auteur au laboratoire de M. Broca, à l'Ecole d'anthropologie).
CICCIMARRA. Contribution à l'histoire des tumeurs cérébrales, kyste à échinocoques (*Il Morgani*, juillet 1875).
CLARKE (Edward-H.). Un cas de maladie de l'oreille suivi d'abcès de cerveau (*Archives of scientific and practical medicine*, n° 1, p. 47-51, New-York).
CLARUS. Sur l'aphasie chez les enfants (*Jahrb. fur Kinderheilk*, VII, Jahg, 4 Heft, 5 juillet 1874, p. 369-400).
CLOUSTON. Troubles de la parole chez les aliénés (*Edinburgh med. journal*, p. 875, avril 1870).
CLOUSTON (T. S.) The pathological significance of false membranes under the Dura-Mater in Insanity (*Journal of mental Science*, n° 103. Octobre 1877.)
COATS. A study of two illustrative cases of epilepsy (*Brit. med. journal*) novembre 1876, p. 647).
CONCATO. Sopra un caso di commozione cerebrale ad accessi epilettici successivi a trauma diretto sulla testa Appunti e giudizü (*Rivista cl. di Bologna*, 1878, p. 4).
CORONA. Contribution à l'étude des localisations cérébrales (*Giornale di medicina militare*, Roma, 1878, f° 4, 5 et 6).
CORNIL. *Soc. de Biologie*, 1864.
COTARD. Atrophie partielle du cerveau (*Th. de Paris*, 1868).
COUTY. Sur les rapports de l'encéphale avec le syst. lymphatique (*Soc. de biologie*, 11 novembre, 1876).
CROS (Antoine). Les fonctions supérieures du syst. nerv. (Recherche des conditions organiq. et dynamiq. de la pensée, 1 vol. Paris 1875).
CRUVEILHIER. Anat. pathol. (Atlas) (Livraison VIII, pl. I., fig. 3 et liv. X, pl. III, fig. 1 et 2).

CZARNOWSKI. Recherches sur les centres moteurs du cerveau (*Inaug. dissert.* Breslau, 1874).

D

DA COSTA. Embolie cérébrale avec cancer du cœur (*Philad. med. Times*, 16 mars 1878).

DALTON. Production expérimentale de l'anesthésie par la compression cérébrale (*New-York med. Journal*, juillet 1876).

DANILEWSKI. Recherches expérimentales sur la physiologie de l'encéphale (*Pflüger's Arch.* Bd. XI, 1875, p. 128, 138).

DARESTE. Mémoire sur les circonvolutions du cerveau chez les mammifères (*Ann. sc. naturelles*, 4e série, T. I, p. 76).

DAVIDSON Fracture compliquée avec lésion cérébrale limitée aux circonvol. frontales (*Lancet*, T. I, p. 342, 1877).

DAX (G.). Aphasie et lésions cérébrales (*Montpellier médical*, p. 230, mars 1877).

DAX. L'aphasie. 1878, Paris.

DAY. Lésion de l'hémisphère cérébral gauche avec hémiplégie complète du même côté (*Lancet*, 23 janvier 1875).

DECAISNE. Contribution à l'étude des paralysies corticales du membre supérieur (*Mémoire inédit pour le concours des prix de l'internat*, 1878).

DÉJERINE. Note sur un cas d'atrophie d'un lobe cérébral, etc. (*Soc. de Biol.* 27 nov. 1875, et *Gaz. méd.*, 15 janvier 1876).

DELASIAUVE. Traité de l'épilepsie. 1853.

DELIOUX DE SAVIGNAC. Deux cas de kystes du cerveau (*Gaz. méd. de Paris*, 1861).

DELORENZY. Remarques sur les cerveaux et les crânes de deux microcéphales (*Giornale della R. Accad. de medicina di Torino*, juin, 1874).

DELOTTE et BERDINEL. Observations de localisations cérébrales (*Progrès méd.*, juin 1878).

DENTAN (de Lutry). Fait de tumeur cérébrale, glio-sarcome du lobe frontal gauche, d'origine traumatique (*Corresp. Bl, f. Schweiz-Ærzte*, 6e année, n° 2, p. 46, 15 janvier 1876).

DESNOS. (*Bullet. de la Soc. méd. des hôpitaux*, 1873, p. 87).

Discussion de la Société médico-psych. de Berlin sur les lésions localisées de la convexité des hémisph. et leur diagnostic (*Berlin. klin. Wochenscher.*, 1874, n° 40, p. 506).

DODDS. Localisation of functions of the brain (*Journal of Anat. and physiol.* T. XII, p. 340).

DOWSE. Gliosarcome du cerveau intéressant la partie antérieure du corps calleux et des deux hémisph. (*Brit. med. Journal*. 27 nov. 1875, p. 686).

DRAKE. Un cas de tumeur cystique du cerveau (*New-York med. Journal*, février 1878).

DRAPER. Quelques remarques sur l'embolisme cérébral et viscéral (*Arch. of scient. and Practic med. New-York*, n° 1, p. 19, 26, 1873).

DRESCHFELD. Description du cerveau d'un syphilitique ayant eu des attaques épileptiformes (*Brit. med. Journal*, p. 685, 25 novembre 1876).

DRESCHFELD. Three cases of cerebral tumour (*Med. Times, and Gazette*, p. 503, février 1878).

DRUYTOUS. Ramollissement par thrombose, du pied de la circonvolution frontale ascendante gauche, hémiplégie flasque à droite (*Bull. Soc. anat.* 1877, p. 541).

DREYFUS (L.). Ramollissement des circonvol. ascendantes, de la 2e et de la 3e frontale gauches ; hémiplégie droite primitivement bornée au membre supérieur avec douleur et contracture : anesthésie ; attaques apoplectiformes avec aphasie (*Bull. Soc. anat.*, octobre 1876).

DRURY. Abcès du cerveau (*The clinic.*, mai 1876).

DRYSDALE. Quelques cas très-graves d'aphasie syphilitique (*Brit med. J.*, 25 août 1877, p. 234).

DUFOUR. Note à propos des localisations fonctionnelles dans les diverses formes de la paralysie générale (*Annales med. psych.* 5e série, XX. Septembre 1878) et tirage à part de 24 f. avec 4 planches en couleur.

DULLES. Quatre cas de traumatismes cérébraux (*Philad. med. Times*, 29 septembre 1877).

DUPUY. Examen de quelques points de la physiologie du cerveau (*Th. de Paris*, 1873.)

DUPUY. Expériences sur l'excitation électrique des circonvolutions du cerveau (*Soc. de Biol.*, 13 nov. 1875).

DUPUY. Physiologie et pathologie du cerveau (*Med. Times and Gazette*, II, p. 11, 32, 84, 356, 488, 1877).

DUPUY. Physiologie du cerveau; essai pour expliquer le mode de production des mouvements après l'électrisation de l'écorce du cerveau (*New-York, med. Journal*, mai 1877).

DURAND-FARDEL. Traité du ramollissement du cerveau (Paris, 1843).

DURAND-FARDEL. De la contracture dans l'hémorrhagie cérébrale (*Arch. gén. de méd.* juillet, 1843).

DURET. Circulation de l'encéphale (*Archives de physiologie normale et pathologique*. 1874).

DURET. Applications pathologiques à la circulation de l'encéphale (*Archiv de physiologie*, 1875).

DURET. Note sur la circulat. cérébrale chez quelques animaux ; corrélation des régions motrices et des territoires vasculaires ; indépendance des divisions physiol. et de la lobulation (*Soc. de Biologie*, 6 janvier 1877).

DURET. Note sur le développement et l'ordre d'apparition des circonvolutions cérébrales et de l'expansion pédonculaire chez le fœtus (*Soc. de Bio.* 17 mars 1877, et *Gaz. méd.* de Paris, p. 172, 1877).

DURET. Ouverture, par le bistouri, d'un abcès cérébral (Bulletin du *Progrès médical*, 21 Juillet 1877).

DURET. Note sur la physiologie pathologique des traumatismes cérébraux (*Soc. Biol.*, 10 nov. 1877).

DURET. Etudes expérimentales sur les traumatismes cérébraux (*Arch. Physiologie*, 1878 et *Thèse de Doctorat*, 1878).

DUBIEUX. Commotion cérébrale, aphasie, perte de mémoire (*Gaz. des hôp.*, p. 764, 1877).

DUSAUSSAY. Abcès du cerveau (*Bull. Soc. Anat.*, 22 décembre 1876).

DUVAL. Article *Système nerveux* du *Dict. de Jaccoud* (T. XXIII, 1877).

DUVAL. Localisations cérébrales dans les hémisphères (*Tribune médicale*. p. 248, 1877).

DWIGHT. Remarks on the Brain of a distinguished man (développement du lobe frontal) (*Proceedings of the american Academy of arts and sciences*, Vol. XIII, 1877).

E

ECHEVERRIA. De la trépanation dans l'épilepsie par traumatisme du crâne (*Archiv. gén. de méd.* Novembre et décembre 1878) et tirage à part de 54 f.

ECKARDT. Ueber die Folgen der electrischen Reizung der Hirnrinde (*Allg. Zeitschrift für Psychiatrie*, 1874).

ECKER. Al. die Hirnwindungen des Menschen nach eigenen Untersuchungen (Braunschweig 1869) avec planches.

EICHHORST. Des mouvements involontaires dans les maladies cérébrales (*Charité annalen*, 1876).

EICHHORST. Sur une forme fréquente de mouvements spasmodiques dans les maladies du cerveau (*Charité annalen*, 1 jahrg, p. 224, 1876).

ELISCHER. Des altérations du cerveau dans la chorée (1 planche) (*Archiv. f. path. Anat. und Physiol.*, T. LXIII, 1874).

ESPINOSA. Hydatides du cerveau sans manifestation pendant la vie (*Cronica medico quirurgica de la Habana*, n° 2, 1876).

EULENBURG. Contribution à la physiologie et à la pathologie de la substance corticale du cerveau (*Berlin Klin. Wochensch*, n° 42, p. 605, et n° 43, p. 619, 1876).

EULENBURG et LANDOIS. Des effets thermiques d'une irritation ou d'une destruction localisée de la surface du cerveau, 1 planche (*Archiv. f. path. anat. und physiol.* T. LXVIII, 1877).

EWALD. Deux cas de convulsions chroniques (*Deutsches archiv. f. Klin med.* p. 591, 1877).

EXNER. Recherches expérimentales sur les phénom. psychiques les plus élémentaires (*Pflüger's Archiv.*, 1873, Bd, VII, Heft 12, p. 601, 660).

F

FAISANS. Hémiplégie gauche d'origine corticale (*Bull. Soc. anatomique*, 1877).

FARGE. Hémiplégie gauche avec aphasie ; observation suivie de quelques réflexions sur la gaucherie cérébrale (*Gaz. hebd.* 1877, n°s 31 et 35).

FEITH. Aphasie et ataxie à la suite d'une affection typhoïde chez un enfant de 5 ans ; troubles intellectuels : guérison (*Allg. Zeitschr. f. Psychiatrie*, 30 Bd, 2 Heft 1873).

FÉRÉ. Note sur quelques points de la topographie du cerveau (*Soc. de Biologie*, 15 janvier 1876).

FÉRÉ. Notes sur quelques-unes des conditions qui peuvent faire varier la position du sillon de Rolando (*Gaz. méd. de Paris*, n° 7, 1876).

FÉRÉ. *Soc. de biologie*, 13 février 1876 (et *Archiv. de physiol. normale et pathol.* 1876).

FÉRÉ. Notes sur quelques points de la topographie cérébrale (*Bull. de la Soc. anat.*, 26 décembre 1876).

FÉRÉ. Etude sur le développement du cerveau considéré dans ses rapports avec le crâne (*Soc anat.*, juillet 1877).
FERRIER (David). Recherches expérimentales sur la physiologie et la pathologie cérébrales (*Brit. med. journal*, 26 avril 1873, t. I, p. 457).
FERRIER. Meeting de l'Associat. Britanniq. à Kings College, Londres, août, 1873.
Du même. *West Riding Lunatic Asylum Med. Rep.* t. III, octobre 1873.
Du même. *Proceedings of the Royal Society of London*, avril 1874, et *London Medical Record*, 1874.
Du même. *West Riding Lunatic Asylum Med. Reports.* t. IV.
Du même. *Brit. Med. Journal* (Association Papers, 1874).
FERRIER. De la localisation dans les maladies cérébrales (*The Brain*, fasc. I. p. 130, 1878).
Du même. Croonian et Gulstonian Lectures (*Brit. Med. Journal*, 1878, et *Brain*, fasc. I).
Du même. Electrisat. du cerveau des singes (*Proceed. of the Royal Society*).
FERRIER. Experimental researches in cerebral physiology and pathology (*W. R. Lun. As. Rep.*, 1873).
Du même. Le cerveau. Edit. originale et *traduction française*, de 1878.
Du même. *Localisation of cerebral disease*, 1878. (Londres. Smith Elder.)
FILATOV (de Moscou). Un cas d'atrophie cérébrale avec hydrocéphalie consécutive (à la suite d'un catarrhe intestinal) (*Œsterr. Jahr. für pædiatrik V. Jahrg*, p. 23 à 34, 1874, Vienne).
FINLAYSON. Deux cas d'aphasie chez l'enfant (*Obstetrical Journal*, nº 42, p. 353, 1876).
FINLAYSON. Observ. de maladies du syst. nerveux (*Glasgow Med. Journal*, octobre, 1877).
FISCHER. Un cas d'arrêt de développement de l'encéphale (*Arch. f. Psychiat. und Nervenkrank.* Bd. V, p. 850, 1875).
FLECHSIG. Les voies de transmission dans le cerveau et la moelle de l'homme (Leipsig, 1876) (analyse dans *Hayem*, t. XII, fascic I, 1878).
FLECHSIG. Ueber systemerkrangungen im Rüchenmark (à propos des dégénérescences secondaires) (*Arch. der Heilkunde*, t. XVIII, p. 288, 343, 1877, t. XIX, p. 53, 1878).
FLEISCHMANN. *Wiener Med. Wochenschrift*, 1871.
FLETCHER et RANSOME. Anosmie et aphasie (*Brit. med. Journ.*, 1864).
FLEURY (de). Du dynamisme comparé des hémisphères cérébraux (Paris, 1873).
FLOURENS. Recherches expérimentales sur les propriétés et les fonctions du syst. nerveux dans les animaux vertébrés (Paris, 1842).
FLOURENS. Examen de la phrénologie (Paris, 1851).
FLOWER. On the posterior lobes of the cerebrum of the quadrumana. With two plates (*Philosophical transactions*, vol. 152, London 1863, p. 185, plates 2 and 3).
FOISSAC. Localisations cérébrales (Paris, 1878).
FOULHOUZE (De la). Recherches sur les rapports anatomiques du cerveau avec la voûte du crâne chez les enfants (*Thèse de Paris*, 1876).
FOULIS. A case in wich there was Destruction of the third left frontal convolution, without Aphasia (Cas négatif de la localisation de Broca) (*Brit. Medical Journal*, nº 950, 15 mars, 1879).
FOURNIÉ (Ed.) Mémoire sur les localisations cérébrales et sur les fonctions du cerveau (*C. rend. de l'Acad. des Sciences*, 4 août, 1873).

Fournié. Rech. expérim. sur le fonctionnement du cerveau (*Comptes rendus de l'Acad. des Sciences*, t. LXXV, n° 17, 21 octobre 1872, p. 969 ; n° 20, 11 novembre 1872, p. 1191-1197; et un vol. Paris, 1873).

Fournier (Alf.). Sur l'épilepsie syphilitique tertiaire, leçon recueillie par Dreyfous (*Union médicale* 1875, n° 120 et suiv.).

Fournier (Alf.). De la pseudo-paralysie générale d'origine syphil. (*Progrès médical*, octobre 1877).

Foville. Article épilepsie, (in *Dict. de Méd. et de chirurgie pratiq.* t. VII, p. 420, 1831).

Foville. Traité complet de l'anatomie, de la physiologie et de la pathologie du système nerveux cérébro-spinal, 1re partie : anatomie, 1 vol. in-8 et un atlas de 23 planches in-4°. Paris, 1844.

Foville (fils). — Des relations entre les troubles de la motilité dans la paralysie générale et les lésions de la couche corticale des circonvol. fronto-pariétales (*Annales méd. psychol.* décembre 1876 et janvier 1877).

Fox (E.-L.). Anat. path. des centres nerveux (1 vol, Londres, 1875).

François-Franck. Recherches critiques et expérimentales, etc. (Analyse dans *Hayem*, tome XI, 1er fasc , p. 31, 1878).

Frédéricq (de Gand). Procédé de conservation des cerveaux (*Bull. ac. roy. de Belgique*, 2e série LXI, juin 1876).

Frey. Contribution à l'étude de la texture du cerveau (*Archiv. f. Psychiat. und Nervenkrank*, 1875, vol. VI, p. 327).

Fritsch et Ed. Hitzig. Ueber die elektrische Erregbarkeit des Grosshirns (*Reichert'sund Dubois-Reymond's archiv.*, 1870).

Frommann. Etude sur l'histologie normale et pathol. du syst. nerveux (Broch. Iéna, 1876).

Fürstner. Contribut. à l'étude expérim. de l'excitabilité électriq. de l'écorce céréb. (*Arch. f. Psych. und Nervenkrank* ; VIe vol. p. 719, 1876).

Fürtsner. Contribution à la symptomatologie et à la pathogénie de la papachyméningite hémorrhagique (*Archiv. f. Psychiatrie*, B. VIII, Heft I 1877).

G

Gairdner. Sarcôme du cerveau à cellules fusiformes (*Brit. med. Journal*, p. 518, 1877).

Gall et Spurzheim. Anat. et physiol. du cerveau (Paris, 1810. Vol. II, IV).

Gallard. De l'aphasie ; considérations médico-légales (Broch. Paris, 1875).

Gavoy. Topographie cranio-cérébrale, pour l'étude des localisations des centres excito-moteurs (*Acad. méd.*, 13 août, 1878).

Gaz Hebdom. 1874, n° 17.

Gelpke. Abcès du cerveau (*Arch. der Heilkunde*, XVII, 5, p. 418, 1876).

Gergens. Sur les opérations cérébrales (*Pflüger's Archiv*, Band XIV, p. 412, 1877).

Gerhardt. Note sur un cas d'aphasie chez un enfant de 3 ans (*Jahrb, f. Kinderkr.*, IX. Bd, 3 Heft (*Klin Mitheil.*), Ch. XVII, p. 324, 325, janvier 1876).

Gerlack (d'Erlangen). Structure de la couche grise du cerveau (*Centralblatt f. med. Wissenschaft*, 1872. n° 18, p. 273).

GIACOMINI. Nuovo processo per la conservazione del Cervello (*Ac. med. di Torino*, juin 1878).

GIACOMINI. Guide pour l'étude des circonvolutions cérébrales de l'homme. Turin, 1878.

GIACOMINI et MOSSO. Expériences sur les mouvements du cerveau chez l'homme. Broch. de 34 p., avec 4 pl. Turin, 1876; et (*Archivio per le Scienze mediche*, 1876).

GINÉ (Juan), de Barcelone. Phrénopathologie, 1876.

GLISER. Fait d'hémiplégie gauche (*Berlin Klin. Wochens*, nº 45, p. 661. 5 novembre 1877).

GLICKY. Zur pathologie der Grosshinrinde (*Deutsches Archiv. für Klinische medicin*, von Ziemssen und Zenker, Leipzig, 10 déc. 1875, p. 463). (Traduit par M. Duret, in *Progrès médical*, 3 fév. 1876, p. 99).

GLYNN. Cases of cerebral tumour and other forms of Brain disease (*Brit. med journal*, 28 septembre 1878, nº 926).

GOETZ. Tubercule cérébral, aphasie (*Bullet. de la Soc. anat*, 1876, p. 30);

GOGOL (L.). De l'aphasie (*Inaug., dissert.*, Breslau, 1874).

GOLGI. Rech. sur la texture des centres nerveux, faites au laborat. de Pathologie expérim. de Pavie (*Rivista clinica*, novembre 1874. 8 p. 98).

GOLGI. Sur les altérations des centres nerveux dans un cas de choréo avec aliénation mentale (*Rivista clinica di Bologna*, déc. 74).

GOLGI. Sur les gliomes du cerveau (*Rivista sperimentale di freniatria et di medicina legale*, nºs 1, 2, 1875).

GOLTZ. Ueber die Verrichtungen des Grosshirns (*Arch. fur die gesammte Phys.*, Bd. XIII-XIV).

GOLTZ et GERGENS. Des fonctions du cerveau (*Pflüger's Arch.*, Bd. VIII, Heft, 1, p. 1).

GOMBAULT et RENDU. Des localisations cérébrales (Revue générale) (*Revue des Sciences médicales* de G. Hayem), 4º année. Tome VII, fascic. 1 et 2, 1876, p. 326 et 765).

GONZALÈS. Cysticerque du cerveau chez un aliéné atteint de paralysie générale progressive (*Gaz. med. Ital. Lombardia*, janvier 1875).

GOUGENHEIM. Monoplégie inférieure gauche ; lésion de l'H. cérébral droit au niveau du lobe paracentral et de la portion supérieure des circonv. frontale et pariétale ascendantes (*Soc. med. des hôpitaux*; *Union méd.*, mai 1878).

GOWERS. Cas de convulsions consécutives à des lésions cérébrales (*Brit. med journal*, 26 sept. 1874, p. 378).

GOWERS. Etude d'un cas de convulsion causée par une blessure du cerveau (*Lancet*, 6 nov. 1875, p. 655).

GOWERS. Gliome du cerveau (*Brit. med. J.*, 27 nov. 1875, p. 686).

GOWERS. Sur quelques symptômes des maladies organiques du cerveau (*The Brain*, fascicule I, p. 48, 1878).

GOWERS. Cases of Cerebral Tumour illustrating Diagnosis and Localisation (*Lancet*, 8 et 15 mars 1877).

GRÆFE. Ein Fall von Hirntumor (*Deustche med. Wochenschr*, 1878, p. 485. 487).

GRASSET. Observation d'aphasie complète suivie de guérison. Spécimen de l'écriture du malade (Montpellier, brochure) 1876,

GRASSET. (*Progrès médical*, 27 mai 1876, p. 406).

GRASSET (J.). Des localisations dans les maladies cérébrales, revue critique générale (*Montpellier médical*, p. 340, avril 1876), Tirage à part. 1878.

GRASSET. Hémiplégie limitée aux membres droits, par ramollissement du lobule paracentral et du haut des deux marginales, à gauche (*Montpellier médical*, p. 330, avril 1878).

GRASSET. Congestion cérébrale apoplectiforme et hémiplégie (*Montpellier médical*, nov. 1877).

GRASSET. Maladies du système nerveux (Clinique de Montpellier, 1878).

GRATIOLET. Mémoire sur les plis cérébraux de l'homme et des primates. Paris, 1854. Avec 13 planches.

Du même avec LEURET. Traité d'anatomie comparée du syst. nerveux. 2 vol. avec atlas, 1857.

GRAY. On cerebral Thermometry (*Journal of nervous and mental disease*, July 1878).

GRAY. (Landon Carter). Cerebral thermometry (*New-York med. Journ.* août 1878).

GREEN. Sarcome du cerveau et du poumon, chez un amputé (*Brit. med. Journal*, 22 fév. 1873).

GRIESINGER. Gesammelte Abhandlungen (Berlin, 1872).

GROMIER (J.). Etude sur les circonvolutions cérébrales chez l'homme et chez les singes. 3 pl. (*Th. de Paris*, 1874). Travail fait sous l'inspiration de M. Broca.

GUIGNET. Gliome du cerveau comprimant les lobes antérieurs, sans paralysie (*Bull. med. du Nord*, T. XVII, mars 1878, p. 122).

GUILLOT (Natalis). Exposition anatomique de l'organisation du centre nerveux dans les quatre classes des vertébrés (Paris, 1844).

GUITERAS. Lectures on a case of facial monoplegia, illustrating the locali zation of cerebral functions and lesions (*Philad. M. Times*, 1878, IX, 25 28, 49-53, 73-75).

H

HABERSHON. Embolie, hémiplégie, aphasie, etc. (*Guy's hosp. reports*, p. 436, 1872).

HABERSHON. Observ. de malad. cérébrales (*Guy's Hosp. reports*, 1875, vol. XX, 3e série, p. 319).

HALLER. Elementa physiologiæ (Lausanne, 1762, T. IV).

HAMMOND. (*New-York medic. Reports*, 1871).

HAMMOND. Thrombose cérébrale avec paralysie croisée (*Journal of psychological med.*, oct. 1872).

HAMMOND. Leçons cliniques sur les maladies du syst. nerveux, 1875.

HAMMOND. Le cerveau n'est pas le seul organe de la pensée (*Journal of Nervous and mental diseases*, Chicago, 1876).

HANDFIELD JONES. Cas de commotion suivi de chorée avec somnolence (*Brit. med. Journal*. 21 septembre 1872).

HANDFIELD JONES. F. typh. accompagnée d'aphasie (*Med. Times and Gaz.*, 19 juillet 1873, p. 64).

HANNES (W.). De l'aphasie (*Inaug. Dissert.*, 1874, Breslau).

HANOT. Note sur l'évolution thermique et la rotation conjugée de la tête et des yeux dans les attaques apoplectiq. de la paralysie générale (*Soc. de biologie*, 1872, et *Gaz. méd.*, p. 296 et suiv., 1873).

HARDY. Hémiplégie, tumeur cérébrale, gliome ou syphilis? Clinique faite à l'hôpital de la Charité (in *Gaz. des Hôp.*, 1er août 1878).

HEADLAND. Tumeurs sarcomateuses du cerveau, consécutives à une affect. maligne du genou (*Med. Times and Gaz.*, 30 mai 1874).

HEFTLER. Circonvol. céréb. chez l'homme et leurs rapports avec le crâne (*Diss. inaug. à l'Acad. médico-chirurg. de Saint-Pétersbourg*, 5 mai 1873).

HENLE. Handbuch der Nervenlehre. 1871.

HENROT (Henri). (*Union médicale et scientifique du Nord-Est*, n° 3, mars 1877, p. 94).

HERBERT (major). Note sur l'histologie du cerveau humain (*Journal of mental science*, juillet 1875).

HERBERT (major). Sur l'histologie pathologique du cerveau chez les animaux inf. (*West Riding Lunatic Asylum Reports*, 1875).

HERBERT (major). Histology of the insula of Reil (*W. R. L. Asylum*, 1876).

HERBERT (major). Observations on the brain of the chacma baboon (*The Journal of mental. Sc.*, janvier 1876).

HERBERT (M.). The structure of the Island of Reil in Apes (*Lancet*, octobre 1877).

HERPIN. (*Bulletins de la Soc. Anat.*, mai 1876. et *Prog. méd.*, du 14 octobre 1877. p. 706).

HERTZKA. Du processus athéromateux dans ses rapports avec l'état du cerveau (*Pester med. chir. Presse*, 48. 1874).

HERTZKA. Contribution à la localisation des fonctions de l'encéphale (*Deutsch. Archiv. f. Klin. med.*, vol. XIV p. 429 et XV, p. 112, 1875).

HEUBNER. (*Centralbl. f. med. Wissen*, 7 déc. 1872).

HEUBNER. Die luetische Erkrankung der Hirnarterien. Leipsig, 1874.

HINZE (V.) Diagnostic des affections en foyer des circonvol. centrales du cerveau (*Petersburg. med. Wochenschr.*, n°s 24 et 25, 1877).

HIRTZ (E.). Lipôme de l'encéphale (*Bull. de la Soc. anat.*, 1875, p. 254).

HIRTZ. (*Gaz. med. de Strasbourg*, 1865, n° 1),

HITZIG. Ueber einem interessanten Abcess der Hirnrinde (*Archiv. f. Psychiatrie und Nervenkranheit*. Berlin, 1872).

HITZIG. Sur les régions équivalentes du cerveau de l'homme, du singe et du chien (in *Untersuchungen über das Gehirn*, Berlin, 1874).

HITZIG. Ueber production von Epilepsie durch experimentelle Verletzung der Hirnrinde (*Untersuchungen über das Gehirn*, Berlin, 1874).

HITZIG. Recherches sur la physiologie du cerveau (*Reichert's u. du Bois-Reymond's Archiv.*, 1873).

Du même. Untersuchungen über das Gehirn (Berlin, 1874).

Du même. Untersuchungen über das Gehirn (Neue Folge ?) Berlin, Hirschwald, 1874 (Cité in *Med. Times and Gazette*, feb. 1875).

HITZIG. Sur la physiologie du cerveau (*Psychiatrisches Centralblatt*, janvier 1873).

HITZIG. Weitere untersuchungen zur Physiologie des Gehirns (*Arch. f. anatomie von Reichert und Dubois-Reymond*, 1873, p.397).

Du même. Uber die Resultate der elektrischen Untersuchungen der Hirnrinde eines Affen (*Berliner. Klin. Wochenschrift*, 1874, n° 6).

HITZIG Suite des expériences sur la physiologie du cerveau (*Berlin, Klin Wochensc.*, 1873, n° 52, 29 déc., et *Arch. de Reichert et du Bois-Reymond*, 1873, 397-436).

HITZIG. Nouvelles recherches sur le cerveau (*Arch. V. R. et Du Bois-Reymond*, p. 428, 1875).

HITZIG. Siége du liquide cérébral extra-ventriculaire (*Reichert u. Du Bois-Reymond's Archiv.*, 1874, n° 3, p. 263-273).

HITZIG. Sur l'état actuel de la question des localis. céréb. (*Corresp. Bl. f. Schweizer Ærzte*, n° 6, p. 153 et n° 7, p. 190, 1877).

HITZIG. Sur l'état actuel de la question des localisations cérébrales (*Samm. Klin Vortrage*, n° 112, 1877, et Untersuchungen über das Gehirns (*Rev. mensuelle*, 1877, p. 386).

HOLLER. Nouvelle méthode de coupes pour les préparations microscop. du cerveau et de la moelle (*Mitheil der Ver d. Ærtzte*, in *med. Œsters.*, 11. 5. 1876).

HORNUS. Essai sur les troubles de la parole (*Thèse de Paris*, 1877, n° 273).

HOWDEN et FORSTER-BROCKMANN. Deux cas d'atrophie de l'hémiph. céréb. droit et de l'hémisph. cérébelleux gauche correspondant à une hémiatrophie gauche des membres (*Journal of Anatom. Physiol.*, IX, p. 288. 1876, et X, p. 726, 1876).

HOWELD. Aphasie transitoire et répétée sous l'influence de l'émotion et de la frayeur chez un jeune homme de 16 ans (*Brit. med Journal*, 28 août 1875, p. 275).

HUGUENIN. Sur les corps granuleux des foyers emboliques du cerveau (*Archiv. f. Psychiatrie und Nervenkrank*, III, Band, 3 Heft., 1872).

HUGUENIN (G). Allgemeine Pathologie der Krankheiten des Nervensystems (Zurich, 1873).

HUGUENIN. Sarcômes multiples du cerveau, etc. (*Corresp. Bl. f. Schweizer Ærzte*, n° 4, 1874).

HUGUENIN. Deux faits de lésion cérébrale avec aphasie (*Corresp. Bl. f. Schweizer Ærzte*, 15 juin, n° 12, p. 346).

HULKE. On a case of intracranial tumour (sarcoma) (*Med. Times and Gazette*, 1876, I, p. 58).

HUPPERT (Max). Corps étranger de l'encéphale (*Arch. der Heilk.*, p. 97, 1875).

HUSCHKE. Schädel, Hirn und Seele des Menschen und der Thiere. Iena 1854, avec 6 pl.

HUTCHINSON. Carie syphilit. du crâne avec abcès du cerveau (*Lancet*, 14 déc. 1872).

HUTCHINSON. Des symptômes qui indiquent une blessure de la surface du cerveau (*Med. Times and Gaz.*, 25 mars 1876, p. 328).

HUTCHINSON. Abcès du cerveau (*Philad. med. Times*, 18 août 1877).

HUXLEY. On the brain of Ateles Paniscus, avec 1 pl. (*Proceedings of the zoological Society of London*, 1861, Nr. XVII, pl. XXIX, p. 247).

HUXLEY. Elém. d'Anat. comparée des animaux vertébrés (Trad. de l'Anglais, Paris, 1875).

I

IRELAND (W.). On thougt without words and the relations of words to though (*Journal of mental Science*, n° 106 et 107. 1878-1879).

ISAAC et DEMEULES. Consid sur la scrofule cérébrale (*Marseille médical*, 1873.

ISARTIER. Des dégénérations secondaires de la moelle épinière consécutives aux lésions de la substance corticale du cerveau (*Thèse de Paris*, 1878).

J

Jaccoud. Leçons sur l'aphasie (in *Clinique médicale*, T. II).

Jaccoud. Un fait contraire aux localisations cérébrales (*Gaz. hebd.*, 26 juillet 1878).

Jaccoud. Deux faits contraires aux localisations cérébrales (*Gaz. hebd.*, 1879, n° 9. p. 135).

Jackson (H.). Anosmie et aphasie (*London Hosp. Reports*, I, 410).

Jackson (cité par Bernhardt). (*Archiv. f. Psychiatrie*, IV, p. 713).

Jackson (Hughlings). Lésions syphilit. des deux hémisphères cérébraux ; épilepsie ; hémiplégie épileptique (*Med. Times and Gaz.*, 27 mars et 10 mai 1873).

Jackson. On the anatomical investigation of epilepsy and epileptiform convulsions (*British Medical Journal*, 1873).

Jackson (Hughlings). Cas démontrant la difficulté du diagnostic entre l hémorrh. céréb. et le ramollissement par embolie (*Brit. Med. Journal*, 17 mai 1873).

Jackson (H). (*Medic. Times and Gazette*, 1861, 1862 et seq.; *London Hospital Reports*, 1865, vol. II; *West Riding Lunatic Asylum Medical Reports*, 1873 ; *London Hospital Reports*, 1864 ; *Medical Times* et *Lancet*, 1866 ; *Royal London Ophth. Hosp. Reports* vol. V. part. IV, 1866 ; *Edinburgh Med Journal*, 1868 ; *St-Andrew's Reports*, vol. III, 1870 ; *Med. Times and Gazette*, 1871 et 1872 ; *Lancet*: 1873 ; Lecture on Hemiplegia, 1874 ; A Physicians, Notes on ophthalmology, 1874 ; *Med. Times and Gazette*, june, 1875).

Jackson (Hughlings). Leçon cliniq. sur un cas d'hémiplégie (*Brit. med. Journal*, 18 et 25 juillet 1874, p. 69).

Jackson (H.). Des affections syphilit. du syst. nerveux (*Journal of mental science*, juillet 1875).

Jackson (Hughlings). Observation de convulsion partielle liée à une lésion cérébrale (*Med. Times and Gaz.* 1876).

Jackson (H.). Cas de lésion convulsivante, ayant vraisemblablement pour siége la partie postérieure de la C. frontale supérieure droite (*Lancet*, p. 876, juin 1877).

Jackson (H.). Hémiplégie syphilitique (*Lancet*, 1877, 31 mars, p. 457).

Jackson (H.). Névrite optique dans les lésions cérébrales (*Brit med. J.*, 13 janvier 1877, page 42).

Jackson (H.). Remarques sur la rigidité dans l'hémiplégie (*Med. Examiner*, 1877, n° 14).

Jacobi. Case of localized atrophy in a Girl (*Am. Journ. Obst.*, N. Y, 1878, 797-800).

Jacubasch. Abcès du lobe frontal droit (Pendant la vie, hésitation, lenteur de la parole ; le centre du langage du côté droit était complétement détruit) (*Berlin Klin. Wochens.*, 13 sept., 1875, n° 37, p. 505).

Jahresbericht. 1869, t. II, p. 45.

Jastrowitz. Notice historique sur l'aphasie (*Berlin. Klin. Wochens.*, 7 juin 1875, n° 23, p. 323).

JENSEN. Die Furchen und Windungen der menschlichen Grosshirnhemisphœren (*Zeitschrift f. Psych.*, 1870 et *Archiv. f. Anthrop.* Bd. IV).

JOFFROY. De la trépidation épileptoïde du membre inférieur dans certaines maladies nerveuses (*Gaz. méd. de Paris*, n°s 33 et 35, 1875).

JOFFROY. Note pour servir au diagnostic différentiel des paralysies labio-glosso-laryngées d'origine bulbaire et d'origine cérébrale (*Soc. de biologie*, 11 janvier, 1873).

JOSEPH (G.). Etudes morphologiques sur le crâne de l'homme et des vertébrés (Breslau, 1873).

JOSIONCK. Pathologische Veränderungen in den Lymphraümen der Gehirns (*Archiv. der Heilkunde*, Bd. XIX, n° 3, s. 223, 1878).

JOUGLA. Aphasie peu commune, amélioration voisine de la guérison (*Gaz. des hôpit.*, 24 déc., 1872 et 11 mars 1873).

K

KARRER. (*Berliner klinische Wochenschrift*, 1874, n° 31).

KENNEDY. Gliôme du cerveau : début par une hémiplégie gauche incomplète, douleurs fulgurantes dans le membre supérieur. Tumeur du plancher du ventricule lat. droit (*Dublin, J. of med. S.*, p. 659, déc. 1877).

KESTEVEN. Obs. d'hémiplégie (*Lancet*, 31 oct. 1874, p. 621).

KESTEVEN. Sclérose miliaire de cerveau et de la moelle (*Brit. med. Journal*, 9 mai 1874).

KESTEVEN. Espaces périvasculaires du cerveau (*Brit. med. journal*, 27 juin 1874).

KEY et G. RETZIUS (de Stockolm). Recherches sur l'anatomie du syst. nerveux (*Aftr. ur. Nord Med. Arkiv.*, Band IV, Nr 21, oct. 25) (Analysé dans Hayem, T. XII, fasc. 1).

KIRCKHOFF. Etude sur l'aphasie envisagée au point de vue de la localisation des fonctions psychiques (In-8, Kiel, 1877).

KLEBS (de Prague). Etude sur les lésions congénitales du crâne et du cerveau (*Œster. Jahrb. f. Pædiatrik*, VIII, Jahrb. 1 Bd, p. 1, 23, 1876).

KOHLER et Arnold PICK. Beitrag zur Lehre von der Localisation der Hirnfonctionen (*Prag. Vierteljahr, f. d. prackt. Heilk.*, 1879, 141e vol.).

KORNFELD. Cysticerques comme cause d'épilepsie (*Deutsche Zeitschr. f. Thier. u. Vergleich. Pathol.*, III, n°s 1 et 2, 1877).

KOSCHEWNIKOFF. (*Archiv. de Schültze*, 1869),

KRIES et AUERBACH. Die Zeitdauer einfachster psychischer Vorgänge (*Arch. f. Anat. und Phys.*, 1877, p. 297).

KUESSNER. Centres vaso-moteurs dans l'écorce cérébrale (*Centralblatt f. d. med. Wissensch.*, n° 45, 1877).

KUESSNER. Ueber vasomotorische Centren in der Grosshirnrinde des Kaninchens (*Arch. für Psychiatrie und Nervenkr.*, T. VIII, Hft 2, Saf. 432. 1878).

KULM. (*Weekbl. van het. Neder Tydsch. v. geneesk.*, n° 22, 1877). (Etude anatomo pathologique des centres moteurs du cerveau).

KÜLZ. Contribution à l'historique de l'aphasie (*Berlin. Klin. Wochensch.*, 20 déc. 1875, n° 51, p. 699).

(L'auteur rapporte trois faits dont le plus ancien appartient à Linné; mais il s'agit de modes d'amnésie plutôt que d'aphasie dans le sens actuel du mot.)

KUSMIN. Fracture du frontal et du pariétal gauches par arme à feu; hernie cérébrale; hémiplégie droite, aphasie : guérison par l'ouverture d'un abcès (*Saint-Pétersburg, med. Woch.*, n° 17, 1878).

KUSSMAUL. Les troubles de langage, essai de pathologie. (C'est un appendice au XII° vol. de von Ziemssen.) (*Handbuch der speciellen Pathologie*. Leipsig, 1877).

L

LABARRIÈRE. Etude sur la méningite en plaques ou scléreuse, limitée à la base de l'encéphale (*Thèse de Paris*, 1878).

LABORDE. Hémorrhagie méningée intra-arachnoïdienne, obtenue expérimentalement chez un chien (*Soc. de Biologie et Gaz. méd.* de Paris, n° 27, 1873).

LACHOWICZ. Cas d'hémiplégie faciale (*Allgemeine med. central Zeitung*, 23 octobre 1877).

LADAME. Hirngeschwülste, p. 164.

LAHAYE. Abcès latent du lobe sphénoïdal gauche, à la suite d'une otite (*Soc. Anatomique de Nantes*, 1879, p. 35).

LANCEREAUX. Notes sur quelques faits de pachyméningite gommeuse avec lésions des circonvolutions cérébrales antérieures (*Bull. Ac. de médecine*, 2° série. T. VII, n° 36, 1878).

LANCEREAUX. Diagnostic de l'encéphalite syphilitique (*Gaz. Hebd.*, n° 32, 1873).

LANCET (The). 1862, I, p. 122 (deux cas); p. 164, anatomie comparée. — 1864, II, p 464, hémiplégie ; p. 741, tumeurs cérébrales. — 1869, p. 257, 302, 602, — 1870, I, pp. 101, 194, 179. — 1870, II, p. 149, 321; — 1871, I, pp. 6, 269, 478, 714, 787; — 1875, I, pp. 95, 119; — 1876, I, pp. 2, 79, 159, 226; — 1876, II, pp. 109, 143, 241, 275, 279, 315, 387, 419, 453, 527, affections cérébrales syphilitiques, pp. 253, 730, 773, 813 ; — 1877, I, pp. 342, 346, 835 (aphasie).

LANDOLT. De la valeur de certains symptômes oculaires dans la localisation des malad. cérébrales (*France médicale*, n° 10, p. 75, 1877).

LANDOUZY. Ivresse, fracture du crâne; hémorrh. méningée, etc. (*Bullet. Soc. Anat.*, 5° série, T. VIII. 38° année, 1873, p. 370).

LANDOUZY. Monoplégie brachiale associée à une hémiplégie faciale (*Prog. méd.*, n° 7, 1878).

LANDOUZY. Comptes-rendus des séances de la *Société de Biologie* (1873, p. 62).

LANDOUZY. Contribution à l'étude des convulsions et paralysies liées aux méningo-encéphalites fronto-pariétales (*Th. de Paris*, 1876).

LANDOUZY. Hémianesthésie générale et sensorielle chez un enfant de 12 ans (*Gaz. méd.*, 1er janvier 1876).

LANDOUZY. Parésie du membre supérieur droit et du facial inférieur droit chez un homme de 58 ans, tuberculeux. Tuberculose méningée occupant la partie inférieure de la scissure de Rolando (*Bull. Soc. Anat.*, 1877, p. 599).

LANDOUZY. Ramollissement cortical et sous-cortical de l'hémisphère droit; hémiplégie faciale gauche, hémiplégie gauche, etc. (*Bull. Soc. Anat.*, mars, 1877, p. 146).

LANDOUZY. Atrophie, asymétrie, etc. (*Soc. Anat.*, avril 1877).

LANDOUZY. Hémorrhagie des faisceaux moteurs du centre oval. Hémiplégie droite suivie de contracture tardive et d'amyotrophie (*Bull. Soc. Anat.*, 1877, p. 527).

LANDOUZY. De la blépharoptose cérébrale (*Arch. gén. de méd.*, août 1877).

LANGENDORFF. Excitabilité motrice de l'écorce cérébrale (*Soc. de méd. scientifique de Königsberg*, 11 déc. 1876; *Berlin, klin. Wochens.*, n° 41, p. 607. 8 oct. 1877).

LANGENDORFF. De l'excitation électrique des hémisph. céréb. chez la grenouille (*Centralbl. f. med. Wiss.*, p. 945, 1876).

LANGLET. Plaie du crâne et du cerveau au niveau de la circonvol. pariétale ascendante droite; hémiplégie avec atrophie et contracture à gauche (*Union med. du Nord-Est*, n° 3, 1877).

LANZONI. Aphasie syphilitique : guérison (*Raccoglitore med. di Forti*, 1876).

LASÈGUE. Sur quelques points de l'histoire des hémiplégies (*Archiv. gén. de méd.*. mars 1876).

LAUFENAUER. Histologie pathologique de la paralysie générale (*Centralblatt f. d. med. Wissenchafften*, n° 37, 1877).

LAUTENBACH. Etude physiologique sur l'hémiplégie (*Philadelphia med. Times*, août, 1878).

LAUTENBACH. On the functions of the cerebral lobes (mémoire important) (*Am. Journ. of. med. Science*, october, 1877, p. 371, T. LXXIV).

LAVERAN. Obs. de gliome hémorrhagique (*Prog. méd.*, 1877).

LAVERAN. Méningite (*Dict. encyclop. des Sc. méd.*, 2e série, T. VI).

LAWSON. Le cerveau et l'intelligence (*Lancet*, août 1875, p. 306).

LEBEAU (Lewis A.). Contribution à l'étude de l'encéphalocèle acquise (*Th. de Paris*, 1875).

LEDOUBLE et VIOLLET. Aphasie avec hémiplégie gauche. (*Tribune médicale*, t. XII, n° 550, mars 1879).

LÉGER. Tumeur cérébrale de la région occipitale (*Bull. Soc. anat.*, déc. 1876).

LEGROUX. De l'aphasie (*Th. d'Ag.*, 1875).

LÉLUT. Rejet de l'organologie phrénologique. (Paris, 1843).

LÉPINE. Sur l'existence des centres moteurs dans la substance grise des circonvol. céréb. (*Gaz. Méd.* 1874, p. 29).

LÉPINE. Des localisations dans les maladies cérébrales (*Th. d'agrégat.*, Paris, 1875).

LÉPINE. Abcès des lobes antérieurs du cerveau (Suite de lésion osseuse du plancher de l'étage antérieur) (*Revue mensuelle*, novembre, 1877).

LÉPINE. Sur l'anatomie, la physiologie et la pathologie du cerveau (Revue générale, *Revue mensuelle de méd. et de chirurgie*, mai 1877, p. 381).

LÉPINE. *Bullet. de la Soc. anat.*, 1873, p. 871, 1874, p. 363 et avril 1877.

LÉPINE. *Comptes rendus de la Soc. de Biologie*, 1873, p. 20.

LÉPINE. *Gaz. méd. de Paris*, 1873, p. 251.

LEWIS. Sur les centres corticaux du cerveau (*Med. Times and Gaz.*, t. II, p. 683, 1876).

LEWIS (Bewan). Cas de convulsions épileptiformes dans une paralysie générale des aliénés avec localisations des lésions convulsivantes (*Lancet*, 5, avril 1877).

Lewis (B.). Structure comparative de l'écorce du cerveau (*The Bain*, fasc. I. p. 79, 1878).

Lewis et Clarck. The cortical lamination of the Motor Area of the Brain (*Proceedings of the R. Soc.* 1878, n° 185).

Leuret et Gratiolet. Anatomie comparée du système nerveux considéré dans ses rapports avec l'intelligence, 2 volumes in-8 avec un atlas de 32 planches (Paris 1839 et 1857).

Lindsay. Observations d'hémiplégie avec aphasie (*Edinb. med. journal*, p. 212, septembre 1878).

Little. Myxome de l'encéphale (*The Dublin Journal of med. Sciences*, décembre 1872).

Du même. Tumeur intra crânienne, gliome de la 5° paire (*Ibid.*, janvier, 1873).

Little. Abcès du cerveau, localisation cérébrale (*Dublin journal of Med. Sc.* p. 344, octobre 1876).

Livi (Carlo). Processus anat. de la paralysie générale progressive (*Riv. sperim. di freniatria e di med. leg.* I., 1 et 2 p. 29, 1875).

Lloyd (Robert H.). Abcès du cerveau à la suite d'un coup sur la tête ; pas de fracture ; mort (*Lancet*, 17 mai 1873).

Lockhart-Clarke. Un cas de manie avec atrophie du cerveau (*Brit. med. Journal*, 6 juin 1874, p. 739).

Lockemann. (*Zeitschrift. f. rat. Medic.*, t. XII. p. 340).

Loschner. Contribut. à la localisation des fonctions du cerveau (*Allgemeine Zeitschift f. Psychiat.*, 30 Bd. 6 Heft, 1874).

Löffler. Generalbericht über den Gesundheitsdienst im Feldzuge gegen Dänemark 1864 (Berlin. 1867).

Longet. Anatomie et physiologie du système nerveux (Paris 1842 et traité de physiologie t. III).

Lubimoff. Contribut. à l'anat. path. de la paralysie générale, (*Arch. f. Psych. und Nervenkrank*, IV° vol. p. 579, 1875).

Lucas-Championnière. Aphasie, lésion de la 3° frontale gauche (*Soc. anat. de Paris*, 1875. p. 202).

Lucas-Championnière. La trépanation guidée par les localisations cérébrales (Paris 1878).

Lucas-Championnière. Topographie cranio-cérébrale et trépanation (*Soc. de chirurgie*, 7 fév. 1877).

Lucas-Championnière. *Union médicale*, 2 fév. 1875.

Lucas-Championnière. Démonstration pour l'application du trépan dans les cas de lésions atteignant les centres moteurs de l'écorce cérébrale (*Bullet. de la Soc. Anat.*, 29 déc. 1876).

Luciani et Tamburini. Sui centri psico-motori corticali (*Rivista di freniatria e di med. leg.*, 1878, fasc. I et III).

Lussana et Lemoigne. Des centres moteurs encéphaliques (*Arch. de physiologie*, 1877, n° 1 et n° 2).

Lussana. Sui centri encefalici di movimento (*Lo Sperimentale* 1877, voir aussi *Archives de Physiologie*, 1877).

Luys. Communication à la Société médicale des hôpitaux (*Bull. Soc. méd. Hôp.*, juillet 1877).

Luys. Recherches sur le syst. nerveux cérébro-spinal, etc. 1 vol. avec atlas. Paris. 1865, et Iconographie photographique des centres nerveux. Paris, 1873, in-4, avec photographies.

LUYS. (*Revue scientifique*, 25 fév. 1875, p. 815 et 116.)

LUYS. Etudes de physiologie et de pathologie cérébrale avec 2 pl. (Des actions réflexes du cerveau dans les conditions normales et morbides de leurs manifestations). Paris, 1875.

LUYS. Circonvol. supplém. dans le lobe gauche (*Union méd.*, n° 142, 1876).

LUYS. Le cerveau et ses fonctions (1 vol. *Biblioth. scient.* Paris, 1876).

LUYS. Description du cerveau d'une femme imbécile (Arrêt de développement des circonv. frontales et du lobe carré du côté gauche) (*Soc. de Biologie*, 1er juillet 1876). — Modification spéciale du cerveau, rencontrée chez trois sujets cancérés (*Ibid*, 1er juillet 1876). — Modificat. survenue dans l'état de l'écorce cérébrale par suite de la disparition de différentes catégories d'incitations périphériques (*Ibid*, 8 juillet 1876).

LYDALL (W.-H.). A case of bony tumour in the substance of the brain. (*Lancet*, 12 oc. 1872).

LYDELL. Thrombose des artères cérébrales (*The American Journal of med. Sc.*, avril 1873).

LYDELL. Traité de l'apoplexie, de l'embolie cérébrale, etc. (New-York, 1873).

LYMAN. Aphasie (*Med. Exam. de Chicago*, 1873).

LYUNGGREN (Alrik). Syphilis du cerveau et du syst. nerveux (*Archiv. f. Dermatologie und Syphilis*, 1872).

M

MAC-DONNEL. Aphasie, destruction de la 3e frontale (*Dublin Path. Society* et *Brit. med. J.*, 14 juillet 1877, p. 49).

MAC-DONNEL. Aphasie complète et permanente pendant plusieurs années. avec hém. droite incompl. — Destruction de la troisième frontale gauche, atrophie pyramidale droite et de la partie correspondante de la protubérance annulaire (*The Dublin, J. of med. Sc.*, p. 451. nov. 1877).

MACHIAVELLI. Cysticerques multiples logés dans une anfractuosité du cerveau (*Giorn. di med. milit.*, analysé in *La Clinica*, 30 avril 1875).

MAC LANE HAMILTON. Un cas de tremblement unilatéral particulier à la suite d'une blessure de la tête (*Bost. med. and Surgical. Journal*, 27 septembre 1877).

MACLAREN. Abcès du cerveau après un coup sur la tête (*Glascow med. Journal*, janvier 1875).

MAGENDIE. Leçons sur les fonctions du syst. nerveux, 1839.

MAGNAN. *Bullet. de la Société de Biologie*. 1870.

MAGNAN. De l'hémianesthésie et de la sensibilité générale dans l'alcoolisme chronique (*Gaz. hebd.*, nos 46 et 47, 1873).

MAGNAN. Recherches sur les centres nerveux ; Pathologie et physiologie pathologique, in-8°, Paris, 1876.

MAGNAN. Localisations cérébrales dans la paralysie générale; lésions accidentelles (congestion, hémorrhagie corticale) surajoutées à l'encéphalite chronique interstitielle (*Revue mensuelle de méd. et de chirurgie*, janvier 1878).

MAGNAN. De la lésion anatomique de la paralysie générale, Paris, 1866.

Du même. Des relations entre les lésions du cerveau et certaines lésions de la moelle et des nerfs dans la paralysie générale (*Gaz. des Hôp.*, mars, 1871).

Du même. Etude anatomo-pathol. de la paralysie générale (*Archives de Physiol.*, 1868).

Du même et Mierzejewski. Des lésions des parois ventriculaires et des parties sous-jacentes dans la paralysie générale (*Archiv. de Physiol.*, 1872).

Mahot. (*Soc. Anat.*, séance du 15 déc. 1876, et *Progrès médical*, 17 mars 1877).

Malbrane. Thrombose aortique et aphasie (*Arch. f. kl. med.* 1876, p. 462).

Mallebay. Des paralysies partielles d'origine corticale (*Th. de Paris*, 1878, n° 286).

Malmsten. Abcès du cerveau (*Hygiea*, XXXVIII, 2, Svenska lakaresalls, forh., p. 27, 1876).

Malpighi. (De cerebri cortice dissertat. in *Biblioth. anat. de Manget*, Genève, 1699).

Mangiagalli. Hémiplégie gauche ; hémorrhagie cérébrale du côté gauche (*Commentarii di medicina et chirurgia*, nov.-déc., 1874).

Maragliano (Dario). Le localizzazioni motrici nella corteggia cerebrale (Reggio Emilia 1878).

Du même. Sulla Sintomatologia e sulla diagnose delle lesioni corticali della zona motrice (Reggio Emilia, 1878).

Maragliano et Seppilli. Due casi di localizzazione cerebrale (*Rivista di freniatria e di med. legale* (1878, fascicolo II e III).

Maragliano. Richerche sulla temperatura cerebrale (*La Salute*, 1878, n° 9)

Maragliano, Luciani e Tamburini (*Rivista Sperimentale*, etc., fasc. II,. 1878).

Marcacci. Rendiconto delle richerche sperimentali eseguite nel gabinetto di fisiologia della Reale Universita di Siena (diretto dal Prof. Albortoni) (*Arch. per le mal. Nervose*, 1877).

Margarita philosophica. (Date des premiers temps de l'imprimerie, comprend un système de phrénologie aussi complet que celui de Gall.) Citée par Lépine (*Agr.*, 1875).

Marot (Eug.). Présentation à la *Société de Biologie* (du 16 février 1876).

Marshall. On the brain of a bushwoman and of two idiots of europœan descent, avec 9 pl. (*Philosophical Transactions*, vol. 154. London, 1865, p. 501, planches 15 à 23).

Martin. Sarcome névroglique de la 1re et de la 2e circonv. frontales gauches; hémiplégie incompl. (*Bullet. de la Soc. anat.*, 1874, p. 429).

Martin (H.). Paralysie du bras gauche et de la moitié corresp. de la face; lésion céréb. corticale (*Bullet. de la Soc. anat.*, 22 déc. 1876).

Massot. (*Lyon médical*, 1872, T. X, n° 15.)

Maunder. Convulsions partielles; lésions cérébrales; syphilis; fracture ancienne avec dépression; trépanation (*Lancet*, 19 août 1876, p. 253).

Mauriac (Ch.). Leçons sur l'aphasie et l'hémiplégie droite syphilit. à forme intermittente (*Gaz. hebdom.*, nos 4, 6, 7 et 8, 1876).

Mayorier. Hémiplégie de la face inférieure et des membres droits, accidents épileptiformes. Lésion cicatricielle occupant le pied des circonvolutions frontales et pariétale ascendante gauches et le faisceau fronto-pariétal moyen du centre ovale gauche (*Bull. Soc. Anat.*, 1877, p. 602).

Mayor. Aphasie et hémiplégie droite; foyer profond de la 3e circonv. frontale gauche, etc (*Bull. de la Soc. Anat.*, juillet 1876).

MAZZOTTI. Caso di numerosi cisticerchi del cervello e delle meninge (*Rivista clinica di Bologna*, avril 1876).

MELLERSH. Fracture du crâne avec dépression (*Phil. med. and Surgical Reporter*. janvier 1878).

MENZEL. Un caso di afasia traumatica (*Il Morgagni*, 1873).

MERCIER. De la syphilis cérébrale tertiaire avec accid. comateux sidérants (*Th. de Paris*, 1875).

MESNET. Hémiplégie gauche avec perte absolue de la parole. Guérison (*Gaz. des Hôp.*, 1877, n° 61).

MESSENGER BRADLEY. Description du cerveau d'un idiot (*Journal of anatomy and physiology* dirigé par Humphrey et Turner, nov. 1871).

MESSENGER BRADLEY. Tumeur gommmeuse syphilitique du cerveau située entre la 2e et la 3e circonvol. frontale du cerveau, absence d'aphasie, marche très-rapide (*Brit. med. Journal*, 7 juin 1873).

MEYER. Modification du cerveau dans la paralysie gén. progressive (*Centralbl. med. Wiss.*, 1867, n° 9) et anat. path. de la démence paralytiq. *Archiv. f. path. Anat. und Physiol.*, LVIII, liv. 2, 1873).

MEYER. (*Archiv. f. Psychiatrie*, I, p. 298).

MEYNERT. (*Zeitschrift der Gesellschaft der Ærzte*, 1866.)

MEYNERT. Der Bau der Grosshirnrinde und seine örtlichen Verschiedenheiten (*Vierteljahreschrift für Psychiatrie* von Leidesdorf und Meynert. Leipsig, 1867-1868, I, Jahrg. 1 Heft. S. 77, 2 Heft. S. 198; II, Jahrg. 1 Heft., S. 88).

MEYNERT. (*Medicin. Jahrbücher*, 1872, p. 188; *Virchow's Jahresbericht*, 1873, T. II, p. 70.)

MEYNERT. Vom Gehirne der Saügethiere (*Striker's Handbuch der Lehre von den Geweben*, Leipsig, 1872). Skizze des menschlichen Grosshirnstammes nach seiner Aussenform und seinem inneren Bau (*Arch. f. Psych.*, T. IV, p. 387, 1873).

MEYNERT. Des circonvolut. cérébrales (*Œster. Zeitsch. f. prakt. Heilkunde*, n° 28, 11 juillet 1873).

MEYNERT. Des régions identiques dans le cerveau de l'homme et du singe *Allg. Zeitschrift für Psychiatrie*, 30 Bd, 6 Heft, 1874).

MEYNERT. Les circonvol. antérieures de la face convexe du cerveau chez l'homme, le singe et les carnivores (*Arch. f. Psychiat. und Nervenkrankh.*, vol. VII, fasc. II, p. 257, 1877).

MIERJEZEWSKI. Etudes sur les lésions cérébrales dans la paralysie générale (*Arch. de Physiologie*, 1875). (Structure des circonvolutions.)

MIHALKOWICS. Sur le développement du cerveau (*Pester med. chir. Presse*, XIII, 3, 1877).

MILLS. Tumor of the brain, cerebral thermometry and the localisation of cerebral functions (*Med. Rec. N. Y*, 1878, p. 477).

MILNE-EDWARDS. Leçons sur l'anatomie et la physiologie comparées. T. XI, Paris, 1875.

Mo (Gerolamo). Contribuzione allo studi delle lesioni del cranio e degli organi endo-contenuti (l'*Osservatore* de Torino, septembre 1878, p. 573 et 609).

MOENS (I.). Un cas de cancer du cerveau (*Arch. für path. Anat. und Phys.* B. LXX, p. 411, 1877).

MOLL. Tumeur cérébrale développée consécutive à un coup de poing sur la tête (*Berlin klin. Wochenschrift*, 21 oct. 1872).

MONGIE. De l'aphasie (*Th. de Paris*, 1866).

MONTI. Deux tumeurs endothéliales de la dure-mère. Milano, 1878.

MOORE. Un cas d'abcès du cerveau. (*Irish. Hosp. Gazette*, 1873, n° 19).

MORAT. Ancienne syphilis ; hémiplégie gauche ; mouvements choréiformes (*Lyon méd.*, nov. 1872, p. 384).

MORBIEN. Observation d'aphasie, réflexions, par Moreau (de Tours). (*Union médicale*, 1875, n°s 19 et 20).

MORGAGNI. 2e *lettre* ; de l'apoplexie sanguine, p. 113 et 143 de la trad. Desormeaux et Destonet.

MORELLI (C.). Casi patologici attinenti alla controversa esistenza dei centri motori (cinq cas sont cités) (*Lo Sperimentale*, 1878).

MORSELLI (Enr.). Pathogénie de l'épilepsie ; accès épileptiformes consécutifs aux lésions traumatiques des circonvol. ant. du cerveau (*Lo Sperimentale*, mars 1877).

MOSSÉ. Monoplégie brachiale associée à une hémiplégie faciale (*Bull. Soc. Anat.*, 1878).

MOSSÉ. Fract. de la voûte du crâne avec enfoncement, irradiations à la base. Lésion de la première frontale (*Bull. Soc. Anat.*, août 1877, p. 619).

MOUREY. Etude sur la trépanation (*Th. de Paris*, 1877).

MOUTARD-MARTIN. Hémiplégie droite, convulsions du bras (*Bull. Soc. Anat.*, 1877).

MÜLLER. Syphilis cérébrale (*Correspondenzblatt der deutschen Gesellsch. für Psychiatrie*, n°s 4, 5 et 6, 1873).

MUNK. Weitere Mittheilungen zur Physiologie der Grosshirnrinde (*Verh. d. Phys. Gesellsch. zu Berlin*, n° 9 et 10, 1878).

Voir la réclamation de Ferrier dans *Brain*, part. II, July, 1878, p. 229.

MUNK. (*Verhandlungen der physiologischen Gesellschaft, zu Berlin*, 1877-1878, et *Berliner klin. Wochenschr.*, 1877).

MUNK. Recherches sur les circonvolutions (*Verh. d. Berl. Ph. Soc.*) (*Arch. f. Anatom. u. Phys.*, p. 162, 178, 1878).

MUSSEY. Brain perforated by a projectile from a new toy, the « Flying Top »; (Lésion latente du lobe frontal.) (*The Cincinnati Lancet and Clinic*, 7 sept. 1878, p. 165).

N

NAU. Contribution à l'étude de la congestion et de l'apoplexie pulmonaires dans les cas de ramollissement du cerveau (*Thèse de Paris*, 1877, n° 437).

NEFTEL. Un cas d'aphasie transitoire avec hémiopie médiane persistante de l'œil droit (*Archiv. f. Psych. und Nervenkr.*, Bd VIII, H. 2, S. 409).

NEUMANN. Gliome de la substance perforée (Obs. intéress.) (*Archiv. f. path. Anat. und Physiol.*, T. LXI).

NEWINGTON. Des rapports qui existent entre l'hémiplégie et la démence (*Edinburgh med. Journal*, août 1874, p. 719).

NEWCOMBLE. Epileptiform seizures in general paralysis (*West Riding Lunatic Asylum rep.*, 1875).

NOTHNAGEL. (*Virchow's Archiv.*, LVIII, p. 420, LX, LVII, LXII, LXXI. Bd III, 1873).

Nothnagel. Krampfhafte Bewegungen bei Verletzung der Hirnrinde (*Centralblatt für med. Wissens*, 1873).

Nothnagel. Mélanges cliniques et observations sur les maladies du cerveau, 1re partie (*Deutsche Archiv. f. klin. Med.*, p. 1. 1876).

Nothnagel. Rech. expérim. sur les fonctions du cerveau (*Archiv. f. path. Anat. und Physiol.*, T. LXVIII. p. 33, 1877).

Nouveau dictionnaire de médecine et de chirurgie. Articles : *Convulsions*, par Ach. Foville fils, et *Aphasie*, par Voisin.

Noyes (Henry). Un cas de sclérose diffuse probable du cerveau et de la moelle (*Arch. of scient. and pract. med.*, New-York, n° 1, p. 43, 1873).

O

Obersteiner. Die motorische Leistungen der Grosshirnrinde (*Medizin. Jahrbücher.*, H, 3. 1878).

Obersteiner. Sur les dilatations des vaiss. lymphat. du cerveau (*Virchow's Archiv.*, T. LV, p. 318).

Odier. Manuel de médecine clinique. Paris et Genève, 1811.

Ogle (J.-W.). (*Lancet*, 1868).

Ogle. Un cas d'anosmie et d'aphasie (*Med. Chir. Transact.*, 1876).

Ollive. Abcès latent du lobe sphénoïdal (*Soc. Anat. de Nantes*, 1879, p. 45).

Ollivier (Aug.). Congestions et hémorrhagies qu'on peut observer chez les hémiplégiques du côté opposé à la lésion cérébrale (*Gaz. méd. de Paris*, n° 30, 1873).

Onimus. Un cas de paralysie faciale de cause centrale à propos des localisations cérébrales (*France méd.*, 1877, n° 49, p. 385).

Onimus. Article *Contracture* du *Dictionnaire encyclopédique* de Dechambre.

Onimus. Des erreurs qui ont pu être commises dans les expériences physiologiques par l'emploi de l'électricité (*Gaz. Hebdom.*, 1877, n° 11, p. 161).

Onimus. Du langage considéré commme phénomène automatique et d'un centre nerveux phono-moteur (*Journal de l'Anat. et de la Physiol.* dirigé par Ch. Robin, nov. 1873).

Orchansky. Documents sur la physiologie du cerveau (*Thèse, en russe, citée dans Hayem*, Pétersbourg, 1877).

Orelli. Un cerveau d'aphasique, aucune lésion de la 3e circonvol. frontale gauche, ou de ses environs ; seulement deux kystes dans la 2e circonvol. temporale correspondante (*Corresp. Bl. f. Schweizer Ærzte*, 1875, n° 4, 15 fév.).

Orsi. Quelques obs. cliniq. et anat. de malad. cérébrales (*Gaz. med. ital. Lomb. de Milan*, 1872).

Ostermann. Obs. d'épilepsie d'origine traumatiq. (*Psychiatr. Centralbl.*, 25 mai 1873, n° 7).

Otto. Observat. de sclérose en plaques disséminée (Cerveau) (*Deutsches Archiv. für klinische Medicin*, Xe vol., 6e partie).

Oudin. Atrophie des circonvolut. liée au défaut d'usage d'un membre (*Rev. mensuelle de méd. et de chir.*, mars 1878).

Oudin. Perforation de la voûte crânienne par un coup de feu. Expériences sur les battements du cerveau (*Revue mensuelle de méd. et de chir.*, déc. 1877).

Oulmont (P.). Hémiplégie, aphasie (*Soc. Anat.*, avril 1877).

P

PALMERINI (Ugo). Tre casi di rammollimento cerebrale nell'emisfero sinistro interressante la circonvol. frontale ascendante o marginale anteriore, osservazioni cliniche (p. 303, fasc. V et VI, 1877, *Archivio Italiano per le malatie nervose*, Milano).

PANSCH. De sulcis et gyris in cerebris simiarum et hominum (*Comm. Anat. pro veniâ legendi*, Kiel, 1866, avec 1 pl.).

PANSCH. Des sillons du cerveau chez l'homme et chez l'animal (*Allg. Zeitschrift f. Psychiatrie*, 30 Bd., 6 Heft, 1874).

PANSCH. Remarques sur les circonv. du cerveau et leur description (*Arch. f. Psychiatrie und Nervenkrank*, Bd. III, H. 2, p. 235, 1878).

PANSCH. (*Die Furchen und Wülste am Grosshirn des Menschen*, in 8. 3 pl., Berlin, 1879).

PARANT. De la possibilité des suppléances cérébrales (*Th. de Paris*, 1875, n° 186).

PARIS. Indications de la trépanation des os du crâne au point de vue de la localisation cérébrale (*Th. de Paris*, 1876, p. 22). (Obs. de Lucas Championnière).

PARKS. Un cas de ramollissement cérébral (*Boston med. and Surgical Journal*, 8 nov. 1877).

PARROT. Stéatose cérébrale et ramollissement. Convulsions épileptif. (*Bull. de la Soc. Anat.*, 1872, 5° série. T. VII, p. 570).

PARROT. Etude sur le ramollissement de l'encéphale chez le nouveau-né (*Archiv. de Physiol.*, 1873, nos 1 et 2).

PASTURAUD. Sarcome à petites cellules développé au niveau du genou du corps calleux et du lobe antérieur de l'hémisphère gauche (*Bull. de la Soc. Anat.*, 1874, p. 432).

PETERSON. Trois cas de tumeur de l'encéphale (*Upsala lakareförenforhandl.* X, 4 et 5, p. 285, 352, 1875).

PETIT. (*Journal de la Société médicale de la Loire-Inférieure*, 1858).

PETRINA. Contribution cliniq. à la localisation des tumeurs céréb. (23 obs. de tumeurs céréb.) (*Prager Vierteljahresch.* Bd. 1 et 2, 1877).

PHILIPON (Ch.). Etude sur les tumeurs de l'encéphale (*Th. de Paris*, n° 157, 1873).

PICARD. Abcès du cerveau consécutif à une carie du rocher (*Bullet. de la Soc. Anat.*, 1874, p. 863).

PIERANTONI. Pathogénie et traitement de l'aphasie (*Il Raccoglitore med.*, avril 1874).

PIERSON (de Dresde). Compendium des malad. du syst. nerveux (Leipzig, 1877).

PIRRIE (W.). Lésions du crâne sans troubles cérébraux (*Lancet*, 1877, vol. II, p. 83).

PITRES. Ramollissement du centre ovale atteignant la subst. bl. de la 3° circonv. frontale gauche. Hémiplégie droite. Aphasie (*Bullet. de la Soc. anat.*, 1875, p. 783).

PITRES. Ramollissement cortical siégeant à l'extrémité de la scissure de

Rolando ; contracture puis paralysie flaccide des membres du côté opposé (*Bullet. de la Soc. anat.*, 1875, p. 708).

PITRES. Faits relatifs à l'étude des localisations cérébrales (*Soc. de Biol.* et *Gaz. Méd. de Paris*, n°s 40, 41 et 42, 1876).

PITRES. Des dégénérations secondaires de la moelle épinière dans les cas de lésions corticales du cerveau (*Soc. de Biologie*, octobre 1870 et *Progrès méd.* n° 7, 1877).

PITRES. Hémiplégie (*Bull. Soc. Anat.*, p. 340, 1876).

PITRES (A.). Recherches sur les lésions du centre ovale et des hémisphères cérébraux étudiées au point de vue des localisations cérébrales (*Th. de Paris*, 1877, n° 201).

PITRES et FRANCK. Conditions de production et de généralisation des phénomènes convulsifs d'origine corticale (*Progrès médical*, 1878, n° I).

POINCARÉ. Leçons sur la physiologie normale et pathologique du syst. nerveux (1873-1877, 3 vol.).

PONCET (Antonin). Obs. de méningite syphilitique (*Annales de dermatologie*, 1872-73, n° 3).

POUCHET (G.). La physiol. du système nerveux jusqu'au XIXe siècle (*Revue scientif.*, 1er mai, 1875).

POUCHET et TOURNEUX. Traité d'histologie, *passim*.

POULLAIN. Sarcôme de la dure-mère comprimant la partie postérieure de l'hémisphère cérébral droit, resté latent (*Soc. anatomique*, janvier 1878).

POULLAIN. Hémiplégie spasmodique de l'enfance. Atrophie de l'hémisphère gauche du cerveau (*Bull. Soc. anat.*, p. 39, 1876).

POYEN (G. de). Observation d'aphasie momentanée, survenue sous l'impression d'une violente émotion, accompagnée d'entéralgie (*Un. médic.*, n° 8, 1875).

POZZI (S.). Note sur le cerveau d'une imbécile (*Revue d'anthropologie*, tome II, 1875).

POZZI (S.). Des localisations cérébrales et des rapports du crâne avec le cerveau au point de vue des indications du trépan (*Arch. gén. de Méd.*, 1877).

POZZI (S.). Article *Circonvolutions* du *Dict. Encyclop. des Sc. médicales*, 1875)

PRÉVOST. De la déviation conjuguée, etc. (*Th. de Paris*, 1868).

PRÉVOST. Note relative à la déviation conjuguée des yeux, et à la rotation de la tête (*Arch. für path. Anat. und Physiol.* Bd. LXX, p. 434, 1877).

PROUST. Séances de l'Académie de médecine, 1876 et 77.

PUTNAM. Contribution à la physiologie des couches corticales du cerveau (*Boston med. and surg. journal*, juillet 1874).

Q

QUINQUAUD. Lésions du cerveau dans un cas de rage (Encéphalite de la substance grise) (*Bullet. de la Soc. anat.* XLIIIe année, 2e série, t. XIII. p. 350).

R

RAGGI. Sur la genèse des accès épileptiformes et apoplectiformes chez les fous (*Rivista clinica di Bologna*, 1877).

RAMSKILL. Syphilis cérébrale (*med. Times and Gazette*, 1877. 24 novembre, p. 566).

RANVIER. Leçons sur l'histologie du syst. nerveux, 2 vol. in-8 avec fig. et pl. chromo-lith. (Paris 1878).

RAPPORT d'un comité nommé par la Société de névrologie et d'électrologie de New-York sur les centres moteurs dans les circonvolutions cérébrales, leur existence et leur localisation (*New-York medical journal*, mars 1875, p. 225).

RAUCHFUSS. Recherches sur l'embolie cérébrale (*Petersbourg, med. Wochens*, III, 7, 1878).

RAYMOND. Lypémanie avec aphasie et amnésie temporaires chez un rhumatisant. Guérison (*Montpellier médical*, p. 510, 1873 et *Gaz. hebdomadaire*, n° 43, 1873).

RAYNAUD (M.). Encéphalite suppurée primitive à foyers multiples et circonscrits (*Bull. de la Soc. anat.*, p. 431, 1876).

REBB. *Recueil de mem.*, etc., 1871.

REES (G. Owen). Remarks on cerebral disease having its origin in syphilis (*Guy's Hosp. Reports*, p. 249, 1872).

REICHERT. Der Bau des menschlichen Gehirns (Leipzig, 1859-61, 2 fascicules et 33 planches).

REMY. *Bullet. de la Soc. anat.* (26 fév., 1875).

RENDU (H.). Des anesthésies spontanées (*Th. d'ag.* 1875).

RENDU (H.). Méningite aiguë, suppurée, mort (*Bullet. de la Soc. anat.*, XLVIIe année 1872, 2e série, t. XVII, p. 157).

RENDU (H.). Des localisations cérébrales corticales (Travail critique) (*Revue des Sciences de Hayem*, 1879, fasc. I).

RENDU (Joanny). Observation de lésion des couches corticales, ramollissement limité, etc (*Lyon méd.*, p. 446, 1er avril, 1877).

REY. Carcinome du cerveau (*Bullet de la Soc. anat.* XLVIIe année 1872, 2e série, t. XVII, p. 213).

RICHERAND. *Nouv. Elem. de Physiol.*, (7e éd. t. II, p. 164).

RICHON. Hémorrh. du corps strié gauche, hémiplégie droite, aphasie, etc. (*Gaz. hebdom.* 1876, p. 435).

RICHET (Ch.). Recherches sur le sentiment comparé au mouvement (*Comptes rendus de l'Acad. des Sciences*, 4 déc., 1876).

RICHET (Charles). Structure des circonvolut. cérébrales (*Anat. et physiol.*) (*Thèse d'agrégation*, concours de 1878).

RICKARDS (E.). Tumeur du crâne avec hémiplégie du même côté (*Brit. med. j.* 785, 16 déc. 1876).

RIGOCHON. Remarques sur l'aphasie (*Th. de Paris*, août 1872).

RINDFLEISCH. Terminaison des nerfs dans l'écorce du cerveau (*Centralblatt f. med. Wissenschaft.*, n° 18, p. 277, 1872).

RIPPING. De la dégénération kystique de la couche corticale du cerveau chez les aliénés paralytiques (*Allgem. Zeitsch. f. Psychiat.* t. XXX, 3e partie).

RIVISTA SPERIMENTALE di frenetria e di medicina legale. Reggio-Emilia. fasc. I, II, V et VI de 1876, et fasc. II de 1878.

ROBERTSON. Observations on some points in cerebral pathology and on percussion of the Skull (*Journal of mental Science*, July 1878, p. 224).

ROCKWELL. De l'aphasie (*Chicago Journal of Nervous and mental diseases* t. II, 1, p. 18, 1875).

ROLANDO. Della struttura degli émispheri cerebrali (*Memorie della R. Accad. delle Scienze di Torino*, t. XXXV, p, 103, avec 10 pl., 1829).

ROLLESTON. On the *premier pli de passage*. (*Natural history review*, vol. I, p. 211.)

Du même. On the affinities and differences between the brain of man and the brains of certain animals (*Med. Times and Gazette*, 1862, t. I, n° 608, p. 181).

ROMBERG. Lehrbuch der Nerven-Krankheiten des Menschen (Berlin, 1853, p. 941).

ROUTIN (Alcide). Quelques consid. sur l'aphasie (*Th. de Paris*, 1873).

ROSAPELLY. Hémiplégie à droite ; aphasie ; mort. Sarcomes névrogliques du cerveau (*Bullet. de la Soc. anat.* XLVIIe année 1872, 2e série, t. XVII, p. 159).

ROSENBACH. Contribut. à la symptomatologie des hémiplégies d'origine cérébrale (*Arch. f. Psychiat. und Nervenkrankh.*, vol. VI p. 845, 1876).

ROSENTHAL. *Allgemeine Wiener Med. Zeitung*, 1867.

ROSENTHAL. *Wochenblatt der Wiener Ærzte*, 1870.

ROSENTHAL. Ueber corticale Epilepsie (*Wiener medizin. Blätter*, n° 24, 25, 1878).

ROSENTHAL. *Beitrage zur Kenntniss der motorischen Rindencentren des Menschenhirns* (4 cas de localisations diverses) (*Wiener Mediz. Presse*, 1878).

ROSENTHAL. Des centres corticaux du cerveau humain (*Wien. med. Presse*, n°s 21, 25, 1878).

ROSENTHAL. Clinique des malad. du syst. nerveux, leçons professées à l'Université de Vienne (Stuttgart, 1875).

ROSENTHAL (Traduction Lubanski). Traité clinique des maladies du système nerveux (Paris 1878).

ROSER (W.). Des blessures qui atteignent le cerveau en intéressant l'oreille (*Arch. f. kl. Chirurgie*, vol. XX fasc. 3, p. 480, 1877).

ROTH (de Bâle). Hypertrophie variqueuse des fibres nerveuses du cerveau (*Arch. f. path. Anat. und. Physiol.* LVIII, livre II).

ROSS. Anatomy and Physiology of the Brain (*Med. Times and Gazette*, 1878).

ROTH. Abcès de la convexité de l'hémisph. gauche chez un enfant (*Corresp. Blatt. f. Schweizer Ærzte*, 1874, n° 14, p. 402).

ROUGET. Contrôle expérimental des recherches de Fritsch et Hitzig, Ferrier, etc., sur les centres moteurs du cerveau (*Soc. de Biologie*, avril, 1875).

ROYERO. Lésions syphilitiques du cerveau confirmant la théorie de Broca. Double abcès des lobes antérieurs du cerveau sans paralysie (Anal. in. *Gaz. hebd.* 1877, p. 417).

RUSSELL (J.). Kyste hydatique volumineux de l'hémisphère cérébral gauche (*Med. Times and Gazette*, 1875, p. 197).

Russell (James). Cas de tumeur carcinomateuse du lobule pariétal postérieur droit du cerveau ; névrite optique double et amaurose (*Brit. Med. journal*, 2 déc. 76, p. 709).
Russell. Abcès dans le lobe frontal gauche du cerveau (*Med. Times and Gazette*, p. 432, 20 octobre 1877).
Ruysch. Thesaurus anatomicus.

S

Sabatié. Etude sur les tumeurs des méninges encéphaliques (*Thèse de Paris*, 1873, n° 206, nombreux cas latents).
Sabourin. Hémiplégie gauche incomplète, troubles du langage, ramollissement cortical gauche, etc. (*Bulletin de la Soc. anat.* octobre, 1876).
Sabourin. Ramollissement cortical de l'hémis. gauche ; hémiplégie droite (*Bullet. de la Soc. anat.*, janvier 1877, p. 45).
Salathé. Etude graphique des mouvements du cerveau (*C. R. Acad. des Sc.*, 19 juin 1876).
Samt. Contribut. à la pathol. de la subst. corticale du cerveau (*Arch. f. Psychiat. und Nervenkrank.*, vol. V, fasc. I p. 201, 1874).
Samt. Zur aphasiefrage (*Archiv. f. Psychiatrie und Nervenkrank.* III Band, 3 Heft, Berlin, 1872 et *ibid*, 1874).
Samt (Cité par Beger). Cas négatif des localisations (*Archiv. f. Psych. und Nervenkr.* Band V Heft I, s. 201).
Samt (Cité par Beger). Autre cas négatif.
Sandberg. Abcès occupant l'épaisseur des circonvolut. frontales du côté droit, etc. (*Nork. Magaz. f. Laegevid*, R. III, p. 28, Forh, 1875, analysé in *Nord. Med. Arkiv.* Bd VIII n° 6).
Sander (W.). De l'influence de la paralysie spinale infantile sur les centres moteurs de l'écorce grise du cerveau (*Centralblatt*, 1875, n° 15, p. 225).
Sander. Attaques épileptiformes accompagnées de sensations olfactives subjectives dues à une tumeur ayant détruit le bulbe olfactif gauche (*Arch. f. Psych.* IV. I, 1875).
Sandras. An peculiarium encephali et medullæ spinalis partium læsionibus sua sint peculiaria signa ? (*Th. de concours* 1829, Paris.)
Sappey. Traité d'anatomie, t. III, 4e édition 1878.
Savage. Apoplexy, aphasia and mental Weakness. (*Journal of mental Science*, n° 104. Janv. 1878.)
Sawyer. Hydatid cyst in the meninges of the brain (*Lancet*, 8 février 1873).
Sazio. Lésion traumatique du lobe sphéno-occipital (*Bull. Soc. anat.* 1876).
Schenthaner. Cysticerque dans le cerveau d'un enfant. (*Pester med. Ch. Presse*, 1874, n° 23, p. 405).
Schiff. Appendice des « Lezioni di fisiologia spérimentale sul sistema nervoso encefalico (Firenze, 1873).
Schiff. Des prétendus centres moteurs dans les hémisph. cérébraux (*Rivista di freniatria e di medicina legale* 1876).
Schlager. *Zeitschrift der Gesell. d. Ærzte zu Wien.* (1858, nos 19 et 20).
Schmidt. On destructive lesions of the cortical layer of the cerebrum (With

cases) (*New-Orléans med. and Surgical Journ.* 1878, trois articles et une planche).

Schoen. *Arch. der Heilkunde*, 1875, Heft I.

Schroffe (de, jeune). Contribution à la connaissance de la disposition des centres nerveux moteurs (*Wien Jahrbuch*. p. 318, 1875).

Scholz. Encéphalite du côté gauche; hémiplégie concomitante avec aphasie, hémiplégie droite intercurrente. Perforation du crâne par un abcès du cerveau qui se vide à l'extérieur. Guérison (*Berlin. klin. Wochenschrift*, 14 octobre 1872).

Schreiber. Contribut. à l'étude de l'aphasie avec hémiplégie *gauche* (*Berlin klin. Wochensch.*, 1874, n°s 26 et 27, 29 juin et 5 juillet).

Sée (Marc). Atrophie ancienne du membre supérieur droit, développement relatif moindre de la circonvolution pariétale ascendante gauche (*Bull. Soc. de chir.* p. 344, 1878).

Seeligmuller. Ein Fall von Hirntumour in der hinteren Central Windung (*Arch. für Psych. und Nervenkr.*, VI p. 823, 1876).

Seeligmuller. Notice sur les rapports topographiques des sillons et des circonvolutions du cerveau avec les sutures du crâne (*Arch. für Psychiatrie und Nervenkrankheiten*, Bd XIII, Heft I p. 188, 1877).

Seeligmuller. Etude des fonctions motrices de l'écorce du cerveau et de leurs applications cliniques (*Deustche Med. Wochenschr.*, n°s 47 et 48)

Seguin. A contribution to the study of localised cerebral lesions (Reprinted from the *Transact. of the american Neurol. Associat.* New-York, 1877).

Seguin (Edw.). Clinical Lecture on Brain-Lesions (*New-York med. Journal. septembre* 1878), et tirage à part de 8 p.

Selvili. Anat. path. de la démence paralytique (*Dissert inaug.*, Zurich).

Semper. Pathologie et traitement des maladies cérébrales (*Journal of psychological Med.*, octobre 1876).

Serres (A.). Anatomie comparée du cerveau (2 vol. in-8, 1824-26, t. II, p. 664 et seq).

Sevestre. Glio-sarcôme du cerveau. Hémiplégie et attaques épileptiformes (*Bullet. de la Soc. anat. de Paris*, 3e série, tome VIII, 1873, 38e année, p. 307).

Sevestre. Cysticerques de l'encéphale (*Bull. de la Soc. anat.*, 1875, p. 847).

Shaw. Cas d'aphasie avec lésions profondes des trois premières circonv. (*Brit. Med. Journal*, 2 mai 1874, p. 574).

Shearer. Hypertrophie de la glande pinéale et sclérose cérébrale dans un cas d'épilepsie chronique avec démence et aphasie (*Edinb. med. Journal*, 1875).

Shuttleworth (G.-E.). A case of microcephalic Imbecility, Pith remarks. (Une planche). (*Journal of mental science*, n° 107, octob. 1878.)

Silver. Symptoms resembling general paralysis of the insane; irregular paralysis of limbs, face, and nervous motor oculi; syphilitic tumour? (*Med. Times and Gaz.*, 26 octobre 1872).

Simon (de Hambourg). Sclérose partielle du cerveau, d'origine traumatique (*Archiv. f. path. Anat. und Physiol.* t. LVI n°s 1 et 2, 1er novembre 1872, p. 273).

Simon (de Hambourg). Néoformation de tissu cérébral sous forme de tumeurs à la surface des circonvol. (*Archiv. f. Path. und Physiol.*, LVIII, liv. 2, 1873).

Simon (Th.). Zur Pathol. der Grosshirnrinde (*Berl. klin. Wochenschrift*, 1873).

SIMON (Th.). Un cas de guérison de lésions cérébrales et rénales (*Deutsche Klinik*, 1873, nos 17 et 18).

SMITH (Walter G.). Observation d'hydrocéphalie chronique (*Dublin Journal of medical Science*, p. 169, février 1870).

SMITH. Abcès du cerveau, etc. (*Proceedings of the Path. Soc. of Philadelphia*, vol. III, 1871, p. 165).

SMITH (Sh.). Leçon clinique sur un cas de tumeur cérébrale ; gliome (*Brit. med. Journal*, 6 juin 1874, p. 736).

SMITH (E.). Cas de tumeur sarcomateuse considérable du cerveau chez un enfant (*Lancet*, 11 janvier, 1873).

SOCIÉTÉ ANAT. *Bulletins* de 1870 et 1879, et *Album* de la Société.

SOCIÉTÉ DE BIOLOGIE. Séance du 8 août 1876. Lésion des frontales sans phénomènes moteurs.

SOCIÉTÉ DE BIOLOGIE. Janvier 1876 et *Gazette médicale de Paris*, 1876, n° 42, p. 498.

SOLTMANN. De l'excitabilité électrique de l'écorce du cerveau (*Centralblatt*, 1875, n° 14, p. 209).

SOLTMANN. Les centres moteurs ne sont pas différenciés chez l'animal naissant (*Jahr. für Kinderheilk.* Bd. IX).

SPITZA. Contribution à l'anatomie du cerveau (*Journ. of nervous and mental disease*, octobre 1877, janvier 1878).

SPRIMONT (de Moscou). Observation communiquée à MM. Charcot et Pitres, résumée dans la *Revue mensuelle de méd. et de Chirurgie*, 1877, p. 357 (en note).

STHAL (F. K.). De l'influence des difformités du crâne (*Irrenfreund* Janvier 1873).

STARCK. Un cas d'épilepsie partielle (*Berliner klinische Wochenschrift*, 1874, p. 5, 33).

STARK (Carl). Contribution à l'étude des foyers d'innervation motrice situés dans l'écorce de la circonvolution centrale antérieure (*Berlin klin. Wochensch.* 1874, 17 août, n° 33).

STEDMANN et T. EDES. Lésion syph. intra-crânienne (*American Journal of Med. Sc.*, avril 1875).

STRAUSS (I.). *Des contractures*, agrégation de Paris, 1875. *Muscles*, article du Dictionnaire de Jaccoud.

STRAUSS (I.). Hémiplégie au cours d'une pneumonie (Ramollissement par thrombose) (*Revue mensuelle*, octobre 1877).

SWAN. Delineations of the Brain in relation to voluntary motion, (with 44 plates,) London, 1864.

T

TADDEI DE GRAVINA (Cité par Charcot et Pitres). Nuovo tentativo diretto a fissare l'influenza di alcuni pezzi cerebrali sopra l'azione di certi muscoli (Thèse 1836).

TAMBURINI. Sul rapporto tra la preminenza funzionale dell'emisfero sinistro o la frequenza dell'afasia nell'emiplegia. (Sur le rapport existant entre la prédominance fonctionnelle de l'hémisphère gauche et la fréquence de l'aphasie dans l'hémiplégie) (*Rivista clinica di Bologna*, n° 12, décembre 1872 et 1873.)

TAMBURINI. Contribution à la physiologie et à la pathologie du langage (*Rivista sperimentale di freniatria et di medicina legale*, p. 31, 277 et 522, 1876).

TAPRET. Gliome du lobe sphénoïdal, absence de paralysie (*Bull. Soc. Anat.*, novembre 1877).

TARNOWSKY. Aphasie syphilitique (Paris 1870).

THOMPSON (Henry). Otite avec abcès du cerveau (*Med. Times and Gaz.* 29 mars 1873).

THORENS. Hémiplégie ancienne ; atrophie du côté droit du corps et déformation de la main. Atrophie de l'hémisph. gauche (*Bullet. de la Soc. Anat.* 1873, p. 638).

TILING. Un cas de sclérose partielle du cerveau (*Sanc-Petersburger Medicinische Zeitschrift*, t. II, part. II, 1872).

TOED. Observat. générales et prélimin. à l'étude des maladies nerveuses (*New-York psychological and medico-legal journal*, septembre et novembre 1874, p. 137 et 290).

TODD. Clinical lectures, 1861, p. 626.

TRIPIER. (R.) Note sur quelques phénomènes observés chez le chien après l'ablation d'une partie du gyrus sigmoïde (*Rev. mensuelle*, septembre 1877).

TROISIER. Tuberculose généralisée ; hémiplégie ; méningite ; foyer d'apoplexie capillaire (*Bull. de la Soc. Anat.* XLVII° année, 1872, 2° série, tome XVII, p. 262).

TROISIER. Sarcome névroglique des deux hémis. cérébraux (*Bullet. de la Soc. anat.* XVII, p. 320)

TROISIER. Hémiplégie complète à droite et aphasie, etc. (*Soc. de Biol.*, 13 déc. 1873 et *Gaz. méd. de Paris*, 1874, n° 2).

TROUSSEAU. Clinique de l'Hôtel-Dieu, 2° éd. t. II.

TURNER. Gravure montrant la situation de chaque circonvolution cérébrale relativement aux différents points de la surface extérieure du crâne (*Journal of Anat. and Physiol.* 1875, XIV, p. 369).

TURNER. On the relation of the circonvolution of the human cerebrum to the outer surface of the skull and head (*Journal of Anat. and Physiol.* Série II, n° 13, 1873 et n° 14, 1874).

TURNER. Notes more especially on the bringing convolutions of the brain of the Chimpanze (*Proceedings of the Royal Society of Edinburgh*, 1865-66).

TURNER (W.). The convolutions of the human cerebrum topographically considered (Edinburgh, 1866, in-8).

V

VAN DER EYDEN. *Cerebrale Kinderverlamming* (deux cas avec figures) (Thèse d'Amsterdam, 1877).

VAN VYVE. Localisations cérébrales (*Journal des Sc. méd., Louvain*, n°s 5 et 6, 1878).

VASASTJERNA. Cas de paralysie cérébrale à marche rapide (*Finska lakaresällsk.*, n° 4, p. 40, 1872).

VAUTTIER. Essai sur le ramollissement cérébral latent (*Th. de Paris*, 1868, p. 471).

VERMEIL. Sarcome kystique de la fosse temporale gauche (*Bull. Soc. anat.*, mars 1878).

VETTER. Coup d'œil sur les expériences faites récemment sur le cerveau (*Deutsch Arch. f. klin. Med.*, vol. XV, p. 350. 1875).

VIARD. De l'épilepsie d'origine syphilitique (*Thèse de Paris*, 1878.)

VIEL. Symptomatologie de la méningo-encéphalite (*Th. de Paris*, 1878).

VIEUSSENS. (*Instit. de Med.*, T. III).

VINSONNEAU. Contribut. à l'histoire anatomo-path. de l'hydrocéphalie chronique (*Th. de Paris*, 1873).

VIZIOLI. Nie l'existence des centres moteurs (*Archivio Italiano per le mal. nervose e mentali*, 1877, p. 515).

VOGT (C.). Ueber d. Mikrocephalen oder Affen-Menschen. avec 26 pl. (*Archiv für Anthropologie*, Bd II. p. 129).

Du même. Mémoire sur les microcéphales (*Mémoires de l'Institut genevois*, Genève, 1867, p. 133 et séq.).

VOISIN. (*Union médicale*, 1868).

VOISIN (A.). Etude d'histologie pathologique dans la folie simple (*Associat. française pour l'avancement des sciences, session de Bordeaux 1872*, Paris, 1873).

VOISIN (Aug.). Pathogénie des troubles de la parole dans la paralysie gén. des aliénés (*Brit. med. Journal*, 29 août 1874, p. 188).

VOISIN (A.). Des troubles de la parole dans la paralysie générale (*Archiv. gén. de méd.*, janvier 1876).

VULPIAN. Leçons sur les centres de l'écorce cérébrale (recueillies par Bochefontaine, *Journal l'Ecole de médecine*, juillet 1876).

VULPIAN. Leçons sur la physiol. générale et comparée du syst. nerveux, 1866.

Du même. Un cas de destruction du gyrus sigmoïde chez le chien (*Archives de physiologie*, 1876).

W

WALDENBURG. Cas d'aphasie congénitale (*Berlin. klin. Wochenschrift*, 1873, n° 1, p. 8).

WALLEY. Anat. comparée de la circul. artérielle du cerveau chez les animaux et chez l'homme, au point de vue de la fréquence des convulsions et des hémorrhagies puerpérales (*Edinburgh, med. Journal*, août 1874, p. 124).

WANNEBROUCQ. Tumeur cérébrale sarcomateuse allant d'un lobe occipital à l'autre à travers le bourrelet du corps calleux. Pas de paralysie limitée (*Bull. méd. du Nord*, T. XVII, mars 1878, p. 108).

WEIR MITCHELL. Observ. à l'appui de l'emploi de l'ophthalmoscope dans le diagnostic des lésions intra-crâniennes (*The American Journal of the Med. Sciences*, juillet 1873, p. 91-105).

WEISS. Les lésions cérébrales des psychoses (Stuttgart, 1877).

WERNHER. Cas rapporté dans la *Revue des Sciences médicales*, T. I, p. 651.

WERNHER. Blessure du lobe frontal gauche. Contribution à la pathologie des blessures du cerveau et à la localisation de ses fonctions (*Archiv. f. path. Anat. und Physiol.* T. LVI, p. 289, 1873).

Wernicke. Système des circonvolut. céréb. de l'homme (*Arch. f. Psych. und Nervenkr.* vol. VI, fasc. 1, p. 298, 1875).

Wernicke. Sur l'aphasie (*Berlin. klin. Wochenschr*, n° 48, p. 695, 1876).

Wernicke. Hémiopie droite due à un abcès cortical du cerveau (postérieur) (*Arch. f. An. und Phys.*, p. 178, 1878).

Westphal. Nerven-Klinik (*Charité Annalen.* p. 420, 1876).

Westphal. Ueber den gegenwärtigen Standpunkt der Kenntnis von der allgemeinen progressiven Paralyse der Irren (*Archiv. f. Psychiatrie und Nervenkrankheiten*, Berlin, I, 1868).

Westphal. (*All. Zeitsch. f. Psychiatrie*, T. XX, p. 485).

Westphal. Observ. d'Echinocoques intra-crâniens avec issue en dehors et guérison (*Berliner klin. Wochenschr.*, 1873, n° 18).

Westphal. (*Archiv. f. Psychiatrie*, T. IV, 2tes Heft., p. 482, Berlin, 1874).

Wiesinger. Kystes de l'écorce cérébrale (*Archiv. f. Psych. und Nervenkrank.*, vol. V., p. 379, 1875).

Wilks (Samuel). (*Guy's Hosp. Rep.*, 1866, vol. XII, 3e série).

Wilks. Encéphalite, etc...... montrant l'arrêt de fonctionnement des centres cérébro-spinaux (*Guy's Hosp. Rep.* XXII, p. 7).

Wilks (S.). A case of aphasia with remarks on the Faculty of Language and the duality of the brain (*Guy's Hosp. Rep.*, XVIII, p. 145, 1872).

Wilks. Lectures on diseases of the nervous system, delivered at Guy's hospital, 1878.

Wilson (A.). Observation d'embolie cérébrale droite (*Philadelphia Med. Times*, nov. 1876).

Wilson (James). Hémorrhagie cérébrale ; aphasie (*Lancet*, p. 81, 15 juillet 1876).

Wood. Leçon clinique sur les traumatismes du cerveau (*Phil. med. Times*, 29 septembre 1877.)

Wunderlich. Des affect. syph. de l'encéphale et de la moelle (*Sammlung klin. Vortræge*, n° 93, 3e fasc. de la 4e série, 1875).

Wundt. *Grundzüge der physiologischen Psychologie*, 1873.

Z

Ziemssen. Lehrbuch f. Path. und specielle Therapie (*passim*).

TABLE DES MATIÈRES

PREMIÈRE PARTIE

Détermination de la zone latente.

DEUXIÈME PARTIE

Détermination de l'aire motrice.

VERSAILLES. — CERF ET FILS, IMPRIMEURS, RUE DUPLESSIS, 59

PUBLICATIONS

DU

PROGRÈS MÉDICAL

6, rue des Ecoles, 6

LE PROGRÈS MÉDICAL

JOURNAL DE MÉDECINE, DE CHIRURGIE ET DE PHARMACIE

Rédacteur en chef : **BOURNEVILLE.**

Paraissant le samedi par cahier de 24 p. in-4° compacte sur 2 colonnes
Un an : 20 fr. — 6 mois, 10 fr.

Pour les étudiants en médecine : un an, 12 fr.

Les Bureaux du **Progrès médical** *sont ouverts de midi à cinq heures.*

Abadie. Sur la valeur séméiologique de l'hémiopie dans les affections cérébrales. In-8 de 12 pages. 0 fr. 40 c. — Pour les abonnés du *Progrès*, 30 cent.

Avezou (J.-C.). De quelques phénomènes consécutifs aux contusions des troncs nerveux du bras et à des lésions diverses des branches nerveuses digitales (étude clinique) avec quelques considérations sur la distribution anatomique des nerfs collatéraux des doigts. Un vol. in-8 de 144 pages. — Prix : 3 fr. 50. — Pour nos abonnés, 2 fr. 50

Balzer (F.). Contribution à l'étude de la Broncho-Pneumonie, in-8 de 84 pages, orné d'une planche en chromo-lithographie. — Prix : 2 fr. 50. — Pour les abonnés du *Progrès*, 1 fr. 75.

Béhier. Etude de quelques points de l'urémie (clinique, théories, expériences), leçons recueillies par H. Liouville et I. Straus. In-8 de 24 pages, 60 cent. — Pour les abonnés du *Progrès médical*, 40 cent.

Béhier. De la pellagre sporadique. Leçons faites à l'Hôtel-Dieu en 1873. recueillies par Liouville (H.) et Straus (I.). Paris, in-8 de 24 pages, 60 cent. — Pour les abonnés du *Progrès*, 40 cent.

Besson (I.). Dystocie spéciale dans les accouchements multiples. Vol. in-8 de 92 p. — Prix : 2 fr. — Pour les abonnés du *Progrès*, 1 fr. 25.

Bétous (I.). Etude sur le tabes spasmodique. In-8 de 48 pages. 1 fr. 50 — Pour les abonnés, 1 fr.

Biot (C). Contribution à l'étude du phénomène respiratoire de Cheyne-Stokes (avec tracés pneumographiques et sphygmographiques). Paris 1876, in-8. — Prix : 1 fr. — Pour les abonnés du *Progrès médical*, 60 c.

Bitot. Essai de topographie cérébrale par la cerebrotomie méthodique. — Conservation des pièces normales et pathologiques par un procédé particulier. Un volume in-4° de 40 pages de texte avec 7 figures intercalées et 17 planches en photographie représentant des coupes cérébrales. 1878. — Prix : 12 fr. — Pour les abonnés du *Progrès médical*, 9 fr.

Bourneville et Regnard. Iconographie photographique de la Salpêtrière. Cet ouvrage paraît par livraisons de 8 à 16 pages de texte et 4 photo-lithographies. Douze livraisons forment un volume. Les *deux premiers volumes* sont en vente. — Prix de la livraison : 3 fr. — Prix du volume : 30 fr. — Pour les *abonnés* du *Progrès médical*, prix de la livraison, 2 fr., prix du volume, 20 fr. — Nous avons fait relier quelques exemplaires dont le texte et les planches sont montés sur onglets ; demi-reliure, tranche rouge, non rognés. — Prix de la reliure, 5 fr.

BOURNEVILLE. Science et miracle : *Louise Lateau* ou la *Stigmatisée belge*. In-8 de 72 pages avec 2 fig. dans le texte et une eau forte dessinées par P. Richer, 2 fr. 50. 2ᵉ édition, revue, corrigée et augmentée. — Prix : 2 fr. 50 — Pour nos abonnés. 1 fr. 50.

BOURNEVILLE. Mémoire sur la condition de la bouche chez les idiots, suivi d'une étude sur la médecine légale des aliénés. Paris, 1863. Gr. in-8 de 28 pages à deux colonnes. 1 fr. — Pour les abonnés du *Progrès*, 70 cent.

BOURNEVILLE. Le choléra à l'hôpital Cochin (Etude clinique). Paris, 1865. In-8 de 48 pages, 1 fr. — Pour les abonnés du *Progrès*, 70 cent.

BOURNEVILLE et TEINTURIER. G. V. Townley, ou du diagnostic de la folie au point de vue légal. Paris, 1865. In-8 de 16 pages. 0 fr. 50. — Pour les abonnés du *Progrès*, 35 cent.

BOURNEVILLE. Etudes cliniques et thermométriques sur les maladies du système nerveux. Premier fascicule : Hémorrhagie et ramollissement du cerveau. Paris 1872. In-8 de 168 pages avec 22 fig. 3 fr. 50. — Pour nos abonnés, 2 fr. 50.

Deuxième fascicule : Urémie et Eclampsie puerpérale ; Epilepsie et Hystérie Paris, 1873. In-8 de 160 pages, avec 14 fig. 3 fr. 50. — Pour nos abonnés. 2 fr. 50.

BOURNEVILLE. Recherches cliniques et thérapeutiques sur l'épilepsie et l'hystérie. In-8 de 200 pages avec 5 fig. dans le texte et 3 planches. 4 fr. — Pour nos abonnés. 2 fr. 75.

BOURNEVILLE. Notes et observations cliniques et thermométriques sur la fièvre typhoïde. In-8ᵒ compacte de 80 pages, avec 10 tracés en chromo-lithographie. 3 fr. — Pour nos abonnés, 2 fr.

BOURNEVILLE et VOULET. De la contracture hystérique permanente ou appréciation scientifique des miracles de Saint-Louis et de Saint-Médard. In-8. 2 fr. 50. — Pour nos abonnés, 1 fr. 75.

BOYER (H. Cl. de). Etudes topographiques sur les lésions corticales des hémisphères cérébraux. Un fort volume in-8 de 190 pages, avec 104 figures intercalées dans le texte et une planche. Paris, 1879. — Prix : 6 fr. pour nos abonnés, 4 fr.

BRISSAUD (E.) et MONOD (E). Contribution à l'étude des tumeurs congénitales de la région sacro-coccygienne, 1877, in-8 de 16 pages. — Prix : 50 cent. — Pour les abonnés du *Progrès*, 35 cent.

BRISSAUD. (*Voir* FOURNIER.)

BUDIN (P.). Recherches physiologiques et cliniques sur les accouchements. Paris, 1876. In-8 de 36 pages avec figures. 1 fr. — Pour nos abonnés, 65 cent.

BUDIN (P.). De la tête du fœtus au point de vue de l'obstétrique. Recherches cliniques et expérimentales. Gr. in-8 de 112 pages, avec de nombreux tableaux, dix figures intercalées dans le texte, 36 planches noires et une planche en chromo-lithographie. — Prix : 10 fr. — Pour les abonnés du *Progrès*, 6 fr.

CARTAZ (A.). Notes et observations sur le tétanos traumatique. In-8 50 cent. — Pour les abonnés du *Progrès*, 35 cent.

CHABBERT (L.). De l'anthrax des lèvres, ses complications, son traitement. Paris 1877, in-8 de 44 pages. — Prix : 1 fr. 50. — Pour les abonnés du *Progrès*, 1 fr.

CHARCOT (J.-M.). Leçons sur les maladies du système nerveux, faites à la Salpêtrière, recueillies et publiées par BOURNEVILLE. Tome I : Troubles trophiques ; — Paralysie agitante ; — Sclérose en plaques ; — Hystéro épilepsie. Paris, 1875, 2e édition. In-8 de 428 pages avec 25 figures et 10 planches en chromo-lithographie. 13 fr. — Pour nos abonnés, 10 fr.

CHARCOT (J.-M.). Leçons sur les maladies du système nerveux, faites à la Salpêtrière, recueillies et publiées par BOURNEVILLE. Tome II : *Des anomalies de l'ataxie locomotrice* ; — *De la compression lente de la moelle épinière* (mal de Pott, cancer vertebral, etc.) ; — *Des amyotrophies* (paralysie infantile, paralysie spinale de l'adulte, atrophie musculaire protopathique, sclérose des cordons latéraux, etc.). — *Tabes dorsal spasmodique* ; — *Hémichorée post-hémiplégique* ; — *Paraplégies urinaires* ; — *Vertige de Menière* ; — *Epilepsie partielle d'origine syphilitique* ; — *Athétose* ; — *Appendice, etc.* — Prix : 14 fr. — Pour les abonnés du *Progrès médical*, 10 fr.

CHARCOT (J.-M.). Leçons sur les localisations dans les maladies du cerveau, recueillies et publiées par Bourneville In-8 de 168 pages avec 45 figures dans le texte. — Prix : 5 fr. — Pour les abonnés, 4 fr.

CHARCOT (J.-M.). Leçons sur les maladies du foie, des voies biliaires et des reins, faites à la Faculté de médecine de Paris, recueillies et publiées par Bourneville et Sevestre. Un volume in-8 de 400 pages, orné de figures et de sept planches chromo-lithogr. — Prix : 10 fr. — Pour les abonnés du *Progrès médical*, 7 fr.

CHARCOT (J.-M.). Leçons cliniques sur les maladies des vieillards et les maladies chroniques. Un fort volume in-8 de 310 pages avec figures dans le texte et 3 planches en chromo-lithographie. — Prix cartonné à l'anglaise, 8 fr. — Pour nos abonnés, 7 fr.

CHARCOT (J.-M.) et GOMBAULT. Note sur un cas de lésions disséminées des centres nerveux observées chez une femme syphilitique. in-8° avec planches chromo-lithog. — Prix : 1 fr. — Pour les abonnés du *Progrès médical*, 70 cent.

CHARCOT (J.-M.). De l'anaphrodisie produite par l'usage prolongé des préparations arsenicales. Paris, 1864. In-8. 0 fr. 50. — Pour les abonnés du *Progrès*, 35 cent.

CHOUPPE (H.). Recherches thérapeutiques et physiologiques sur l'ipéca. Paris, 1873. In-8 de 40 pages, 1 fr. — Pour nos abonnés, 70 cent.

CORNILLON (J.). La folie des grandeurs. In-8 de 60 pages. 2 fr. 50. — Pour nos abonnés, 1 fr. 70.

CORNILLON (J.). De la contracture uréthrale dans les rétrécissements péniens. In-8° de 60 pages. 1 fr. 50. — Pour nos abonnés, 1 fr.

CORNILLON (J.). Action physiologique des alcalins dans la glycosurie. Prix : 60 c. — Pour nos abonnés, 40 cent.

CORNILLON (J.). Rapports du diabète avec l'arthritis et de la dyspepsie avec les maladies constitutionnelles. Un volume in-8 de 48 pages. — Paris, 1878. — Prix : 1 fr. 50 ; pour les abonnés du *Progrès*, 1 fr.

CUFFER. Des causes qui peuvent modifier les bruits de souffle intra et extra-cardiaques, et en particulier de leurs modifications sous l'influence des changements de la position des malades. Valeur séméiologique de ces modifications. — Prix : 1 fr. 50. — Pour nos abonnés, 1 fr.

DAREMBERG (G.). Les méthodes de la chimie médicale. In-8 de 19 pages. — Prix : 60 c. — Pour nos abonnés, 40 cent.

DEBOVE. Notes sur la méningite spinale tuberculeuse, sur l'hémiplégie saturnine et l'hémianesthésie d'origine alcoolique. Brochure in-8 de 24 pages. prix : 90 c., pour nos abonnés, 60 c.

Debove (*Voir* Liouville).

Dehenne (A.). Note sur une cause peu connue de l'érysipèle. Paris, 1874. In-8, 0 fr. 50. — Pour nos abonnés, 35 cent.

Dejerine (J.). Recherches sur les lésions du système nerveux dans la paralysie ascendante aiguë. Un volume in-8 de 66 pages. — Paris 1879. — Prix : 2 fr. — Pour nos abonnés, 1 fr. 50

Delasiauve. De la clinique à domicile et de l'enseignement qui s'y rattache, dans ses rapports avec l'assistance publique. Paris, 1877, in-8 de 16 p. Prix : 50 c. — Pour nos abonnés, 35 cent.

Delasiauve. Du double caractère des phénomènes psychiques. Prix : 50 cent. — Pour nos abonnés, 35 cent.

Delasiauve. Classification des maladies mentales ayant pour double base la psychologie et la clinique. Paris, 1877. In-8 de 24 pages. — Prix : 50 cent.

Delasiauve. Traité de l'épilepsie. Un gros volume in-8 de 560 pages. — Prix : 3 fr. 50. — Pour nos abonnés, 2 fr. 50

Delasiauve (J.). Journal de médecine mentale, résumant au point de vue médico-psychologique, hygiénique, thérapeutique et légal, toutes les questions relatives à la folie, aux névroses convulsives et aux défectuosités intellectuelles et morales, à l'usage des médecins praticiens, des étudiants en médecine, des jurisconsultes, des administrateurs et des personnes qui se consacrent à l'enseignement. Dix volumes (1860-1870). — Prix : 50 fr. — Pour les abonnés du *Progrès médical*, 40 fr.

Dransart (H.-N.). Contribution à l'anatomie et à la physiologie pathologiques des tumeurs urineuses et des abcès urineux. In-8° de 32 pages avec 1 figure, 70 cent. — Pour les abonnés, 40 cent.

Du Basty. De la piqûre des hyménoptères porte-aiguillon. Gr. in-8 de 48 pages. 1 fr. 25. — Pour les abonnés du *Progrès*, 85 cent.

Duplay (S.). Leçon sur les périarthrites coxo-fémorales, recueillie par H. Duret. In-8 de 20 pages. 60 cent. — Pour nos abonnés, 40 cent.

Duplay. Conférences de clinique chirurgicale, faites aux hôpitaux de Saint-Louis et Saint-Antoine, recueillies et publiées par Duret et Marots, internes des hôpitaux. — In-8 de 180 pages. Prix : 3 fr. 50. — Pour les abonnés du *Progrès*, 2 fr. 50.

Dupuy (L.-E.). Etude sur quelques lésions du mésentère dans les hernies In-8° de 16 pages, 50 cent. — Pour les abonnés. 35 cent.

Duret (H.). Etudes expérimentales et cliniques sur les traumatismes cérébraux. Un volume in-8° de 330 pages, orné de 18 planches doubles en chromo-lithographie et lithographie, et de 39 figures sur bois intercalées dans le texte. Paris, 1878. Premier volume, prix : 15 fr.; pour les abonnés du *Progrès médical*, 10 fr.

Ferrier. Recherches expérimentales sur la physiologie et la pathologie cérébrales. Traduction avec l'autorisation de l'auteur, par H. Duret, interne des hôpitaux. In-8° de 74 p. avec 11 fig. dans le texte, 2 fr. — Pour nos abonnés. 1 fr. 35.

Fournier (A). De la pseudo-paralysie générale d'origine syphilitique. Leçons recueillies par E. Brissaud. Paris 1878. In-8 de 24 pages. — Prix : 1 fr. — Pour les abonnés, 65 cent.

Giraldès (J.-A.). Recherches sur les kystes muqueux du sinus maxillaire. — Prix : 1 fr. ... — Pour nos abonnés, 1 fr.

Giraldès (J.-A.). Études anatomiques ou recherche sur l'organisation de l'œil considéré chez l'homme et dans quelques animaux. Paris 1836. In-4° de 83 pages avec 7 planches. — Prix : 3 fr. 50. — Pour nos abonnés, 2 fr. 50.

Giraldès (J.-A.). Des luxations de la mâchoire. Paris 1844. In-4° de 50 pages avec 2 planches. — Prix : 2 fr. — Pour nos abonnés, 1 fr. 35.

Giraldès (J.-A.). De l'anatomie appliquée aux beaux-arts. Cours professé à l'athénée des Beaux-Arts. Compte rendu par Mlle Lina Jaunez. Paris 1856. In-8 de 8 pages. — Prix : 50 cent.

Giraldès (J.-A.). Plan général d'un cours d'anatomie appliqué aux beaux-arts. Paris 1857. In-8 de 8 pages. — Prix : 50 cent.

Giraldès (J.-A.). Recherches anatomiques sur le corps innominé. Paris, 1861. In-8 de 12 pages avec 5 planches. — Prix : 1 fr. 50. — Pour nos abonnés, 1 fr.

Giraldès (J.-A). De la fève de Calabar, note présentée au congrès médico-chirurgical de France tenu à Rouen le 30 septembre 1863. Paris 1864, in-8 de 8 pages avec figures. — Prix : 50 cent.

Giraldès (J.-A.). Note sur les tumeurs dermoïdes du crâne. Paris 1866. In-8 de 7 pages. Prix : 40 cent.

Giraldès (J.-A.). Sur un point du traitement de la périostite phlegmoneuse diffuse. Paris 1874. In-8 de 12 pages. Prix 50 cent.

Golay (E.). Des abcès douloureux des os. Un volume in-8 de 162 pages. — Paris, 1879. — Prix : 3 fr. 50 ; pour nos abonnés, 2 fr. 50

Gombault. Etude sur la sclérose latérale amyotrophique. — Prix : 2 fr. — Pour nos abonnés, 1 fr. 35.

Hayem (G.). Leçons cliniques sur les manifestations cardiaques de la fièvre typhoïde, recueillies par Boudet de Paris. In-8 de 88 pages, avec 5 figures. Prix : 2 fr. 50. — Pour les abonnés, 1 fr. 70

Kelsch (A.). Note pour servir à l'histoire de l'endocardite ulcéreuse. In-8° — Prix : 50 cent. — Pour nos abonnés, 35 cent.

Landolt (E.). Leçons sur le diagnostic des maladies des yeux, faites à l'école pratique de la Faculté de médecine de Paris pendant le semestre d'été de 1875, recueillies par Charpentier. Paris, 1877. In-8 de 204 pages. — Prix : 6 fr. — Pour nos abonnés, 4 fr.

Landouzy (L.). Trois observations de rage humaine ; réflexions. In-8° de 16 pages, 50 cent. — Pour les abonnés, 35 cent.

Laveran (A.) Un cas de myélite aiguë. 1876. In-8 de 13 p. 30 cent.

Laveran. Tuberculose aiguë des synoviales, 50 cent.

Leloir (H.). Contribution à l'étude du rhumatisme blennorrhagique. brochure in-8 de 24 pages.— Prix ; 75 c.—Pour les abonnés du *Progrès*, 50 c.

Liouville (H.) Contribution à l'étude de la paralysie générale progressive des aliénés. In-8°, 50 cent. — Pour nos abonnés, 35 cent.

Liouville (H.). Nouveaux exemples de lésions tuberculeuses dans la moelle épinière. In-8, 50 cent. — Pour nos abonnés, 35 cent.

Liouville et Debove. Note sur un cas de mutisme hystérique, suivi de guérison. Paris, 1876. In-8. 30 cent.

Liouville. (*Voir* Bérier).

Longuet (F.-E.-M.). De l'influence des maladies du foie sur la marche des traumatismes. In-8 de 124 pages, 4 fr. — Prix pour nos abonnés : 2 fr. 75.

Manuel de la garde-malade et de l'infirmière, publié sous la direction du Dr Bourneville, par MM. Blondeau, de Boyer, Ed. Brissaud, H. Duret, G. Maunoury, Monod, Poirier, P. Regnard, Sevestre et P. Yvon, rédacteurs du *Progrès médical*. — Ouvrage formant trois volumes in-16. — 1er volume : *Anatomie et Physiologie*, 180 pages, 8 figures. Prix : 2 fr.

2e volume : *Pansements*, 316 pages, 60 gravures, prix : 3 fr. 50.
3e volume : *Administration des Médicaments*, 160 pages, prix : 2 fr. — Pour nos abonnés, l'ouvrage complet, broché, prix 5 fr.
Nous avons fait faire un élégant cartonnage anglais pour chacun des trois volumes du Manuel. — Prix par volume 75 c., l'ouvrage complet, 2 fr.

MARCANO (G.) Des ulcères des jambes entretenus par une affection du cœur. In-8. 1 fr. 25. — Pour nos abonnés. 85 cent.

MARCANO (G.). De l'étranglement herniaire par les anneaux de l'épiploon. Paris, 1872. In-8 de 8 pages. — Prix : 30 cent.

MARCANO. De la psoïte traumatique, in-8o de 160 pages. — Prix : 3 fr. — Pour les abonnés, 2 fr.

MARCANO. Notes pour servir à l'histoire des kystes de la rate. — Prix : 60 cent. — Pour nos abonnés, 40 cent.

MARSAT (A.). Des usages thérapeutiques du *nitrite d'amyle*. In-8 de 48 pages. 1 fr. 25. — Pour nos abonnés, 85 cent.

MAUNOURY (G.). Les hôpitaux-baraques et les pansements antiseptiques en Allemagne. Paris 1877, in-8 de 20 pages. — Prix : 1 fr. — Pour les abonnés du *Progrès*, 70 cent.

MIOT (C.). De la myringodectomie ou perforation artificielle du tympan. In-8 de 169 pages avec 16 figures intercalées dans le texte. — Prix : 3 fr. 50 — Pour les abonnés du *Progrès médical*, 2 fr. 50.

MIOT (C.) De la Ténotomie du muscle tenseur du tympan. Volume in-8o de 56 pages orné de 11 figures intercalées dans le texte. Paris, 1878. Prix : 1 fr. 50 ; pour les abonnés du *Progrès*, 1 fr.

ONIMUS. Des applications chirurgicales de l'électricité. Leçons recueillies par Bonnefoy. In-8 de 16 pages, avec 4 figures, 60 c. — Pour nos abonnés. 40 cent.

ORY (E.). Maladies de la peau. Notes de thérapeutique, recueillies aux cliniques dermatologiques de M. le professeur Hardy, à l'hôpital St-Louis. Paris, 1877. In-8 de 40 pages. — Prix : 1 fr. — Pour nos abonnés, 70 cent.

OULMONT (P.). Etude clinique sur l'athétose. Paris, 1878. In-8 de 116 pages avec figures. — Prix : 3 fr. — Pour nos abonnés, 2 fr.

PARROT. Cours d'histoire de la médecine. Leçon d'ouverture du 21 novembre 1876. Paris, 1877. In-8 de 20 pages. — Prix : 60 c. — Pour nos abonnés, 40 cent.

PASTURAUD (D.). Etude sur les cals douloureux. In-8 de 64 pages. 2 fr. — Pour nos abonnés. 1 fr. 35.

PATHAULT (L.). Des propriétés physiologiques du Bromure de Camphre et de ses *usages thérapeutiques*. In-8 de 48 pages, 1 fr. 50. — Pour nos abonnés, 1 fr.

PELTIER (G.). De la triméthylamine et de son usage dans le traitement du rhumatisme articulaire aigu. In-8 compacte de 34 pages, 60 cent. — Pour nos abonnés, 40 cent.

PELTIER (G.). Etude sur la cécité congénitale. Paris, 1869. In-8 de 36 pages. — Prix : 1 fr. — Pour nos abonnés, 70 cent.

PELTIER (G.). L'ambulance no 5. Paris, 1871. In-8 de 110 pages. 1 fr.

PITRES (A.). Recherches sur les lésions du centre ovale des hémisphères cérébraux, étudiées au point de vue des localisations cérébrales. Paris, 1877. In-8 de 148 pages, avec deux planches chromo-lithographiques. — Prix : 4 fr. — Pour les abonnés du *Progrès Médical*, 2 fr. 70.

POINSOT (G.). Contribution à l'histoire clinique des tumeurs du testicule, brochure in-8 de 28 pages. Prix : 1 fr. ; pour nos abonnés, 70 cent.

QUESTIONNAIRE pour le 1er examen de doctorat. Recueil de séries d'examens subis récemment (en 1876) à la Faculté de médecine de Paris, indiquant : 1° La composition du jury pour chaque série; 2° La préparation anatomique de chaque candidat; 3° Les questions orales auxquelles le candidat a dû répondre ensuite; 4° Enfin le résultat de l'examen dans chaque série; suivi de questions sur les accouchements, recueillies au cinquième examen de doctorat et aux examens de sage-femme. Paris, 1876. In-16 de 91 pages. — Prix : 1 fr. — Pour nos abonnés, 70 cent.

RANVIER (L.). Leçon d'ouverture du cours d'anatomie générale au Collége de France. Paris, 1876. In-8 de 16 pages. — Prix, 60 c. — Pour nos abonnés, 40 cent.

RAYMOND (F.). Etude anatomique, physiologique et clinique sur l'hémichorée, l'hémianesthésie et les tremblements symptomatiques. In-8 de 140 pages avec figures dans le texte et 3 planches. 3 fr. 50. — Pour les abonnés, 2 fr. 50.

RECLUS (P.). Du tubercule du testicule et de l'orchite tuberculeuse. In-8 de 212 pages avec 5 planches en chromo-lithographie, 5 fr. — Pour nos abonnés, 4 fr.

RECLUS (P.). De l'épithélioma térébrant du maxillaire supérieur. Paris, 1876. In-8 de 4 pages. — Prix : 20 cent.

RECLUS (P.). La fontaine d'Ahusquy, brochure in-8 de 30 pages. — Prix : 1 fr. — Pour les abonnés, 70 c.

RECLUS (P.). Des ophthalmies sympathiques. Un fort volume in-8 de 210 pages. — Prix : 5 fr. pour les abonnés du *Progrès médical*, 4 fr.

REGNARD (P.). Recherches expérimentales sur les variations pathologiques des combustions respiratoires. Un fort volume in-8° de 394 pages, enrichi de 100 gravures dans le texte. — Paris, 1879. — Prix : 10 fr.; pour les abonnés, 7 fr.

RIBEMONT (A.). Recherches sur l'insufflation des nouveau-nés et description d'un nouveau tube laryngien. Un volume in-8 de 40 pages et 8 planches. — Paris, 1878. — Prix : 3 fr. 50; pour nos abonnés, 2 fr. 50

ROQUE (F.). Des dégénérescences héréditaires produites par l'intoxication saturnine lente. Paris, 1872. In-12 de 15 pages. — Prix : 30 cent.

ROSAPELLY (Ch. L.). Recherches théoriques et expérimentales sur les causes et le mécanisme de la circulation du foie. Un volume in-8 de 76 pages orné de 24 figures. — Prix : 3 fr.; pour nos abonnés, 2 fr.

SCHÉMAS pour relever à l'autopsie les lésions cérébro-spinales. Feuille carrée contenant 13 figures. — Prix : 20 cent.

SEGUIN (E.-C). Registre memento d'observations, pour conserver toutes les observations faites au lit du malade. Paris, 1878. — Prix : 60 cent.

STRAUS. (*Voir* BÉHIER.)

TARNIER. De l'influence du régime lacté dans l'albuminurie des femmes enceintes et de son indication. 50 cent.

THAON (L.). Recherches cliniques et anatomo-pathologiques sur la tuberculose. Grand in-8° de 112 pages, avec 2 planches en chromo-lithographie, 4 fr. 50. — Pour nos abonnés, 3 fr.

THAON (L.). Clinique climatologique des maladies chroniques. — 1er fascicule : phthisie pulmonaire. Un volume grand in-8 de 164 pages, avec 2 planches de tracés de température. Paris 1877. — Prix : 4 fr.; pour les abonnés, 2 fr. 75

TEINTURIER (E.). Les Skoptzy, étude médico-légale sur une secte religieuse russe dont les adeptes pratiquent la castration. — Un joli volume in-12 orné de gravures représentant les différents modes de castration employés par ces fanatiques. — Prix : 1 fr. 50. — Pour les abonnés du *Progrès médical*, 1 fr.

TERRILLON. Des troubles de la menstruation après les lésions chirurgicales ou traumatiques. In-8 de 22 pages, 60 cent. — Pour les abonnés, 40 cent.

TERRILLON. Contribution à l'étude des gommes syphilitiques du testicule ou sarcocèle gommeux. — Prix : 50 c. — Pour nos abonnés, 35 cent.

TRÉLAT (U.). Leçons de clinique chirurgicale, professées à l'hôpital de la Charité (1875-1876), recueillies et rédigées par A. Cartaz. Paris, 1877. In-8 de 127 pages. — Prix : 3 fr. — Pour nos abonnés, 2 fr.

VILLARD (F.). De l'aphasie ou la perte de la parole et de la localisation du langage articulé, par le Dr Batman, traduit de l'anglais par F. Villard Un volume in-8° de 128 pages. Paris, 1870. Prix : 2 fr.; pour les abonnés, 1 fr. 25.

VILLARD (F.). Notice hygiénique et médicale sur l'Attique. Brochure in-8 de 30 pages. Prix : 1 fr. Pour nos abonnés, 70 cent.

LE PROGRÈS MÉDICAL : tome I (1873), épuisé. — Tome II (1874), épuisé. — Tome III (1875), vol. in-4° de 800 pages avec 50 figures, prix 16 fr. — Tome IV (1876), vol. in-4° de 960 pages, prix 16 fr. — Tome V (1877), vol. in-4° de 1100 pages, prix : 20 fr. — Tome VI (1878), vol. in-4 de 1020 pages, prix 20 fr.

Les Bureaux du PROGRÈS MÉDICAL sont ouverts de midi à 5 heures

(DIMANCHES ET FÊTES EXCEPTÉS)

VERSAILLES. — CERF ET FILS, IMPRIMEURS, RUE DUPLESSIS, 59.

www.ingramcontent.com/pod-product-compliance
Ingram Content Group UK Ltd.
Pitfield, Milton Keynes, MK11 3LW, UK
UKHW020117200726
13856UKWH00002B/586

9 782011 900777